F. Holzhüter, A. Volz

BASICS Psychiatrie

BASICS

Fabian Holzhüter, Anja Volz

BASICS Psychiatrie

5. Auflage

ELSEVIER

Elsevier GmbH, Bernhard-Wicki-Str. 5, 80636 München, Deutschland
Wir freuen uns über Ihr Feedback und Ihre Anregungen an: kundendienst@elsevier.com

ISBN 978-3-437-41084-0
eISBN 978-3-437-05489-1

5. Auflage 2024

Wichtiger Hinweis
Die medizinischen Wissenschaften unterliegen einem sehr schnellen Wissenszuwachs. Der stetige Wandel von Methoden, Wirkstoffen und Erkenntnissen ist allen an diesem Werk Beteiligten bewusst. Sowohl der Verlag als auch die Autorinnen und Autoren und alle, die an der Entstehung dieses Werkes beteiligt waren, haben große Sorgfalt darauf verwandt, dass die Angaben zu Methoden, Anweisungen, Produkten, Anwendungen oder Konzepten dem aktuellen Wissensstand zum Zeitpunkt der Fertigstellung des Werkes entsprechen. Der Verlag kann jedoch keine Gewähr für Angaben zu Dosierung und Applikationsformen übernehmen. Es sollte stets eine unabhängige und sorgfältige Überprüfung von Diagnosen und Arzneimitteldosierungen sowie möglicher Kontraindikationen erfolgen. Jede Dosierung oder Applikation liegt in der Verantwortung der Anwenderin oder des Anwenders. Die Elsevier GmbH, die Autorinnen und Autoren und alle, die an der Entstehung des Werkes mitgewirkt haben, können keinerlei Haftung in Bezug auf jegliche Verletzung und/oder Schäden an Personen oder Eigentum, im Rahmen von Produkthaftung, Fahrlässigkeit oder anderweitig übernehmen.

Für die Vollständigkeit und Auswahl der aufgeführten Medikamente übernimmt der Verlag keine Gewähr.
Geschützte Warennamen (Warenzeichen) werden in der Regel besonders kenntlich gemacht (®). Aus dem Fehlen eines solchen Hinweises kann jedoch nicht automatisch geschlossen werden, dass es sich um einen freien Warennamen handelt.

Bibliografische Information der Deutschen Nationalbibliothek
Die Deutsche Nationalbibliothek verzeichnet diese Publikation in der Deutschen Nationalbibliografie; detaillierte bibliografische Daten sind im Internet über https://www.dnb.de abrufbar.

25 26 27 28 5 4 3 2

In ihren Veröffentlichungen verfolgt die Elsevier GmbH das Ziel, genderneutrale Formulierungen für Personengruppen zu verwenden. Um jedoch den Textfluss nicht zu stören sowie die gestalterische Freiheit nicht einzuschränken, wurden bisweilen Kompromisse eingegangen. Selbstverständlich sind **immer alle Geschlechter** gemeint.

Planung: Inga Schickerling, München
Gestaltungskonzept: Waltraud Hofbauer, Andrea Mogwitz, Rainald Schwarz, München
Projektmanagement: Dr. Nikola Schmidt, Berlin; Sibylle Hartl, München
Redaktion: Dr. Nikola Schmidt, Berlin
Rechteklärung: Amelie Soss, München
Herstellung: Waltraud Hofbauer, Sibylle Hartl, München
Satz: abavo GmbH, Buchloe, Deutschland
Druck und Bindung: Rodona Industria Gráfica, S.L., Pamplona,Spanien
Umschlaggestaltung: SpieszDesign, Neu-Ulm
Titelfotografie: © pirke – stock.adobe.com (Skalpell); © by-studio – stock.adobe.com (Pillen); © tom – stock.adobe.com (Stethoskop)

Aktuelle Informationen finden Sie im Internet unter **www.elsevier.de**

Vorwort

Vorwort zur 5. Auflage

Liebe Leserinnen und Leser,

Wir freuen uns, dass Sie die 5. Auflage von „BASICS Psychiatrie" in den Händen halten. In dieser überarbeiteten Fassung haben wir Optimierungen und Aktualisierungen vorgenommen, um dieses Buch kontinuierlich weiterzuentwickeln und an Ihre Bedürfnisse anzupassen. Dazu haben dank der wertvollen Rückmeldungen und Anregungen aus den vorherigen Auflagen unsere Leserinnen und Leser entscheidend beigetragen.
Unser Ziel bleibt unverändert: Ihnen einen leichten Einstieg in das prüfungsrelevante Wissen der Psychiatrie zu bieten, Ihnen die Welt der Psychiatrie näher zu bringen und Ihr Interesse an diesem spannenden Gebiet zu vertiefen. Wir möchten Ihnen helfen, die vielschichtigen Aspekte der Psychiatrie zu verstehen und Sie dabei unterstützen, sich sicher und ohne Berührungsängste psychisch kranken Menschen zuzuwenden. Mithilfe dieses Buches sollen sich alle Interessierten und auch bisher Unerfahrene einen Überblick über das Spektrum psychischer Erkrankungen sowie deren Diagnostik und Therapie verschaffen können. Unsere Aufgabe sehen wir darin, diese Fülle an Informationen kompakt, verständlich und nach aktuellem Wissensstand darzustellen.
Wir hoffen, dass dieses Buch nicht nur eine wertvolle Begleitung während Ihres Studiums, Ihrer Berufsausbildung oder Ihres Praktikums ist, sondern Ihnen auch eine verlässliche Unterstützung für Ihre Prüfungsvorbereitungen bietet. Hierzu orientieren wir uns weiterhin an die Systematik des ICD-10, geben aber bereits Ausblicke auf die ICD-11 und gehen insbesondere auf häufige IMPP-Fragen zum Thema ein.
Unser Dank geht an den Elsevier-Verlag und namentlich an Frau Schickerling für die gute und unkomplizierte Zusammenarbeit. Ebenso danken wir Frau Dr. Schmidt für ihre – wie immer – professionelle und hilfreiche redaktionelle Arbeit.
Wir bedanken uns auch bei Ihnen, liebe Leserinnen und Leser, für Ihr Interesse an diesem Buch und für Ihr Vertrauen in die BASICS-Reihe und freuen uns auf Ihre Rückmeldungen.

München und Weilheim, November 2023
Fabian Holzhüter und Anja Volz

Vorwort zur 1. Auflage

Liebe Studentinnen, liebe Studenten!

Die Psychiatrie hatte und hat immer noch eine schwierige Stellung in Medizin und Gesellschaft. Bis heute werden psychiatrische Patienten gesellschaftlich stigmatisiert. Deshalb fällt es vielen Menschen schwer, ein solches Leiden an sich selbst zu erkennen oder zu akzeptieren. Sehr häufig werden von den Betroffenen die Ursachen ihrer Erkrankung in einer körperlichen Störung oder im sozialen Umfeld gesucht. In der Bevölkerung wird die Institution „Psychiatrie" oft primär mit der Angst vor Zwangstherapie und Entmündigung verbunden. Auch die – durchaus berechtigte – Furcht, schief angesehen oder für „verrückt" erklärt zu werden, wenn man einen Psychiater aufsucht oder gar in der Klinik („Klapse") gewesen ist, fixiert den der Psychiatrie anhaftenden Ruf.
In der Medizin wird die Psychiatrie oft als „Psychofach" abgetan, das ausschließlich dem Interessierten vorbehalten ist. Dabei wird übersehen, dass viele Erkrankungen psychisch bedingt sind oder zumindest psychische Komponenten haben, die auch berücksichtigt werden müssen. Sowohl für die Lebensqualität des Patienten als auch für seine Heilung ist es wichtig, den seelischen Aspekt nicht zu vernachlässigen. So konnte z. B. gezeigt werden, dass somatische Erkrankungen besser und effektiver geheilt werden konnten, wenn die psychische Betreuung adäquat war.
Bis zu 30 % der Patienten einer Allgemeinarztpraxis leiden an psychischen Erkrankungen. Das Fach der Psychiatrie ist weit gefächert. Dazu gehören nicht nur die bekannte Schizophrenie oder die Depression, sondern es geht auch um Abhängigkeiten von verschiedensten Substanzen, um Schlaf- oder Essstörungen, Persönlichkeitsstörungen und anderes.
Im Gegensatz zur allgemein vorherrschenden Meinung ist die Psychiatrie also Teil eines jeden Fachgebietes in der Medizin. Derjenige, der sich darin zeitig Grundkenntnisse aneignet, kann oft seinen Patienten durch frühere Diagnosestellung und Überweisung an einen Spezialisten große Dienste leisten. Umgekehrt sollten z. B. in der Onkologie die schwerstkranken Patienten auch von psychischer Seite betreut werden, um ihnen eine ganzheitliche Therapie zu ermöglichen.
Dieses Buch aus der BASICS-Reihe soll also einen Überblick über dieses sehr vielseitige Fach bieten, ohne ausführlichere Lehrbücher ersetzen zu wollen. Die Themen werden großteils auf einer oder zwei Doppelseiten abgehandelt, sodass ein schneller Einstieg in die einzelnen Bereiche ermöglicht wird. Ergänzt werden die klar strukturierten Inhalte durch zahlreiche Tabellen und Abbildungen. Um den klinischen Bezug herzustellen und auf Probleme bei der Diagnosestellung oder Unterscheidung zwischen körperlicher oder psychischer Störung hinzuweisen, dienen die Fallbeispiele am Ende des Buches.
Mein besonderer Dank gilt Dr. Florian Pilger, der mir nicht nur, aber besonders bei fachlichen Aspekten eine große Hilfe war. Des Weiteren danke ich meiner Lektorin Dagmar Reiche (Sprachquadrat) und meiner Betreuerin vom Elsevier, Urban & Fischer Verlag, Willi Haas für die große Geduld und Unterstützung in jeglicher Hinsicht. Für viele hilfreiche Ratschläge (nicht nur) in studentischer Hinsicht danke ich Claas Bartram und meinen Eltern, weil sie immer hinter mir standen und mich unterstützten.
Ich hoffe, die Studenten im klinischen Abschnitt mit diesem Buch unterstützen zu können und sie für das Fach und dessen Bedeutung ein wenig zu gewinnen.

Viel Spaß damit!

München, im Winter 2005
Eva Wunn

Abkürzungsverzeichnis

A., Aa.	Arteria, Arteriae
AD	Antidepressiva
ADHS	Aufmerksamkeitsdefizit-Hyperaktivitätssyndrom
AP	Antipsychotika
Ätiol.	Ätiologie
AV-Block	atrioventrikulärer Block
Benzos	Benzodiazepine
BMI	Body-Mass-Index
CJK	Creutzfeldt-Jakob-Krankheit
CT	Computertomografie/-gramm
DD	Differenzialdiagnose
EEG	Elektroenzephalografie/-gramm
EKT	Elektrokrampftherapie
EOG	Elektrookulogramm
EPMS	extrapyramidal-motorische Störungen
GABA	Gammaaminobuttersäure
GI(-)T(rakt)	Gastrointestinaltrakt
GT	Gesprächstherapie
HIV	human immunodeficiency virus
HOPS	hirnorganisches Psychosyndrom
i. a.	intraarteriell
i. m.	intramuskulär
Ind.	Indikation
IPT	interpersonelle Psychotherapie
i. v.	intravenös
KH	Krankheit
KHK	koronare Herzkrankheit
LJ	Lebensjahr
M., Mm.	Musculus, Musculi
MAO-Hemmer	Monoaminooxidasehemmer
min	Minuten
MMS	Mini Mental State
MNS	malignes neuroleptisches Syndrom
MRT	Magnetresonanztomografie/-gramm
Ncl., Ncll.	Nucleus, Nuclei
NW	Nebenwirkung
PET	Positronenemissionstomografie/-gramm
Ph.	Phase
PS	Persönlichkeitsstörung
PTBS	posttraumatische Belastungsstörung
RLS	Restless-Legs-Syndrom
SAS	Schlafapnoesyndrom
s. c.	subkutan
SLE	Systemischer Lupus erythematodes
SNRI	selektiver Noradrenalin-Wiederaufnahmehemmer
SPECT	Single-Photon-Emissionscomputertomografie/-gramm
SSRI	selektiver Serotonin-Wiederaufnahmehemmer
STH	somatotropes Hormon
Syn.	Synonym
Tab.	Tabelle
V., Vv.	Vena, Venae
V. a.	Verdacht auf
VT	Verhaltenstherapie
WHO	World Health Organisation
WS	Wirbelsäule
ZNS	Zentralnervensystem

Fehler gefunden?

An unsere Inhalte haben wir sehr hohe Ansprüche. Trotz aller Sorgfalt kann es jedoch passieren, dass sich ein Fehler einschleicht oder fachlich-inhaltliche Aktualisierungen notwendig geworden sind. Sobald ein relevanter Fehler entdeckt wird, stellen wir eine Korrektur zur Verfügung.

Mit diesem QR-Code gelingt der schnelle Zugriff.
https://else4.de/978-3-437-41084-0

Wir sind dankbar für jeden Hinweis, der uns hilft, dieses Werk zu verbessern. Bitte richten Sie Ihre Anregungen, Lob und Kritik an folgende E-Mail-Adresse: kundendienst@elsevier.com

Inhaltsverzeichnis

Allgemeiner Teil

Spezieller Teil

Fallbeispiele

Anhang

Allgemeiner Teil

BASICS

Einführung

Mehr als ein Drittel aller Menschen in Deutschland erleidet im Laufe ihres Lebens eine psychische Erkrankung. Psychische Gesundheit gewinnt in unserer heutigen Leistungsgesellschaft immer mehr an Bedeutung. Sie stellt neben der körperlichen Gesundheit einen entscheidenden Faktor der Lebensqualität dar. Die modernen Lebensprozesse verlangen eine hohe mentale Anpassungsleistung an sich schnell ändernde Arbeits- und Sozialbeziehungen. Psychische Störungen sind also nicht nur ein individuelles Schicksal, sondern sind Teil eines gesamtgesellschaftlichen Problems und rücken auch in der Gesundheitsversorgung in den Mittelpunkt der Aufmerksamkeit. In den letzten 20 Jahren haben sich die Fehltage am Arbeitsplatz aufgrund psychischer Erkrankungen verdreifacht und psychische Erkrankungen rücken damit an die zweite Stelle auf, hinter die Muskel- und Skeletterkrankungen, bei denen die Erkrankten noch häufiger am Arbeitsplatz ausfallen.

Zu den häufigsten psychischen Störungen zählen **Depressionen, Angsterkrankungen, somatoforme Störungen** und **Alkoholabhängigkeit** (→ Abb. 1.1). Obwohl eine Zunahme der Krankschreibungen und Frühberentungen durch psychische Erkrankungen zu beobachten ist, ohne dass sich die Häufigkeit der Erkrankungen in gleicher Weise erhöht hätte, werden nur wenige psychische Störungen auch als solche sofort erkannt und entsprechend behandelt. Psychiatrisches Wissen ist für Ärzte aller Fachrichtungen von Bedeutung, weil mehr als zwei Drittel der psychisch kranken Menschen zunächst in anderen medizinischen Fachrichtungen vorstellig bzw. auffällig werden. 30 % der Patienten einer Allgemeinarztpraxis leiden unter psychischen Erkrankungen. Dies liegt zum einen daran, dass die körperlichen Beschwerden der Patienten im Vordergrund stehen und eine entsprechende diagnostische Abklärungen erfordern und zum anderen daran, dass sich die Patienten mit psychologischen Erklärungen für ihre Beschwerden (→ Abb. 1.2) schwertun und sich nicht selten stigmatisiert oder nicht ernst genommen fühlen, wenn sie zum Psychiater überwiesen werden. So ist auch das häufig zu beobachtende „doctor hopping" zu erklären. Der Patient wechselt immer wieder den Arzt in der Hoffnung, eine körperliche Ursache seiner Beschwerden bestätigt zu bekommen. Fehlt nach aufwendigen diagnostischen Untersuchungen ein organisches Korrelat, wird erst spät die Diagnose eines zugrunde liegenden psychischen Leidens gestellt. Da frühzeitiges Erkennen und Behandeln einer psychiatrischen Erkrankung in der Regel den Gesundungsprozess positiv beeinflussen und einer Chronifizierung vorbeugen, ist eine rechtzeitige psychiatrische Diagnostik von entscheidender Bedeutung.

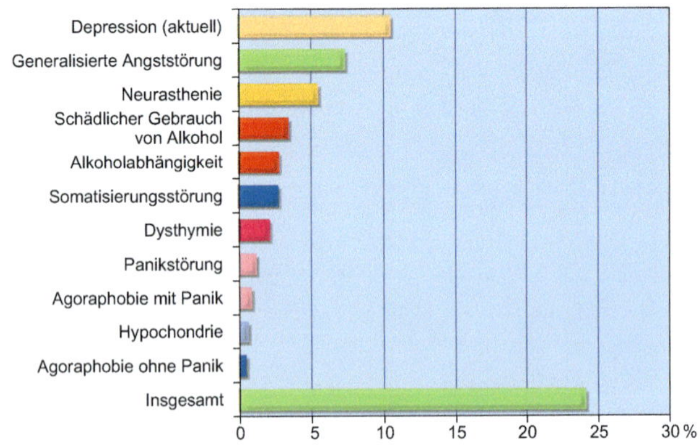

Abb. 1.1 Psychische Erkrankungen in hausärztlichen Praxen [L141]

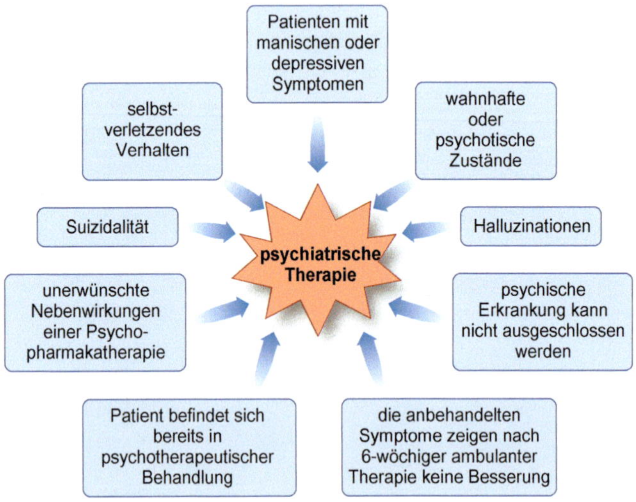

Abb. 1.2 Gründe für die Einleitung oder Empfehlung einer psychiatrischen Therapie [E905]

Zusammenfassung

- Psychische Gesundheit ist ein wichtiger Faktor der Lebensqualität. Erkrankungen der Psyche rücken aufgrund der Zunahme von Arbeitsunfähigkeitstagen und Frühberentungen in den Fokus der Gesundheitsversorgung.
- Zu den häufigsten psychischen Störungen zählen Depressionen, Angsterkrankungen, somatoforme Störungen und Alkoholabhängigkeit.
- Psychiatrisches Wissen ist für Ärzte aller Fachrichtungen wichtig, um durch frühzeitige und fachgerechte Behandlung einer Chronifizierung der psychischen Störungen entgegenzuwirken.

2 Psychiatrisches Interview

Im Mittelpunkt der psychiatrischen Diagnostik steht das **Gespräch.** Es setzt sich zusammen aus **Anamnese** und einer zielgerichteten Befragung, der psychiatrischen **Exploration.** Dieses Gespräch dauert in der Regel bis zu 1 h und kann im klinischen Alltag auch unterbrochen oder auf einen zweiten Untersuchungszeitpunkt ausgedehnt werden. Jedes psychiatrische Untersuchungsgespräch sollte in einer wertschätzenden und vertrauensvollen Gesprächsatmosphäre stattfinden. Dies ist beim Erstgespräch besonders wichtig, weil manche Patienten einer Begegnung mit einem Psychiater sehr ängstlich, unsicher, misstrauisch oder gar ablehnend gegenüberstehen. Das hängt auch davon ab, ob ein Patient aus eigenem Antrieb oder fremdmotiviert, z. B. von Angehörigen oder der Polizei, in die Behandlung kommt. Der Aufbau einer **vertrauensvollen Beziehung** ist sowohl für die Compliance (Einhalten von Behandlungsempfehlungen und verlässliche Medikamenteneinnahme) als auch für die weitere Betreuung und den Erfolg einer Therapie wichtig. Deshalb sollte der Patient im Gespräch erfahren, dass der Arzt auf ihn eingeht, ihn ernst nimmt und ihm nicht voreingenommen gegenübersteht. Der Arzt sollte dem Patienten Zeit geben, über seine Probleme zu sprechen und offene Fragen zu stellen. Auch sollte man keinen falschen Ehrgeiz entwickeln, schon im Erstgespräch alle relevanten Fakten erfahren zu müssen. Vielmehr geht es darum, die Symptome, die Entwicklung zum aktuellen Beschwerdebild und die Persönlichkeit des Patienten in Grundzügen zu erfassen. Am Ende eines Gesprächs (und das betrifft nicht nur das Erstgespräch) sollte dem Patienten eine zusammenfassende Einschätzung mitgeteilt und ihm außerdem diagnostische und therapeutische Schritte erläutert bzw. ihm Fragen beantwortet werden (→ Tab. 2.1). An diesem Prozess wird der Patient im Sinne einer **partizipativen Entscheidungsfindung** stets aktiv beteiligt.

In der Psychiatrie kommt der **Schweigepflicht** eine besondere Bedeutung zu, da die Gefahr einer Stigmatisierung durch Außenstehende, auch Familienangehörige, groß ist. Die psychiatrische Behandlung ist daher für den Patienten nicht selten mit Schamgefühlen verbunden. Es ist oft sinnvoll, den Patienten zu Beginn einer Therapie nochmals explizit auf die bestehende Schweigepflicht seitens des Therapeuten und aller an seiner Behandlung beteiligten Personen hinzuweisen. Nur der Patient selbst kann den Arzt von der Schweigepflicht entbinden (s. a. Forensik, → Kap. 24).

Tab. 2.1 Struktur des psychiatrischen Interviews

Personaldaten
Aktuelle Anamnese
Psychiatrische Krankheitsvorgeschichte (inkl. Suizid- und Medikamentenanamnese)
Somatische Anamnese
Biografische Daten und Sozialanamnese
Primärpersönlichkeit
Familienanamnese
Suchtanamnese
Fremdanamnese
Persönliche Ressourcen
Psychopathologische Exploration
Zusammenfassende Beurteilung/Beratung über Diagnostik und Therapie

Anamnese

Aktuelle Anamnese Zu Beginn der Anamnese sollte man sich auf die aktuell bestehende Symptomatik konzentrieren (→ Tab. 2.2). Dauer und Intensität, Auslöser und Umstände, unter denen sich die Symptomatik entwickelt hat, und Faktoren, die sie lindern oder verschlechtern, müssen erfragt werden. Welche Bedeutung die Beschwerden für den Patienten haben und welche Behandlung bisher erfolgte, ist ebenfalls Teil der aktuellen Anamnese. Auch die Aufnahmesituation, also ob der Patient freiwillig oder per Gesetz kommt, ist wichtig.

Tab. 2.2 Inhalt der Krankheitsanamnese

Entwicklung der aktuellen Beschwerden und Symptome (Beginn und Dauer)
Subjektive Gewichtung der Symptome, Beurteilung und Erleben der Erkrankung
Auslösefaktoren, die insbesondere folgende Problemfelder betreffen: • Persönliche Bindungen, Beziehungen, Familie • Berufsprobleme, Lernschwierigkeiten • Soziokultureller Hintergrund
Bisherige psychopharmakologische, psychotherapeutische oder andere Behandlungsversuche der aktuellen Problematik? Erfolg?
Komplikationen während der aktuellen Krankheitsphase: Delinquentes Verhalten? Selbst-/Fremdverletzung/Gefährdung? Abusus psychotroper Substanzen?

Psychische und somatische Vorgeschichte Der Therapeut sollte sich einen Überblick über alle zurückliegenden Krankheitsepisoden mit Dauer, Symptomatik und Therapie erarbeiten (ggf. mit vorhandenen oder angefragten Arztbriefen). Dabei sollten die Behandlungserfolge von psychopharmakologischen, psychotherapeutischen oder anderen Interventionen festgehalten werden. Auch körperliche Erkrankungen, Operationen und frühere stationäre Aufenthalte sowie Suizidalität in der Krankheitsvorgeschichte müssen erfragt werden.

Medikamentenanamnese Die aktuelle Medikation ebenso wie relevante frühere Medikamente sollten in Dosierung, Frequenz und Dauer der Einnahme erhoben werden. Auch Phytotherapeutika oder homöopathische Mittel sind dabei von Interesse. Behandlungserfolge, aber auch Nebenwirkungen und Unverträglichkeiten sollten dokumentiert werden. Wichtig ist es auch zu erfahren, ob somatische Krankheiten bestehen, die medikamentös behandelt werden, um Wechselwirkungen mit Psychopharmaka zu berücksichtigen und ggf. auf körperliche Ursachen der psychischen Erkrankung aufmerksam zu werden.

Biografische Daten Zu den biografischen Daten gehören Informationen zu Geburtsumständen, Geschwistern und Geschwisterreihenfolge, Beruf der Eltern, Familienatmosphäre, zu kindlicher und schulischer Entwicklung, Pubertät, Ausbildung und beruflichen Werdegang, Partnerschaften und Kinder, zur sexuellen Entwicklung sowie zu belastenden Lebensereignissen. Im Erstkontakt kann zunächst eine Kurzbiografie erfasst werden, die in folgenden Treffen dann ergänzt oder vertieft werden kann.

Sozialanamnese Das soziale Umfeld bzw. die soziale Einbettung des Patienten ist oft bedeutsam: Die Art der Unterkunft, das familiäre Umfeld, die berufliche Belastung, die Stellung des Patienten in der Gesellschaft sowie seine finanzielle Situation sollten eruiert werden.

Persönlichkeit Erfassen wichtiger Persönlichkeitszüge. Wie erlebt sich der Patient selbst, wie wird er von nahen Bezugspersonen eingeschätzt bzw. welche Rückmeldungen erhält er aus seiner Umgebung?

Familienanamnese Liegen neuropsychiatrische Erkrankungen bei Verwandten ersten oder zweiten Grades vor? Gab es Suizide oder Suizidversuche in der Familie? Diese Informationen sind diagnostisch hilfreich, da viele psychiatrische Erkrankungen (z. B. bipolare Störungen, Schizophrenie) auch eine genetische Komponente besitzen.

Suchtanamnese Dazu gehört der Konsum von Alkohol, Nikotin, abhängigmachende Medikamente und illegalen Drogen. Folgen einer Abhängigkeit, wie z. B. körperliche Schäden oder der Entzug des Führerscheins können hier ebenfalls festgehalten werden. Wichtig ist es auch, die Regelmäßigkeit und Menge des Konsums festzuhalten. Auch nicht stoffgebundene Abhängigkeiten (z. B. Internetsucht) sollten erfragt werden.
Fremdanamnese Bei vielen Syndromen, bei denen der Patient beispielsweise nicht krankheitseinsichtig ist (Demenz, Manie etc.), hilft es, Angehörige einzubeziehen, um die Schwere und das Ausmaß der Krankheit zu verifizieren. Hilfreich können auch Informationen vom Hausarzt sein. Zudem kann die Einbeziehung der Familie in die Diagnostik (und ggf. auch die Therapie) eine Voraussetzung für eine bessere Akzeptanz einer psychischen Erkrankung sein und z. B. auch für eine bessere Compliance bei der Medikamenteneinnahme sorgen. Zu beachten ist die Schweigepflicht!
Persönliche Ressourcen Hinwendung zu den Stärken des Patienten und ggf. gesundheitsfördernder Faktoren.

Psychiatrische Exploration

Sie dient dem Erheben eines **psychopathologischen Befundes,** also dem Erkennen psychischer Auffälligkeiten. Durch eine gezielte Gesprächsführung werden dabei die einzelnen Aspekte der Psychopathologie erfragt. Bereits während der Anamnese können häufig Beobachtungen zu den seelischen Funktionsbereichen (Denken, Fühlen, Wollen und Verhalten) gemacht werden. Viele Aspekte müssen Sie aber gezielt erfragen und anschließend im psychopathologischen Befund zusammenfassen (→ Abb. 30.1 im Anhang).

Psychopathologischer Befund

Bei der Erhebung des **psychopathologischen Befunds** wird versucht, das Krankheitsbild zu beschreiben und verschiedene psychische Dimensionen zu charakterisieren, ohne aber eine direkte Verknüpfung zur Ätiologie oder Pathogenese herzustellen. Auch hier hat es sich bewährt, einem Leitfaden zu folgen (→ Abb. 30.1 im Anhang). Ziel ist es, die wesentlichen psychopathologischen Auffälligkeiten in ihrer Ausprägung zu erfassen und einem psychopathologischen Syndrom zuordnen zu können.

Äußeres Erscheinungsbild und Kontaktverhalten

In einem ersten Eindruck sollte das gesamte Erscheinungsbild des Patienten erfasst werden. Dabei spielt neben der Kleidung, der Körperpflege, der Gestik und der Mimik auch das Verhalten im Kontakt eine Rolle.
Hier wird festgehalten, ob das Äußere des Patienten altersentsprechend ist, ob er gepflegt oder vernachlässigt wirkt, ob seine Mimik und Gestik adäquat sind, ob er Blickkontakt halten und ein geordnetes Gespräch führen kann.

Bewusstsein

Beurteilt werden zwei Aspekte des Bewusstseins, nämlich die **Vigilanz** (quantitative Bewusstseinsstörung) und die **Bewusstseinsklarheit** (qualitative Bewusstseinsstörung), also die Fähigkeit sich selbst und die Umgebung in einem sinnvollen Zusammenhang zu erfassen.
Unterschieden werden **quantitative** und **qualitative** Bewusstseinsstörungen (→ Tab. 2.3).

Tab. 2.3 Bewusstseinsstörungen

Quantitative Bewusstseinsstörungen	Definition
Benommenheit	Patient ist teilnahmslos und verlangsamt.
Somnolenz	Patient ist schläfrig, öffnet beim Ansprechen oder Berühren die Augen, reagiert i. d. R. adäquat.
Sopor	Patient schläft und ist nur durch Schmerzreize für kurze Momente erweckbar, reagiert oft inadäquat.
Koma	Patient ist nicht mehr bei Bewusstsein bzw. durch starke Reize erweckbar.
Qualitative Bewusstseinsstörungen	**Definition**
Bewusstseinseintrübung	Patient nimmt einzelne Aspekte seiner selbst und der Umgebung nicht mehr adäquat wahr und kann nicht mehr sinnvoll kommunizieren bzw. handeln (z. B. Delir).
Bewusstseinseinengung	Bewusstsein ist starr auf wenige Bereiche gerichtet, das Ansprechen auf Außenreize ist vermindert (z. B. Dämmerzustand bei Epilepsie).
Bewusstseinsverschiebung	Einzelne Aspekte (z. B. Farben/Zeiterleben) der Umwelt werden subjektiv verändert wahrgenommen (z. B. im Drogenrausch).

Orientierungsstörungen

Unterschieden werden die Orientierung zur eigenen **Person** (Name, Geburtsdatum, Vorgeschichte), zum **Ort** (Krankenhaus, Station, Wohnort), zur **Zeit** (Datum, Monat, Jahreszeit, Jahr) und zur **Situation** (Untersuchungssituation, Klinik, zu Hause).

Orientierungsstörungen werden **nicht** mit Ja-Nein-Fragen erfasst!

Auffassung

Die Fähigkeit, Wahrnehmungen in ihrer Bedeutung zu begreifen und sinnvoll miteinander zu verbinden, nennt man Auffassung. Diese wird schon im Untersuchungsgespräch deutlich: Erfasst der Patient, die von Ihnen gestellten Fragen? Sollten hier Unsicherheiten bestehen, sollte der Patient Sprichwörter oder kleine Fabeln erklären. Auch das Erkennen von Unterschieden ist eine Prüfungsoption.

Konzentrations- und Aufmerksamkeitsstörungen

Die Fähigkeit, seine Aufmerksamkeit ausdauernd einem Thema zuwenden zu können, nennt man Konzentration. Schon das Anamnesegespräch gibt einen Eindruck von der Konzentration und Aufmerksamkeit des Patienten. Eine objektive Einschätzung der Aufmerksamkeit und Konzentration erhält man, indem der Patient z. B. von 100 fortlaufend 7 abziehen oder Begriffe rückwärts buchstabieren (z. B. Februar) soll.

Merkfähigkeit

Die Fähigkeit, Eindrücke für mindestens 10 min zu behalten, nennt man Merkfähigkeit. Dies kann geprüft werden, indem der Patient drei Begriffe nachsprechen (z. B. Bügel, Fenster, Auto) soll. Dann wird die Exploration fortgesetzt und die drei Begriffe werden nach 10 min erneut erfragt.

Gedächtnis

Die Fähigkeit, Eindrücke länger als 10 min zu speichern und Erlerntes aus der Erinnerung abzurufen, bezeichnet man als Gedächtnis. Prüfen kann man das Gedächtnis des Patienten durch Erfragen wichtiger und/oder alltäglicher überprüfbarer Lebensereignisse.

Denkstörungen (Schizophrenie, → Kap. 11)

Formale Denkstörungen

Formale Denkstörungen sind in → Tab. 2.4 zusammengefasst.

Inhaltliche Denkstörungen

Wahn **Objektiv** falsche Beurteilung der Realität, an der mit **unerschütterlicher** Gewissheit festgehalten wird. Widersprüche zu eigenen früheren Erfahrungen sowie dem Erleben, Wissen und Glauben der kollektiven Mehrheit werden vom Betroffenen nicht mehr berücksichtigt. Der Wahn ist **lebensbestimmend.** Im Wahnverlauf trifft man auf verschiedene Stadien: Wahnstimmung → manifester Wahn → Residualwahn.

Man unterscheidet folgende **Wahnausprägungen:**

- **Wahnstimmung:** Der Patient hat das Gefühl, dass etwas „vor sich geht".
- **Wahnwahrnehmung:** Reale Sinneswahrnehmungen aus der Umwelt erhalten eine abnorme Bedeutung, d. h., sie werden vom Patienten falsch interpretiert. Beispiel: Der Patient berichtet, dass Ampeln für ihn auf „grün" geschaltet sind.
- **Wahneinfall:** plötzliches Auftauchen von wahnhaften Überzeugung ohne Sinneswahrnehmung

Häufige **Wahnformen** sind:

- **Verfolgungswahn** (häufigster Wahn)
- **Beziehungswahn:** Der Patient bezieht Vorgänge, die um ihn herum geschehen, auf sich; er glaubt beispielsweise, Nachrichten im Fernsehen beziehen sich auf ihn.
- **Größenwahn:** Hier geht es um Themen wie Macht, hohe Abstammung oder als Sonderform um den religiösen Wahn. Der Patient glaubt z. B. Jünger Christi zu sein, mit Gott kommunizieren zu können oder zukünftiger Bundeskanzler zu werden.
- **Verarmungswahn:** Die Betroffenen sind überzeugt, dass sie schon in naher Zukunft alles verlieren und ihre Familie in eine desolate finanzielle Situation bringen werden (z. B. als Symptom bei depressiven Störungen).
- **Versündigungswahn:** Hier geht es um die Überzeugung, durch das eigene Handeln Schuld auf sich zu laden (auch typisch im Rahmen von Depressionen).

Im Gegensatz zu Wahngedanken bestimmen **überwertige Ideen** das Denken auf einseitige Weise und entziehen sich der selbstkritischen Prüfung. Hypochondrische Gedanken können z. B. die Qualität einer überwertigen Idee annehmen. Die überwertige Idee ist häufig mit einer starken Emotionalität verbunden und wird zum lebensbestimmenden Leitgedanken und vom Betroffenen rücksichtslos verfochten, auch wenn er sich selbst oder andere damit schadet. Oft entstammt sie weltanschaulichen, religiösen oder politischen Themen.

Im Gegensatz zum Wahn sind überwertige Ideen aber meist dem Gesunden im Erleben näher, also in den Grundzügen nachvollziehbar und der Betroffene kann sich im Gespräch zumindest in Ansätzen davon distanzieren.

Zwänge Man unterscheidet Zwangsgedanken von Zwangshandlungen (Zwangsstörungen, → Kap. 14). Häufige Zwangshandlungen sind: Waschzwang, Zählzwang, Kontrollzwang, Putzzwang.

- **Zwangsgedanken:** drängen sich gegen den inneren Widerstand auf, sie können nicht unterdrückt werden und werde als unsinnig erlebt (z. B. sich infiziert zu haben oder etwas nicht korrekt ausgeführt zu haben). Im Unterschied zum Wahn nehmen die Betroffenen ihre Zwänge als sinnlos wahr und leiden unter ihnen.
- **Zwangshandlungen:** ritualisierte und stereotype Handlungen gegen den eigenen Willen. Bei dem Versuch die Handlung zu unterdrücken, treten massive Ängste und eine starke innere Anspannung auf.

Ängste, Befürchtungen, Misstrauen Diese können ebenfalls Elemente inhaltlicher Denkstörungen sein.

Wahrnehmungsstörungen (Sinnestäuschungen)

Dazu zählen Halluzinationen und Illusionen:

Halluzinationen Sie sind Trugwahrnehmungen ohne objektiv gegebenen Sinnesreiz. Man unterscheidet optische (z. B. weiße Mäuse), akustische (z. B. Stimmen), olfaktorische, gustatorische, taktile (= haptische) Halluzinationen oder Körperhalluzinationen (= zoenästhetische Halluzinationen).

Illusionen Real vorhandene Gegenstände werden verkannt und fehlgedeutet (ein Patient nimmt beim Spazierengehen einen Baumstamm als Menschen wahr).

Ich-Störungen (→ Kap. 11)

Ist die Meinhaftigkeit des Erlebens, also das Fühlen, Denken, Wollen und Handeln als eigenständig und selbstbestimmt zu erleben, beeinträchtigt und die Abgrenzung des Ichs zur Außenwelt mangelhaft, dann spricht man von Ich-Störungen. Es entsteht das Gefühl, zur Außenwelt „durchlässig" zu sein und gelenkt oder beeinflusst werden zu können. Die Grenzen zwischen Ich und Umwelt verschwimmen:

Tab. 2.4 Formale Denkstörungen

	Kennzeichen
Denkverlangsamung	Das Denken erscheint verlangsamt und schleppend.
Denkhemmung	Der Patient empfindet das Denken mühsam, wie blockiert oder gebremst.
Umständliches Denken	Weitschweifiger Gedankengang, der Patient kann Wichtiges nicht von Unwichtigem trennen, inhaltlicher Zusammenhang ist aber erhalten.
Eingeengtes Denken	Gedankengänge sind auf wenige Themen fixiert, der Patient haftet an diesen Inhalten.
Perseveration	Wiederholen von zuvor gemachten Äußerungen oder Worten, die dann nicht mehr sinnvoll erscheinen
Grübeln	Andauernde Beschäftigung mit bestimmten meist unangenehmen Denkinhalten, häufig Bezug zur aktuellen Lebenssituation
Gedankendrängen	Der Patient ist dem Druck vieler verschiedener Gedanken ausgesetzt.
Ideenflucht	Extrem einfallsreicher Gedankengang, einzelne Gedanken werden nicht mehr zu Ende geführt, durch Flut von Assoziationen wechselt der Zielgedanke ständig.
Vorbeireden	Obwohl der Patient die Frage verstanden hat, geht er nicht auf diese ein, sondern antwortet inhaltlich etwas anderes.
Gedankenabreißen/-sperrung	Plötzlicher Abbruch eines flüssigen Gedankengangs ohne ersichtlichen Grund
Inkohärenz/Zerfahrenheit	Denken und Sprechen erscheinen unverständlich, ein sinnvoller Zusammenhang ist nicht erkennbar, im Extremfall kann der Satzbau gestört oder in einzelne Gedankenbruchstücke zerrissen sein („Schizophasie").
Neologismen	Wortneuschöpfungen, die keinen sprachlichen Konventionen entsprechen und häufig nicht verständlich sind

- Depersonalisation und Derealisation (sog. Entfremdungserlebnisse)
- Gedankenausbreitung, -entzug, -eingebung und Fremdbeeinflussung

Störungen der Affektivität (→ Kap. 12)

Störungen der Affektivität beschreiben ein verändertes Gefühlsleben, eine veränderte Grundstimmung. Bei der Anamnese und Untersuchung ist auf einen gedrückten Affekt (wie bei depressiven Episoden) zu achten sowie auf eine gehobene Stimmung (wie sie bei einer Manie vorkommt). Wichtig ist auch, sich nach **zirkadianen** Besonderheiten zu erkundigen, z. B. nach Morgen- oder Abendtief.
Weitere Beispiele von Begrifflichkeiten zur Beschreibung eines (pathologisch) veränderten Gemütszustands sind:

- Ratlosigkeit, Traurigkeit, Hoffnungslosigkeit, Affektarmut/-starre
- Angst, Befürchtungen, Misstrauen
- Euphorie, gesteigertes Selbstwertgefühl, Gereiztheit oder Aggressivität
- Parathymie: Gefühl und Situation passen nicht zusammen (Patient erzählt lachend vom Tod seiner Mutter).
- Affektlabilität und Affektinkontinenz: rasch wechselnde Stimmungslagen, im Extremfall kann Patient Gefühlsregungen nicht mehr kontrollieren.

Antriebsstörungen und Psychomotorik

Der **Antrieb** ist die Aktivitätsbereitschaft eines Menschen, sich Aufgaben zu stellen. Der Antrieb spiegelt sich im Tempo und in der Ausdauer wider, mit der psychische und körperliche Anforderungen bewältigt werden. Zu Antriebsstörungen gehören z. B. Antriebsarmut oder Passivität oder gesteigerter Antrieb.
Die **Psychomotorik** ist Ausdruck des Bewegungsapparats auf innerseelische Vorgänge, z. B.:

- Motorische Unruhe bei Ängsten
- Mutismus: Wortkargkeit bis Versiegen der Sprache
- Logorrhö: verstärkter Redefluss
- Stupor: schwere Antriebshemmung bis zur völligen Regungslosigkeit

Somatische Störungen

Psychische Störungen können auch körperliche Funktionen beeinträchtigen und äußern sich dann als **vegetative Störungen** (z. B. Kopfschmerzen, Mundtrockenheit, Schwitzen, Obstipation), als **Schlaf- oder Vigilanzstörungen** (z. B. Einschlafstörungen, Tagesmüdigkeit, Früherwachen) oder als **Appetenzstörungen** (z. B. Appetitlosigkeit, vermindertes sexuelles Interesse).

Kontaktstörungen/Primärpersönlichkeit

Soziales Verhalten und Kontaktfähigkeit können bei psychischen Störungen verändert sein. Im Gespräch sollte v.a. eine Veränderung im Vergleich zum gewohnten Verhalten (Primärpersönlichkeit) erfasst werden.

Selbst- und Fremdgefährdung

Das Erfassen der Suizidalität, von passiven Todeswünschen bis hin zu konkreten Handlungsabsichten ist entscheidender Teil des psychopathologischen Befunds (→ Abb. 30.1 im Anhang). Aber auch Aggressivität und eine drohende Gefahr, die ggf. vom psychisch kranken Menschen gegenüber anderen Personen oder Gegenständen ausgeht, müssen im psychopathologischen Befund festgehalten werden.
Entscheidend für das weitere Vorgehen, also ob ein Patient z. B. stationär aufgenommen oder eventuell untergebracht werden muss, sind Fragen nach Selbstverletzung oder Suizidalität, aber auch die Einschätzung der Fremdaggressivität.

> Besonders wichtig: Immer nach bestehender Suizidalität fragen!

Kritikfähigkeit/Krankheitseinsicht/Therapiemotivation

Abschließend sollten im psychopathologischen Befund noch Aussagen zum Verhalten des Patienten in der Untersuchungssituation gemacht werden. Ein Augenmerk liegt dabei auf seiner Kooperationfähigkeit, seiner Kritikfähigkeit und seiner Krankheitseinsicht. Gibt es Hinweise, dass der Patient sich selbst als krank wahrnimmt? Ist er schon über seine Erkrankung informiert? Wünscht er eine Behandlung oder hat er bestimmte Therapieerwartungen?

Zusammenfassung

- In der Psychiatrie hat das Erstgespräch als vertrauensbildende Basis einen besonderen Stellenwert. Der Patient soll sich ernst genommen fühlen und ausreichend Raum haben, seine Sicht der Beschwerden darzulegen. Besondere Aufmerksamkeit sollte auf nicht Ausgesprochenes und die Gestaltung des zwischenmenschlichen Kontakts gerichtet werden.
- Das Erheben der Anamnese und die psychiatrische Exploration sind entscheidende Bestandteile der Erstuntersuchung.
- Der psychopathologische Befund dient dazu, wesentlichen psychopathologischen Auffälligkeiten in ihrer Ausprägung zu erfassen und einem psychopathologischen Syndrom zuzuordnen.
- Einzelne psychische Symptome sind unspezifisch und können bei unterschiedlichen Störungen auftreten. Ein einzelnes psychopathologisches Phänomen rechtfertigt also noch keine psychiatrische Diagnose! Spezielle Symptomkonstellationen können aber typisch für bestimmte Krankheitsbilder sein.

Psychiatrisches Interview

Schwerpunkt der Diagnostik ist das psychiatrische Interview mit abschließendem psychopathologischem Befund (→Kap. 2). Es bildet die Grundlage für die weitere Diagnostik und ist entscheidend für die Diagnosefindung (→Kap. 4).

Körperliche Untersuchung

Eine körperliche internistisch-neurologische Untersuchung schließt sich jedem Erstgespräch bzw. jeder Neuaufnahme an, um differenzialdiagnostisch körperliche Erkrankungen auszuschließen. Sie erfüllt aber auch noch weitere Funktionen, nämlich den Patienten in seiner körperlich-seelischen Gesamtheit zu erfassen und so einer Ängstlichkeit oder Hypochondrie vorzubeugen, konstitutionelle Besonderheiten festzustellen, die psychische Probleme auslösen können (z. B. Deformierungen) oder weitere körperliche Erkrankungen zu erfassen, die zusätzlich zur psychischen Störung vorliegen.

Apparative Diagnostik und Labor

Bildgebung

Die **Bildgebung** ist eine obligate Untersuchungsmethode vor der Erstdiagnose einer psychiatrischen Erkrankung. Sie ist entscheidend, um vaskuläre oder entzündliche Prozesse, Raumforderungen oder Traumata des ZNS auszuschließen.

CT (Computertomografie) Da verschiedene Körpergewebe Röntgenstrahlen unterschiedlich stark absorbieren, kann je nach Dichte des Gewebes ein aussagekräftiges Bild entstehen. Der Einsatz von Kontrastmittel erbringt oft bessere Aussagewerte, vor allem im Bereich der Tumordiagnostik. Auch atrophische Prozesse können anhand einer Ventrikelerweiterung bzw. einer Verminderung der Hirnsubstanz erkannt werden. Allerdings sind gewisse atrophische Prozesse mit zunehmendem Alter physiologisch und müssen somit immer zum Alter des Patienten in Beziehung gesetzt werden.

Vorteile der CT-Technik:
- Breite Verfügbarkeit
- Eindeutige Identifikation frischer Blutungen
- Kurze Untersuchungsdauer (bei unruhigen Patienten)
- Besser akzeptiert bei Klaustrophobie als MRT
- Kostengünstig

Nachteile der CT-Technik:
- Erhebliche Strahlenbelastung
- Eingeschränkte Beurteilbarkeit des Hirnstamms
- Geringere Auflösung und Differenzierbarkeit von Binnenstrukturen des Gehirns

Häufige **CT-Indikationen** in der Psychiatrie sind (keine abschließende Liste):
- Ausschluss von zerebralen Ischämien/Blutungen
- Ausschluss intrakranieller Tumoren, Abszesse
- Ausschluss eines erhöhten Hirndrucks bei Patienten mit Vigilanzminderung
- Primäre Notfalldiagnostik bei Patienten mit akut neu aufgetretenem Psychosyndrom oder Vigilanzminderung
- V.a. demenzielle Entwicklung
- Nachweis von Frakturen im Bereich des Schädels oder Gesichtsschädels

MRT (Magnetresonanztomografie) MRT funktioniert mit einem Magnetfeld, in dem sich Wasserstoffatome speziell ausrichten und bei Rückkehr in ihre Ausgangsposition je nach Gewebe unterschiedlich Energie freisetzen. Dadurch können die verschiedenen Gewebe dargestellt werden. Grundsätzlich ist zur primären organischen Ausschlussdiagnostik eine MRT der CT vorzuziehen.

Vorteile der MR-Technik:
- Gute Differenzierbarkeit der Binnenstrukturen des Gehirns
- Gute Darstellbarkeit des Hinstamms
- Keine Strahlenbelastung

Nachteile der MR-Technik:
- Lange Dauer der Untersuchung (unruhige Patienten benötigen ggf. Sedierung)
- Höhere Kosten
- Schlechte Akzeptanz bei klaustrophobischen Patienten (Enge der „Röhre", Lautstärke)

fMRT (funktionelle MRT) Bei dieser Kombination von struktureller (MRT) und funktioneller Bildgebung können aktivere Hirnregionen über den erhöhten Sauerstoffverbrauch dargestellt werden. Dieses Verfahren ist derzeit vor allem der Hirnforschung vorbehalten.

Nuklearmedizin Die Nuklearmedizin nutzt radioaktive Isotope, sog. **Tracer** oder **Liganden,** für Diagnostik und Therapie. Die Tracer werden so gewählt, dass sie sich in spezifischen Strukturen anreichern und diese dadurch quantifizierbar machen. Beispiele sind die FDG-PET (Desoxy-Glukose-PET) bei Demenzen (→Abb. 3.1), bei denen die Stoffwechselaktivität in bestimmten Hirnbereichen reduziert sind oder die Iod^{123}-Ioflupane-SPECT („DaT-Scan") bei Morbus Parkinson, bei dem die Dopamintransporter (DaT) in den Basalganglien vermindert sind.

EEG

Das Elektroenzephalogramm (EEG) leitet Potenzialschwankungen des Gehirns von der Kopfhaut ab. Das EEG als Diagnosemittel hat in den letzten Jahren in der Psychiatrie durch moderne Verfahren deutlich an Bedeutung verloren.

Indikationen zur EEG-Ableitung in der Psychiatrie:
- Bewusstseinsstörungen
- Abklärung von epileptischen Anfällen (z. B. Alkoholentzugskrampf, psychotisches Erleben bei chronischen Epilepsien)
- V.a. hirnorganische Erkrankung (z. B. Enzephalitiden, Creutzfeldt-Jakob-Erkrankung)
- Monitoring von Psychopharmaka
- Schlafstörungen (EEG als Teil der Polysomnografie)

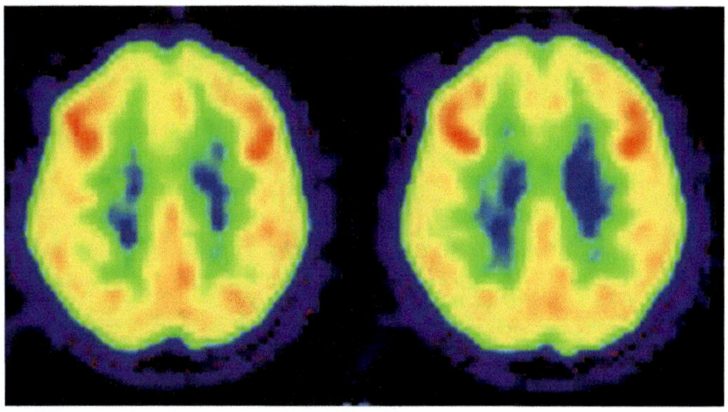

Abb. 3.1 Desoxy-Glukose-PET – verringerter Stoffwechsel im temporoparietalen Hirnbereich bei beginnender Alzheimer-Demenz. Rechts: Symptomprogression nach 2 Jahren. [M515]

→

EKG

Ein EKG gehört auch in der Psychiatrie zur Basisdiagnostik. Es dient dem Ausschluss organischer Ursachen psychiatrischer Störungen. Außerdem haben viele Psychopharmaka kardiale Nebenwirkungen, sodass vor Gabe eines Psychopharmakons eine kardiale Grunderkrankung abgeklärt werden muss. Im Verlauf der Therapie dient das EKG zur Kontrolle kardialer Nebenwirkungen.

Labor

Folgende **Basislaborparameter** sollten zum Ausschluss organischer Ursachen einer psychiatrischen Störung bestimmt werden. In der Folge können diese vor Diagnosestellung erhobenen Parameter auch zur Verlaufskontrolle bzw. zum Monitoring einer Psychopharmakotherapie dienen:

- Blutkörperchensenkungsgeschwindigkeit bzw. CRP
- Blutbild (inklusive Differenzialblutbild)
- Elektrolyte (Natrium, Kalium, Kalzium)
- GOT, GPT, Gamma-GT, Alpha-Amylase, Gesamteiweiß, Bilirubin
- Cholesterin, Blutzucker
- Kreatinin, Harnstoff
- TSH
- Urinstatus
- Lues-Serologie (TPHA-Test), HIV-Test (schriftliches Einverständnis des Pat. einholen!)

Je nach Befund kann ein erweitertes Labor nötig werden (z. B. Anti-Autoimmunkörper, IgG/IgM, Vitamin B_{12}, Folsäure). Des Weiteren sollte in Verdachtsfällen ein Drogenscreening bzw. ein Alkoholtest erfolgen.
Ein Schwangerschaftstest ist häufig bei Frauen im gebärfähigen Alter und vor Beginn einer Psychopharmakotherapie indiziert.

Liquor

Eine Liquorpunktion kann bei V. a. entzündliche oder tumoröse Prozesse, bei unklaren Bewusstseinszuständen oder einer dementiellen Entwicklung indiziert sein.

> Vor der Lumbalpunktion sollten immer eine Hirndruckerhöhung, Gerinnungsstörungen und eine Entzündung im Punktionsbereich ausgeschlossen werden!

Testpsychologie

Testpsychologische Untersuchungen sollen in der Psychiatrie eine objektivere Diagnostik ermöglichen. Wichtige Evaluationskriterien stellen dabei die Objektivität, die Reliabilität und die Validität dar:

- **Objektivität:** Die Ergebnisse eines Tests sollen vom Untersucher unabhängig sein.
- **Reliabilität:** Sie ist ein Maß für die Wiederholbarkeit eines Tests, d. h. die Zuverlässigkeit, mit der ein bestimmtes Merkmal erfasst wird.
- **Validität:** Diese gibt den Grad der Genauigkeit an, d. h. die Gültigkeit eines Testverfahrens.

Testpsychologische Verfahren wendet man z. B. im Bereich der Leistungs- und Persönlichkeitsdiagnostik an.

Leistungsdiagnostik

- Intelligenztests (z. B. Hamburger-Wechsler-Intelligenztest für Erwachsene = HAWIE)
- Tests zur Beurteilung von Konzentration und Aufmerksamkeitsleistungen (z. B. Test d2)
- Tests zur Beurteilung von Gedächtnisleistungen
- Spezielle Tests für den gerontopsychiatrischen Bereich, wie z. B. der Mini-Mental-State (MMS) oder andere Testverfahren zur Demenzdiagnostik

Störungsspezifische Diagnostik Mittels Fremd- oder Selbstbeurteilungsverfahren können krankheitsspezifische Symptome erfasst werden. So wird z. B. die Hamilton-Depressionsskala (HAMD) oder die Positive and Negative Symptoms Scale (PANSS) als Fremdbeurteilung bei Depressionen bzw. schizophrenen Störungen eingesetzt. Dabei sind die erreichten Punktwerte vor allem für die Beurteilung des Krankheitsverlaufs hilfreich.

Persönlichkeitsdiagnostik Man unterscheidet hier Verfahren zur Feststellung der aktuell vorliegenden Persönlichkeitsstruktur (z. B. das FPI [Freiburger-Persönlichkeits-Inventar], den MMPI [Multiphasic-Minnesota-Personality-Inventory] und das Eysenck-Persönlichkeitsinventar) von Verfahren, die prämorbide Charaktereigenschaften erfassen, also die Persönlichkeit vor Ausbruch einer Krankheit beschreiben sollen. Beim FPI beispielsweise werden mehrere Fragen zur Selbstbeschreibung gestellt, auf die mit „stimmt/stimmt nicht" geantwortet wird. Aus den Antworten wird ein Persönlichkeitsprofil erstellt, das verschiedene Dimensionen umfasst. Unter anderem geht es um Lebenszufriedenheit, Leistungsorientierung, Gehemmtheit, Offenheit, Aggressivität etc.

Der Weg zur Diagnose

Die Diagnostik in der Psychiatrie vollzieht sich auf mehreren Ebenen (→ Abb. 3.2):

- Davon bildet die **Symptomebene** die unterste – hier werden lediglich verschiedene **psychopathologische Befunde** aufgelistet, die durch eine **Exploration** erhoben wurden (z. B. „Wahnvorstellung", „Depersonalisation", „Antriebsstörung").
- Die nächste Stufe bildet die **Syndromebene,** auf der verschiedene Symptome, die überzufällig häufig gemeinsam auftreten, zu übergeordneten Syndromen zusammengefasst werden (z. B. „depressives Syndrom").
- Wird ein Syndrom unter Berücksichtigung der Dauer, Verlauf, Fremdanamnese, Ausprägung der Krankheitszeichen und der Ergebnisse von Labor-, testpsychologischen und apparativen Zusatzuntersuchungen betrachtet, kann es in der Regel einer Diagnose zugeordnet werden. Die Diagnosen werden in speziellen Klassifikationssystemen aufgeführt (→ Kap. 4).

Bevor eine psychiatrische Diagnose gestellt werden kann, müssen **organische Ursachen** der Erkrankung immer ausgeschlossen werden!

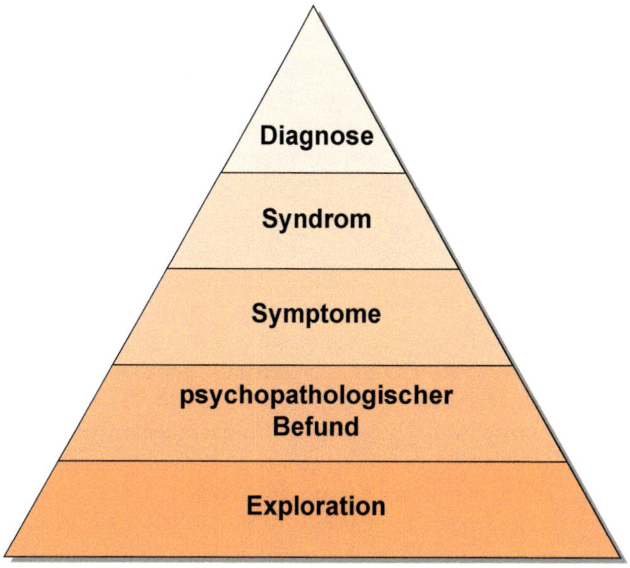

Abb. 3.2 Der Weg zur Diagnose [L231]

Zusammenfassung

- In der Psychiatrie stehen im Gegensatz zur somatischen Medizin eher weniger objektivierbare Untersuchungsmöglichkeiten zur Verfügung. Einen Schwerpunkt der Diagnostik stellt das psychiatrische Interview mit dem abschließenden psychopathologischen Befund. Eine apparative Zusatzdiagnostik wird hauptsächlich als Ausschlussdiagnostik angefordert.
- Die meisten psychischen Erkrankungen hinterlassen keine morphologisch sichtbaren Befunde und müssen somit entsprechend der klinischen Symptomatik diagnostiziert werden.
- Um die Diagnosestellung zu erleichtern, auch um sie zu strukturieren und objektivieren, wurden standardisierte und strukturierte Interviews sowie verschiedene testpsychologische Untersuchungsinstrumente entwickelt. Sie beruhen auf Erfahrungswerten bzw. orientieren sich an Normstichproben und können teilweise auch computerisiert ausgewertet werden, um die Subjektivität des Untersuchers auszuschließen.

Klassifikationssysteme

Es gibt zwei große Klassifikationssysteme in der Psychiatrie. Erstens die von der WHO etablierte **ICD-10** (= International Classification of Diseases, derzeit in der 10. Auflage) und zweitens das von der American Psychiatric Association entwickelte **DSM-5** (= Diagnostic and Statistical Manual of Mental Disorders, derzeit in der 5. Auflage). Die ICD-10 verwendet internationale Standards, die weltweit Grundlage der normierten Diagnostik sind. Die ICD-11 wurde bereits im Januar 2022 international eingeführt. Bisher ist aber keine deutschsprachige Druckversion der ICD-11 verfügbar, eine Entwurfsversion ist unter https://www.bfarm.de/DE/Kodiersysteme/Klassifikationen/ICD/ICD-11/uebersetzung/_node.html abrufbar. Wann ausschließlich nach der ICD-11 kodiert wird, ist noch unklar. Vermutlich wird es eine längerfristige Übergangsphase geben, in der ICD-10 und ICD-11 parallel genutzt werden. Die wesentlichen Änderungen in dem neuen Klassifikationssystem werden unten aufgeführt (s.u.). Aktuell (Januar 2024) hat die ICD-10 jedoch weiterhin Gültigkeit. Im Vergleich zu den Vorläuferversionen scheint sich die ICD-11 weiter an das DSM-5 anzunähern. Das DSM-5 ist das gängige Diagnosesystem in den USA und wird bei Forschungsprojekten gerne herangezogen. Das DSM umfasst ausschließlich psychiatrische Diagnosen, während die ICD-10 psychiatrische Diagnosen im Kapitel V (Hauptgruppe F) zusammenfasst. Unterschiede der beiden Diagnosesysteme befinden sich hauptsächlich zwischen einzelnen Störungsgruppen und Untergruppen, während es starke konzeptuelle und inhaltliche Übereinstimmungen (z. B. multiaxial, operationalisiert) gibt. Psychiatrische Störungen können in der Regel in das jeweils andere Diagnosesystem umkodiert werden. Beide Diagnosesysteme stellen wichtige operationalisierte Diagnosekriterien zur Verfügung und ermöglichen eine Vergleichbarkeit psychischer Erkrankungen.

Standardisierung
Zur Diagnosestellung (→ Abb. 3.2) müssen bestimmte Symptome vorherrschen und zwar in einer gewissen Ausprägung und über einen definierten Zeitraum. Auf dem Weg zur Diagnosestellung müssen verschiedene differenzialdiagnostische Prozesse durchlaufen werden, um andere (oft auch organische) Krankheiten auszuschließen.

ICD-10

Im Gegensatz zur ICD-9 hat die ICD-10 die klassische triadische Einteilung psychischer Störungen komplett verlassen. Zuvor wurden organisch bedingte, endogene und psychogene Störungen unterschieden. Diese Einteilung wurde zugunsten einer rein **deskriptiven, also eher phänomenologischen Klassifikation** geändert. Deskriptiv bedeutet, dass die Erkrankungen entsprechend ihrem Verlauf, ihrer Dauer und Symptomatik charakterisiert und nicht mehr unter ätiologischen Gesichtspunkten betrachtet werden (→ Tab. 4.1).
Die ICD-10 erlaubt die Kodierung mehrerer komorbider, also gleichzeitig vorhandener Störungen, sowohl aus dem psychischen als auch körperlichen Bereich. Neben den klinischen Symptomen werden mit der ICD-10 auch soziale Funktionseinschränkungen bzw. besondere psychosoziale Umstände (z. B. berufliche Schwierigkeiten oder familiäre Probleme) berücksichtigt. Dieses BASICS orientiert sich bei der Darstellung der speziellen Krankheitsbilder an der ICD-10.

Tab. 4.1 Diagnostische Hauptgruppe der ICD-10 (die Gruppe F ist für psychiatrische Störungen relevant) [W906-001]

F0	Organische einschließlich somatischer psychischer Störungen
	• Demenzen verschiedener Ätiologie
	• Delir
	• Sonstige Störungen aufgrund einer Schädigung oder Funktionsstörung des Gehirns
F1	Psychische und Verhaltensstörungen durch psychotrope Substanzen (Suchterkrankungen)
	• Alkohol
	• Opioide
	• Tabak etc.
F2	Schizophrenie, schizotype und wahnhafte Störungen
F3	Affektive Störungen
	• Depression
	• Manie
	• Bipolare Störung
F4	Belastungs- und somatoforme Störungen
	• Angststörungen (Phobien, Panikstörung, generalisierte Angststörung)
	• Anpassungsstörungen
	• Somatoforme Störungen (körperliche Beschwerden ohne morphologisches Korrelat)
	• Dissoziative Störungen
	• Zwangsstörungen
F5	Verhaltensauffälligkeiten im Zusammenhang mit körperlichen Störungen oder Faktoren
	• Essstörungen (Anorexie, Bulimie)
	• Schlafstörungen
	• Psychische Störungen im Wochenbett
F6	Persönlichkeits- und Verhaltensstörungen
	• Alle Formen der Persönlichkeitsstörung
	• Störungen der Impulskontrolle
	• Störungen der Geschlechtsidentität und der sexuellen Präferenz
F7	Intelligenzminderung
	• Einteilung in verschiedene Grade je nach IQ
F8	Entwicklungsstörungen
	• Störungen in der Entwicklung von Sprache, des Sprechens, schulischer sowie motorischer Fertigkeiten
	• Tief greifende Entwicklungsstörungen wie z. B. Autismus
F9	Verhaltensstörungen und emotionale Störungen mit Beginn in Kindheit und Jugend
	• ADHS-Syndrom (Aufmerksamkeitsdefizit-Hyperaktivitätssyndrom)
	• Störungen des Sozialverhaltens oder anderen Verhaltens
	• Tic-Störungen

Wesentliche Neuerungen in der ICD-11

Strukturelle Neuerungen

Psychische Störungen werden in Kapitel 6 und nicht mehr in der Hauptgruppe F kodiert. Die Kodierung erfolgt durch 5 Stellen, z. B. „**6A70.0** Einzelne depressive Episode, leichtgradig"

Inhaltliche Neuerungen

- Psychische Störungen werden noch stärker dimensional betrachtet. Verlaufstypen und deren Schweregrad nach Symptomen stehen dabei im Vordergrund und heben sich deutlich vom rein kategorialen Ansatz ab.
- Der dimensionale Ansatz ist speziell bei den „Persönlichkeitsstörungen" umgesetzt worden, sodass es mit Ausnahme der Borderline-Persönlichkeitsstörung keine Kategorien mehr gibt, sondern ausschließlich der Schweregrad der Störung und die hervorstechendsten Muster (z. B. negative Affektivität, Anankasmus = Zwanghaftigkeit) klassifiziert werden.
- Lebensspannenansatz: bestimmte Verhaltens- und emotionale Störungen, deren Beginn in der Kindheit und Jugend liegen, werden nicht mehr in einem separaten Kapitel verschlüsselt, z. B. Trennungsangststörung oder Mutismus.
- Der Neurosebegriff als eher ätiologisches Konstrukt ist in der Klassifikation aufgegeben worden.
- Störungsbilder wurden umgruppiert,
  - wenn ihre Ursache nicht primär psychisch, sondern organisch bedingt ist, z. B. wurden Demenzen und das Delir den neurokognitiven Störungen zugeordnet und weitere organische psychische Störungen den sekundären psychischen Störungen.
  - wenn Erkrankungen nicht mehr als krankheitswertig oder als eigenständige Erkrankungen angesehen werden, z. B. „Sexuelle Funktionsstörungen" und „Störungen der Geschlechtsidentität" (ICD-11: „Genderinkongruenz"); sie wechseln ins Kapitel 17 „Zustände mit Bezug zur sexuellen Gesundheit". Die „Akute Belastungsreaktion" wird beispielsweise nicht mehr als eigene Krankheitsentität geführt, sondern kann als Stressfaktor im Kapitel 24 kodiert werden.
  - Schlaf-wach-Störungen werden in einem eigenen Kapitel klassifiziert und nicht mehr den psychischen Störungen zugerechnet.
- Neue Diagnosen, wie z. B. Körperdysmorphe Störung, pathologisches Horten oder Binge-Eating-Störung, haben Eingang in die ICD-11 gefunden.
- Unterkategorien, wie z. B. bei der Schizophrenie (hebephren), entfallen oder werden als eigenständige Diagnose geführt, z. B. „Katatonie" oder „Verlängerte Trauerstörung"
- Konzepte entwickeln sich weiter:
  - Die Anpassungsstörung wurde neu konzipiert und erhielt einen anderen Stellenwert, weg von einer Ausschlussdiagnose hin zu einer Diagnose mit klaren Kriterien.
  - Spielsüchte wechseln von den Impulskontrollstörungen zu den Verhaltenssüchten.
  - Bei der Posttraumatischen Belastungsstörung hat sich u. a. das Traumakriterium verändert und bezieht sich lediglich auf objektivierbare Ereignisse von außergewöhnlicher Bedrohung oder katastrophalem Ausmaß. Die subjektive Einschätzung des Traumas wurde aufgegeben. Eine neue „Komplexe PTBS" wird erfasst und von der Persönlichkeitsstörung mit Borderline-Muster abgegrenzt.

Um eine bestimmte Diagnose stellen zu können, stehen verschiedene standardisierte Mittel zur Verfügung. Beispielsweise gibt es Checklisten oder strukturierte Interviews, in denen spezielle Fragen zur Befunderhebung festgelegt sind. Die Auswertung dieser Interviews entbehrt jedoch nicht einer gewissen Subjektivität des jeweiligen Untersuchers. Es existieren auch standardisierte Interviews, bei denen die Antworten kodiert sind. Deren Auswertung kann EDV-gestützt erfolgen (z. B. SCAN – Schedules for Clinical Assessment in Neuropsychiatry).

Begriffserklärungen der Krankheitsverläufe

Erstmanifestation Die Erstmanifestation bedeutet das erstmalige Auftreten der Krankheit. Dabei ist nicht enthalten, **wie** die Krankheit aufgetreten ist (akut, subakut, schleichend).
Prodromi Bei einem schleichenden Krankheitsbeginn lassen sich häufig sog. Vorläufer- oder Prodromalsymptome definieren, die mehr oder weniger typisch für die bevorstehende Krankheit sind.
Exazerbation Bezeichnet den Ausbruch einer Krankheit.
Residualsymptomatik Darunter versteht man die nicht vollständige Rückbildung mancher für die Krankheit typischen Symptome. Bestimmte Krankheiten verlaufen in Phasen oder Schüben, zwischen denen entweder eine völlige Gesundung eintritt oder aber eine Residualsymptomatik bestehen bleiben kann.
Remission (Voll-/Partial-) Der Begriff bedeutet so viel wie „Heilung" oder „Genesung". Man unterscheidet die vollständige Heilung von der nur teilweisen Genesung. Diese beiden Begriffe werden im Zusammenhang mit therapeutischen Interventionen gebraucht im Gegensatz zur sog. Spontanremission, die sozusagen „ohne therapeutisches Zutun" eintritt.
Rückfall/Rezidiv Von einem Rückfall spricht man, wenn bei einem Patienten die krankheitsspezifischen Symptome (während einer Remissionsphase) wieder auftreten. Wenn die Symptome längere Zeit nach Remission erneut auftreten, spricht man von einem **Rezidiv.**

Zusammenfassung

- In der Psychiatrie existieren zwei international anerkannte Klassifikationssysteme: die ICD-10 bzw. ICD-11 der WHO und das DSM-5 der American Psychiatric Association.
- Die Vorteile dieser Systeme liegen in der Möglichkeit einer internationalen Verständigung und Angleichung der Diagnostik.
- Sorgfältige Differenzialdiagnostik ist mittels diagnostischer Interviews und Checklisten möglich. Ebenfalls sollte auf das Vorliegen komorbider Störungen, sozialer Funktionseinschränkungen oder psychosozialer Problembereiche geachtet werden.

Somatisch-biologische Therapien

Zu den somatisch-biologischen Verfahren gehören:
Schlafentzug Kontrollierter Schlafentzug kann bei depressiven Phasen zu einer Stimmungsverbesserung führen (→Kap. 12).
Lichttherapie Mit Einsatz einer Speziallampe kann eine Stimmungsaufhellung bei saisonalen Depressionen erreicht werden (→Kap. 12).
Physiotherapie Indikation bei muskulären Verspannungen als Folge von psychosomatischen Erkrankungen oder medikamentösen Nebenwirkungen, Förderung des positiven Körpererlebens, Bewegungs- und Hydrotherapien.
Elektrokrampftherapie (EKT) Restriktiv eingesetztes Verfahren bei therapierefraktären oder psychotischen Depressionen und bei katatonen Schizophrenien. Die EKT wird nur in speziellen Institutionen nach gründlicher Prüfung und mit einem standardisierten Verfahren ausgeführt (→Kap. 12).

Psychotherapie

Grundsatz aller psychotherapeutischen Methoden ist die Behandlung von Erkrankungen mittels psychologischer Mittel in verbaler oder nonverbaler Form. Es gibt sehr viele unterschiedliche Verfahren und Interventionen, deren wissenschaftlicher Wirksamkeitsnachweis oft schwierig ist oder auch fehlt. Nur wenige Verfahren sind wissenschaftlich anerkannt bzw. werden als Leistungen von den Krankenkassen übernommen (z. B. Verhaltenstherapie und psychoanalytische Psychotherapie). →Tab. 5.1 gibt einen Überblick über die verschiedenen Methoden.
Unabhängig vom Verfahren hat die Psychotherapie das Ziel, dass der Patient problematisches Verhalten ändert und, dass er lernt, Denkmuster infrage zu stellen oder zu korrigieren und in bestimmten Persönlichkeitsanteilen nachreift. Dadurch erreicht man einen Rückgang der Symptome und des Leidens des Patienten.
Schulenübergreifend hat Klaus Grawe (2005) folgende **Wirkfaktoren** der Psychotherapie identifiziert:
Therapeutische Beziehung Die Qualität der Patienten-Therapeuten-Beziehung ist entscheidend für den Erfolg einer Therapie.
Ressourcenaktivierung Fähigkeiten und Stärken des Patienten werden in der Therapie mobilisiert.
Problemaktualisierung Probleme, die bearbeitet werden sollen, werden für den Patienten in der Therapie direkt erlebbar.
Motivationale Klärung Die Therapie fördert das Verständnis für die Ursachen und die aufrechterhaltenden Bedingungen des problematischen Erlebens.
Problembewältigung Die Therapie vermittelt dem Patienten mit spezifischen Interventionen positive Erfahrungen, wie er seine Probleme bewältigen kann.

Tab. 5.1 Psychotherapiemethoden

Psychoanalytische-psychodynamische Therapieverfahren
Lerntheoretische Verfahren (kognitiv-behaviorale Verfahren)
Interpersonelle Verfahren (z. B. IPT)
Systemische Verfahren
Humanistische Verfahren (z. B. Gesprächspsychotherapie nach Rogers)
Erlebnisorientierte Verfahren (z. B. Emotionsfokussierte Therapie, Gestalttherapie)
Kreative Verfahren, körperbezogene und Entspannungsverfahren (z. B. Kunsttherapie, Tanztherapie, autogenes Training)

Psychoanalytisch-psychodynamische Therapieverfahren

Zu den psychoanalytisch-psychodynamischen Therapieverfahren gehören die klassische Psychoanalyse und tiefenpsychologisch fundierte Verfahren.
Die Psychoanalyse geht davon aus, dass in jedem Individuum unbewusste Ich-Anteile existieren, die Einfluss auf unser Tun und Handeln ebenso wie auf unser emotionales Erleben haben. Nicht bewusste Gedanken oder Vorstellungen können z. B. durch Traumdeutung in der Therapie aufgedeckt werden. Ins Unbewusste verdrängte Konflikte sollten nach Auffassung der Psychoanalyse wieder ins Bewusstsein gebracht und dann adäquat bearbeitet werden. Begründet wurde die klassische Psychoanalyse von S. Freud als Urvater der Psychotherapie. Bis heute ist diese von verschiedenen psychotherapeutischen Schulen modifiziert bzw. weiterentwickelt worden.

Grundlagen

Instanzenmodell Laut Freud besteht die menschliche Psyche aus drei Instanzen: dem **Es**, dem **Ich** und dem **Über-Ich.** Das Es ist durch unbewusste Triebe und Impulse gekennzeichnet, das Über-Ich stellt die moralische Instanz dar, die aus übernommenen Idealen und Normen besteht. Das Ich ist die Koordinationsinstanz, die zwischen Über-Ich, Es und Außenwelt vermittelt, d. h., das Ich muss den Anforderungen, die die Realität an den Menschen stellt, gerecht werden.
Entwicklungspsychologisches Modell Nach Freud verläuft die menschliche Entwicklung in verschiedenen Phasen, beginnend mit der **oralen Phase** im 1. Lebensjahr. Grundbedürfnisse wie Essen, Trinken werden oral durch Lutschen oder Saugen befriedigt. Weinen dient der Kontaktaufnahme und dem Ausdruck von Unzufriedenheit. In der **analen Phase,** die sich vom 2. bis zum 3. Lebensjahr anschließt, wird beispielsweise durch die Kontrolle über die Darmfunktion Autonomie erlebt und Macht ausgeübt, Grenzen werden hier ausgetestet. In dieser Phase wird auch das Über-Ich strukturiert, indem sich das Kind mit der Ausbildung von Gewissen, Normen und Regeln beschäftigt. Die anschließende **ödipale Phase,** welche bis zum 5. Lebensjahr reicht, wird durch die Entdeckung der eigenen Genitale gekennzeichnet. Es bilden sich Fantasien und Vorstellungen heraus, die sich hauptsächlich auf den gegengeschlechtlichen Elternteil beziehen. Es entsteht der sog. Ödipuskomplex. Analog zur antiken Sage kommt es hierbei zu Liebe und geheimen Wünschen dem gegengeschlechtlichen Elternteil gegenüber. Der gleichgeschlechtliche wird gehasst, und es entsteht eine eifersüchtige Konkurrenz. Es folgt die **Latenzphase** bis zum Beginn der Pubertät, in der sich die psychosoziale Kompetenz entwickelt. Das Ich und das Über-Ich festigen sich. Die **Pubertätsphase** zeigt einen Rollenwechsel von der kindlichen in eine eigenständige Erwachsenenrolle.
Krankheitskonzepte Kommt es innerhalb der genannten Reifungsstufen zu Störungen, können unbewusste Konflikte entstehen. Wenn ein Konflikt vom Ich nicht angemessen bewältigt werden kann, entsteht Angst. Diese Angst zwingt das Individuum, den Konflikt ins Unbewusste zu verdrängen, um ungestört weiterleben zu können. Diesen Vorgang nennt man **Abwehr** (→Tab. 5.2). In späteren Lebensphasen können die verdrängten Konflikte durch auslösende Situationen reaktiviert werden. Es kann zu einer sog. **Fixierung** in der Phase kommen, in der die Entwicklungsphasenstörung vorliegt (z. B. anale Fixierung).

Tab. 5.2 Beispiele verschiedener Formen der Abwehr

Abwehrmechanismus	Erklärung
Projektion	Probleme oder Verhaltensweisen, die man an sich ablehnt, werden auf andere übertragen und dann kritisiert.
Verdrängung	Angstbesetzte Situationen, nicht akzeptierte Triebe oder Affekte werden durch Verdrängung vom Bewusstsein ferngehalten, wodurch eine scheinbar normale Fassade aufrechterhalten wird.
Sublimierung	Umwandlung von Affekten und Trieben in sozial höher bewertete oder akzeptierte Formen, z. B. Umwandlung von sexuellen Trieben in intellektuelle oder künstlerische Fertigkeiten
Reaktionsbildung	Statt einem verdrängten Impuls zu folgen, wird eine Verhaltensweise ins Gegenteil verkehrt, z. B. in übertriebene Freundlichkeit statt Aggressivität.

Therapiekonzepte

Bei den psychoanalytischen-psychodynamischen Verfahren muss der Klient bestimmte **Voraussetzungen** erfüllen, um mit einer Therapie zu beginnen:

- Therapiemotivation
- Ausreichende Introspektionsfähigkeit und Reflexionsfähigkeit
- Ausreichende Ich-Stärke
- Sprachliche Ausdrucksfähigkeit

Indikationen Nach individueller Prüfung eignen sich für die psychoanalytischen-psychodynamischen Verfahren vor allem Anpassungsstörungen, Dysthymien, Persönlichkeitsstörungen und psychosomatische Störungen.

Neurosebegriff
Die von Sigmund Freud erstmals beschriebenen Neurosen, also Störungen, die durch die Wiederbelebung ungelöster frühkindlicher Konflikte entstehen, ist in modernen Klassifikationssystemen durch spezifische Krankheitsentitäten, z. B. die Anpassungsstörung, ersetzt worden.

Nachteile der psychoanalytischen-psychodynamischen Verfahren sind:

- Großer Zeitaufwand
- Therapieerfolge können wegen fehlender Standardisierung schlecht wissenschaftlich nachgewiesen werden.
- Begrenzte Indikationsbreite

Klassische Psychoanalyse

Ziel ist es, unbewusste Konflikte und Probleme dem Ich zugänglich zu machen, um sie anschließend bearbeiten zu können. Beim klassischen psychoanalytischen **Setting** liegt der Patient – wie zu Zeiten Freuds – auf der berühmten Couch, der Therapeut sitzt am Kopfende hinter ihm. Grundlage ist die **freie Assoziation,** was bedeutet, dass der Patient alles erwähnen soll, was ihm gerade in den Sinn kommt, auch wenn er scheinbar keinen Zusammenhang im Gesagten sehen kann. Die Arbeit des Therapeuten besteht neben der **Abstinenz** (d. h. „Zuhören und nichts von sich erzählen") in der **Deutung** dieser aus dem Unbewussten stammenden Themen. Die verdrängten Konflikte sollen in der Therapiesituation „aufgedeckt" und gelöst werden, um dem Klienten eine Nachreifung seiner Persönlichkeit zu ermöglichen.

Therapeutisch genutzt werden auch interpersonelle Vorgänge wie Übertragung und Gegenübertragung: Unter **Übertragung** versteht man, dass nicht verarbeitete Konflikte vonseiten des Patienten in der Beziehung zum Therapeuten reaktualisiert werden und dabei die früheren Gefühle bzw. nicht adäquaten Verhaltensmuster auf z. T. unbewusster Ebene wiedererscheinen. Beispielsweise spricht der Klient mit dem Therapeuten und fühlt und verhält sich so, wie er damals mit seinem Vater gesprochen hat (Regression).

Bei der **Gegenübertragung** handelt es sich um Empfindungen, die der Patient beim Therapeuten auslöst (z. B. dass er dem Patienten gegenüber ähnliche Gefühle wie bei seinem Sohn entwickelt). Der Therapeut soll sich seinerseits diese Empfindungen, die in ihm wachgerufen werden, bewusst machen und sie wiederum – unter Berücksichtigung eigener (biografischer) Anteile – zu deuten wissen.

Therapiedauer Langzeittherapie (mehrere Jahre), mindestens 2–3 Sitzungen/Woche.

Tiefenpsychologisch fundierte (dynamische) Psychotherapie

Die tiefenpsychologisch fundierte Psychotherapie ist eine modifizierte Form der Psychoanalyse. Im Zentrum stehen aktuelle Symptome bzw. Belastungen, jedoch im Kontext der Gesamtpersönlichkeit und Lebensgeschichte des Patienten. Klient und Therapeut (im Gegensatz zur klassischen Psychoanalyse) sitzen sich gegenüber, sie schließen ein Arbeitsbündnis, das darin besteht, neurotische Fehlhaltungen des Patienten und den daraus entstehenden Leidensdruck zu erkennen und zu bearbeiten. Techniken sind auch hier Deutung, Widerstandsanalyse und Übertragungsphänomene.

Therapiedauer Anfangs 1–2 Sitzungen/Woche, dann auch in größeren Abständen möglich, als Kurzzeittherapie auch auf 24 Stunden zur Krisenintervention begrenzt.

Lerntheoretische Verfahren (Verhaltenstherapie, behavioral-kognitive Verfahren)

Die Verhaltenstherapie (VT) hat ihre Ursprünge in den 50er-Jahren des letzten Jahrhunderts und geht davon aus, dass Störungen fehlerhaft erlerntes Verhalten zugrunde liegt. Namhafte Vertreter sind Joseph Wolpe und O. H. Mowrer. In den 1970er-Jahren rückten kognitive Prozesse, vor allem für das Verstehen der Aufrechterhaltung von Störungen, in den Fokus der Verhaltenstherapie, die „kognitive Wende". Begründer der kognitiven Verhaltenstherapie sind Albert Ellis und Aaron T. Beck. Kernstück der Therapie war eine sorgfältige Verhaltens- und Problemanalyse, bei der die kritische Situation, biologische und entwicklungsgeschichtliche Faktoren des Klienten sowie die Verhaltensreaktion und deren Konsequenzen herausgearbeitet werden. Seit den 1990er-Jahren erweiterte sich das Behandlungsspektrum um Elemente wie Akzeptanz, Achtsamkeit und Emotionsfokussierung, sodass inzwischen von der „Dritten Welle" der Verhaltenstherapie gesprochen wird. Behandlungsverfahren sind z. B. Akzeptanz- und Commitment-Therapie (ACT), Emotionsfokussierte Therapie (EFT), Mindfullness based Cognitive Therapy (MBCT) oder Schematherapie.

Konditionierungsversuche von Pawlow und Skinner haben die VT begründet: **Pawlow** machte die Beobachtung, dass ein Hund mithilfe eines Klingeltons und anschließender Nahrungsdarbietung mit Speichelfluss reagiert. Die „klassische Konditionierung" bestand darin, dass, nachdem diese Reize oft genug im Zusammenhang präsentiert wurden, auch schon der neutrale Reiz des Klingeltons Speichelfluss auslösen konnte. **Skinners** Experimente zeigten, dass Verhalten zu einem großen Teil durch dessen Auswirkungen geprägt ist: So werden Verhaltensweisen, die eine Belohnung oder den Wegfall einer Bestrafung als Folge haben, erlernt und oft wiederholt. Hingegen wird Verhalten mit negativen Konsequenzen weitgehend vermieden („operantes Konditionieren").

Verhaltensanalyse

Grundstein der Verhaltenstherapie ist die Verhaltensanalyse, die die therapeutische Arbeit strukturiert und aus der heraus die Therapieziele mit dem Patienten erarbeitet werden. Aus den Therapiezielen lässt sich wiederum der Behandlungsplan ableiten.

Mikroanalyse/horizontale Verhaltensanalyse In der Mikroanalyse wird das symptomatische Verhalten (z. B. Panikattacken) so präzise wie möglich beschrieben, also Auslöser, Häufigkeit, Dauer, Intensität und Konsequenzen des Problems erfasst.

Dies geschieht mithilfe des **SORKC-Modells** (→ Tab. 5.3):

- **S (Stimulus)** bezeichnet eine äußere oder innere Situation, die das problematische Verhalten auslöst: In welcher Situation tritt das Verhalten auf?
- **O (Organismusvariable)** bezeichnet die individuellen, biologischen und lerngeschichtlichen Persönlichkeitsvariablen, die Verhalten des Patienten prägen.
- **R (Reaktion bzw. Verhalten)** bezeichnet die Reaktion auf den Stimulus auf kognitiver, emotionaler, physiologischer und Verhaltensebene.
- **K (Kontingenz)** bezeichnet die Regelmäßigkeit des Auftretens der Konsequenz nach der Reaktion.
- **C (Konsequenz)** bezeichnet die Folge des Verhaltens, also ob es zu einer Verstärkung oder Bestrafung des Verhaltens kommt. Dies hat wiederum Auswirkungen darauf, ob das Verhalten in Zukunft angestrebt oder eher unterlassen wird.

Die entscheidenden Lernmechanismen spiegeln sich im **SORKC-Modell** wider. So bezieht sich die klassische Konditionierung auf den Zusammenhang zwischen S und R, d. h., eine bestimmte Situation löst eine bestimmte Reaktion aus.

Die operante Konditionierung findet sich dagegen im Wechselspiel von R und C wieder, d. h., eine positive Konsequenz wird die Wahrscheinlichkeit für das Auftreten des gezeigten Verhaltens erhöhen, eine negative Konsequenz wird es verringern.

Makroanalyse/vertikale Verhaltensanalyse In der Makroanalyse erarbeitet der Therapeut die Entstehungsbedingungen und das Erstauftreten der Störung unter lerntheoretischen Gesichtspunkten.

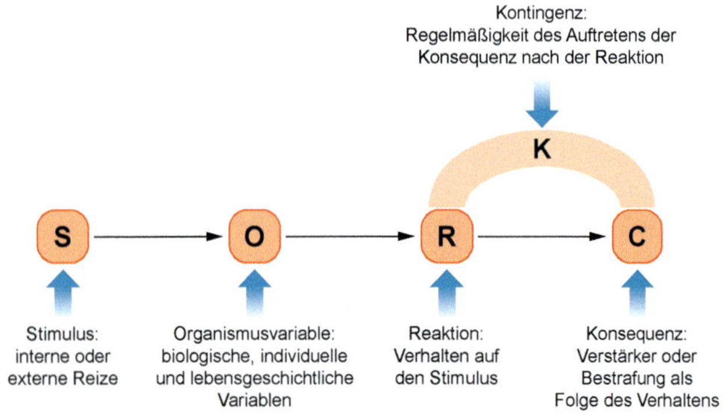

Abb. 5.1 SORKC-Modell [L231]

Aktuelle aufrechterhaltende Bedingungen der Symptome und deren Funktionalität werden ebenfalls analysiert.

Therapiekonzepte

Es gibt verschiedene verhaltenstherapeutische Techniken, die aus den obigen Erkenntnissen resultieren. Die lerntheoretischen Verfahren sind in der Regel problem- und **lösungsorientiert,** von kürzerer Dauer und niedrigerer Frequenz als die psychoanalytischen Verfahren. Auch haben sie eine größere Indikationsbreite und kommen für erfahrene Therapeuten auch bei schizophrenen oder affektiven Störungen zum Einsatz. Angststörungen sind eine **Hauptindikation** für Verhaltenstherapie.

Systematische Desensibilisierung und Expositionsverfahren

Diese Verfahren werden überwiegend bei Angststörungen eingesetzt und sind in → Kap. 13 dargestellt.

Operante Verfahren

Dazu zählt das Abschließen eines Vertrags zwischen Patient und Therapeut, z. B. bei einer Anorexie (Gewichtsvertrag). Es wird vereinbart, dass die Patientin wöchentlich 700 g Körpergewicht zunehmen soll. Wird das Ziel erreicht, darf sie z. B. am Sportprogramm teilnehmen **(= positive Verstärkung).** Wird das Ziel verfehlt, muss der Sport ausfallen oder die Patientin bekommt eine Stationsbeschränkung **(= indirekte Bestrafung),** was ihr zugleich – da sie dann weniger Bewegungsmöglichkeiten hat – bei der Gewichtszunahme helfen soll.

Modelllernen

Das Lernen am Modell, also am Verhalten von Vorbildern (z. B. Eltern) prägt zu einem großen Teil das Verhalten von Kindern und Jugendlichen (soziales Lernen). Therapeutisch kann dies genutzt werden, indem der Patient vom Therapeuten oder in einer Gruppe von anderen Patienten lernt. Einsatz findet das Modelllernen z. B. im Rollenspiel. Hier können z. B. konfliktreiche Situationen in der Therapie nachgespielt werden. Ein Therapeut oder ein anderer Klient in der Gruppentherapie können die Rolle des Klienten einnehmen und ihm neue, erwünschte Verhaltensweisen vorspielen. Damit lernt der Klient alternative Verhaltensweisen kennen und kann diese in ähnlichen Situationen übernehmen.

Kompetenzaufbau

Dazu gehören das Erwerben von Problemlösungsstrategien, das Wahrnehmen und Zeigen von Emotionen (sog. Gefühlsmanagement) und das Lernen von sozialer Kompetenz (z. B. Umgang mit eigenen Rechten, öffentliche Beachtung, Abgrenzung, Äußern und Annehmen von Lob und Kritik).

Tab. 5.3 Beispiel für ein SORKC-Modell

Stimulus	Organismus	Reaktion	Kontingenz	Konsequenz
Extern: Patient soll Konzept in Abteilungsbesprechung vorstellen. Neben seinen Kollegen sind auch die Geschäftsführung und der Marketingchef vertreten. Intern: bereits seit mehreren Tagen Aufregung und Schlaflosigkeit	„Ich bin nur gut, wenn ich es perfekt mache!" Angst vor Ablehnung durch Kollegen bei „Versagen", starke Schweißneigung bei Aufregung, früher in der Schule von Klassenkameraden wegen Adipositas gehänselt	Kognitiv: „Bestimmt bringe ich kein Wort raus", „Alle merken, wie aufgeregt ich bin", „Alle halten mich für einen Trottel", „Am liebsten würde ich mich in Luft auflösen." Emotional: starke Unsicherheit, Versagensängste Physiologisch: Herzrasen, Schwitzen, Zittern Verhalten: meldet sich am Morgen krank, erscheint nicht zur Präsentation	Hoch	Kurzfristig: Erleichterung, Nachlassen der Nervosität Langfristig: Gefühl, wieder versagt zu haben; Selbstwertgefühl geschwächt, Schwierigkeiten mit Abteilungsleiter, Vertragsverlängerung gefährdet

Kognitive Verfahren

Nach **Beck** haben z. B. Depressionen ihren Ursprung u. a. in negativen Denkschemata der Betroffenen: Diese sehen sich selbst, ihre Umwelt und auch ihre Zukunft sehr negativ, woraus sich ein automatisierter negativer Denkablauf (sog. **dysfunktionale Gedanken**) entwickelt, der meist systematische Denkfehler beinhaltet (→ Abb. 5.2). Die kognitiven Verfahren sollen gewisse Denkabläufe modifizieren, die zu „falscher" Informationsverarbeitung führen und somit krankheitsauslösend und -aufrechterhaltend sind.

Gesprächstherapie (GT)

Die Gesprächstherapie ist eine klientenbezogene Psychotherapie. In ihr geht es darum, die positiven Kräfte des Patienten zu aktivieren. Durch spezielle Techniken wird es dem Patienten ermöglicht, eine größere Selbstständigkeit, das Wahrnehmen von eigenen Bedürfnissen und eine bessere Selbstachtung zu erlangen. Eingeführt wurde die GT von **Carl Rogers.**

Therapiekonzept

Der Therapeut verhält sich non-direktiv. Zwischen Therapeut und Patient herrscht eine gleichgestellte Beziehung. Ziel ist es, dass der Patient eigenständig seine Probleme erkennt und Lösungswege findet. Unter anderem durch das Verbalisieren von Gefühlen, Wahrnehmen von Bedürfnissen und Äußern von Wünschen und persönlichen Zielen gelangt der Patient zu mehr Einsicht und Klarheit. Der Therapeut steht ihm bei der Analyse seines Problems beratend zur Seite.

Drei Basisregeln nach Rogers (1942)
- **Akzeptanz:** Der Therapeut erkennt den Patienten ohne Bedingungen oder Einschränkungen voll an (positive Wertschätzung).
- **Empathie:** bedeutet Einfühlungsvermögen und die Fähigkeit, sich in die Emotionen und Gedanken des Patienten hineinzuversetzen.
- **Echtheit und Selbstkongruenz:** sind wichtig für die Beziehung zwischen Therapeut und Klient (also die Glaubwürdigkeit und die Kontinuität im Verhalten des Therapeuten).

Die Therapiedauer ist sehr unterschiedlich von Monaten bis wenige Jahre.

Interpersonelle Psychotherapie (IPT)

Psychische Störungen werden in der IPT als Folge fehlgeschlagener Anpassungsprozesse angesehen, sie bilden sich deshalb im interpersonellen Kontext ab. Somit haben die psychosozialen und zwischenmenschlichen Erfahrungen des Patienten großen Einfluss auf das Krankheitsgeschehen. Dadurch erklärt sich auch besonders das Auftreten einer Depression nach dem Verlust oder der Störung von interpersonellen Kontakten (wie Tod des Partners, Scheidung, Eheprobleme, „life events").
Für die Entstehung des Leidens ist ein Zusammenspiel von Veranlagungs-, Belastungs- und situativen Faktoren verantwortlich.

Therapiekonzept

In der **Initialphase** wird der Patient entlastet, indem ihm ein medizinisches Krankheitsbild zur Erklärung seiner Leiden präsentiert wird. In der **mittleren Phase** werden Bewältigungsstrategien und alternative Verhaltensmuster erarbeitet, die sich auf folgende Schwerpunkte beziehen:
- Verlust eines nahe stehenden Menschen → Trauer
- Einsamkeit, Isolation
- Partnerschafts- oder sonstige interpersonelle Konflikte
- Rollenwechsel → Lebensabschnitte wie Berentung, Geburt eines Kindes

Außerdem kann je nach vorherrschender Problematik Trauerarbeit oder Paartherapie Bestandteil dieser Phase sein. In der **Beendigungsphase** wird der Patient auf das Ende der Therapie vorbereitet. Es wird bilanziert, was während der Behandlung erreicht werden konnte und welche Bedeutung das für die Zeit nach der Therapie hat.

Systemische Therapien

Diese Behandlungsstrategien beschäftigen sich mit Systemen, wie z. B. Familien oder Organisationen. Hier soll kurz auf die **Familientherapie** eingegangen werden (→ Tab. 5.4).

Tab. 5.4 Beispiele für familientherapeutische Interventionen

Joining	Ein Arbeitsvertrag zwischen dem Therapeuten und jedem einzelnen Familienmitglied zum Aufbau eines emotional tragfähigen Verhältnisses
Reframing	Ereignisse oder Probleme werden umgedeutet, von einem anderen Standpunkt aus betrachtet. So können alternative Erklärungsmodelle entstehen.
Arbeiten an Grenzen	Eine schwache Eltern-Kind-Grenze kann gestärkt werden und somit das Familiengefüge festigen.
Zirkuläres Befragen	Alle Familienmitglieder werden der Reihe nach aufgefordert, die Beziehungen untereinander zu kommentieren.
Verschreibungen	Die Familie soll etwas Neues für sich entdecken. Damit kann der Zusammenhalt gestärkt werden.

Datum	**Situation** Kurze Situationsbeschreibung	**Emotion(en)** Bewertung zwischen 0 und 100 %	**Automatische(r) Gedanke(n)** Versuchen Sie, Gedanken aufzuführen: Bewerten Sie dann zwischen 0 und 100 %, inwieweit Sie von jedem Gedanken überzeugt sind	**Rationale Antwort** Bewerten Sie Ihre Überzeugung zwischen 0 und 100 %	**Ergebnis** Nochmalige Bewertung der Emotionen
5.6.	*Beim Kaffeetrinken auf Station eine Tasse fallen lassen.*	*deprimiert, 90 % wütend, 50 % hoffnungslos, 100 %*	*Das ist ja wieder 'mal typisch. So 'was Blödes passiert nur mir. Alles mache ich kaputt. Sogar zum Kaffeetrinken bin ich zu blöd. Mit mir ist sowieso nichts mehr los. Ich bin ein totaler Versager.*	*Das kann jedem passieren und ist nicht so tragisch. Nur weil ich die Tasse kaputt gemacht habe, bin ich noch lange kein Versager. Ich habe heute auch schon einige Dinge gut erledigen können.*	*deprimiert, 30 % wütend, 10 % hoffnungslos, 20 %*

Abb. 5.2 Protokoll von automatischen Gedanken mit verzerrtem Inhalt. Der Patient wird aufgefordert, die Gedanken zu protokollieren und anschließend zu objektivieren bzw. zu relativieren, um dadurch nach und nach auch das emotionale Erleben positiv zu beeinflussen. [L141]

Therapiekonzept

Ziele der Familientherapie sind die Lösung von Konflikten, das Thematisieren von Autonomie und Loslösen, die Stärkung ehelicher Beziehungen und ein harmonisches Zusammenleben. Familiäre Schwierigkeiten oder Unstimmigkeiten tragen oft in erheblichem Maße zur Entstehung oder Fixierung einer psychischen Erkrankung eines Familienmitglieds bei. Entscheidend für die Therapie ist die Perspektive: Psychische Erkrankungen werden nicht als Störung eines einzelnen „Systemmitglieds" gesehen, sondern spiegeln sich in dem wechselseitigen Kontakt und in den Interaktionsmustern aller Mitglieder wider. Diese Interaktionen werden über einen Blick von „außen" auf das System betrachtet und „krankmachende" Verhaltens- und Kommunikationsmuster identifiziert, um gemeinsam alternative Lösungen zu suchen, neue Perspektiven zu eröffnen und erwünschtes Verhalten zu üben.
Die Therapiedauer beträgt Wochen, Monate oder Jahre, je nach Art und Ausprägung der Konflikte.

Weitere Verfahren

Biofeedback

Diese Form der Therapie beruht auf der visuellen Darstellung vegetativer Körperprozesse. Das Biofeedback findet beispielsweise Anwendung bei Migräne, Spannungskopfschmerz oder essenzieller arterieller Hypertonie, wobei Entspannung besonders wichtig ist. Bei Erkrankungen wie Harninkontinenz (Beckenbodengymnastik) oder der Enuresis bei Kindern (sog. Klingelhosen) kommt sie ebenfalls zum Einsatz.
Der Muskeltonus, aber auch z. B. der Blutdruck, ein Gefäßdurchmesser oder die Hautleitfähigkeit können auf einem Bildschirm sichtbar gemacht werden. Dabei kann das autonome (unwillkürliche) Nervensystem langsam trainiert und willentlich eine Entspannung herbeigeführt werden. Bei arterieller Hypertonie oder einer Neigung zur Tachykardie können z. B. Herzschläge und Blutdruck hör- bzw. sichtbar gemacht werden. Durch das Anwenden eingeübter Entspannungstechniken können dann Pulsfrequenz und Blutdruck unter Kontrolle gesenkt werden.

Entspannungsverfahren

Zu den Entspannungsverfahren werden die folgenden drei Methoden gerechnet. Sie haben zum Ziel, **psychophysiologische Anspannungszustände,** z. B. im Rahmen von Depressionen und Angsterkrankungen, **zu reduzieren.**
Progressive Muskelrelaxation nach Jacobson (PMR) Die Grundlage dieser Therapie besteht darin, die Wahrnehmung für die Muskelan- und -entspannung zu schulen. Dahinter steht die Annahme, dass muskuläre Entspannung auch zu **seelischer Entspannung** führen kann. Bestimmte Muskelgruppen einzelner Körperpartien (Hände, Beine, Gesicht etc.) werden angespannt und nach kurzer Zeit wieder entspannt. Dabei wird das Erleben des Probanden speziell auf den Unterschied im Empfinden der beiden Zustände gelenkt und das Entspannungserleben wird zusätzlich verstärkt. Bei der Ausführung der PMR wandert man ausgehend von z. B. den Füßen, über die Bein- und Beckenmuskulatur, Bauch- und Thoraxmuskulatur, weiter zu Schulter- und Halsmuskulatur zur Gesichtsmuskulatur und kann die Übung mit einer Ganzkörperan- und entspannung abschließen.
Autogenes Training Stress, Muskelverspannungen, Schlafstörungen und bestimmte (leichte) Angstzustände können mit diesem Autosuggestionsverfahren erfolgreich therapiert werden. Dabei bringt sich der Patient selbst durch das Wiederholen bestimmter selbstinstruktiver Formeln (z. B. „Mein linkes Bein wird schwerer und schwerer" oder „Mein rechter Arm wird ganz warm") in einen **hypnoseähnlichen Zustand** körperlicher und geistiger Entspannung.
Hypnose/Hypnotherapie In veränderter Bewusstseinslage können bestimmte Problembereiche über das Unterbewusstsein besser angesprochen und verändert werden. Indikationen sind u. a. Angst- und im Besonderen chronische Schmerzstörungen.

Achtsamkeitstraining

Im Achtsamkeitstraining geht es darum, automatisiert ablaufende Muster auf der Gedanken-, Gefühls- und Verhaltensebene wahrzunehmen und um den Raum zwischen Reiz und Reaktion zur bewussten Entscheidung und neuen Lösungsmöglichkeiten zu nutzen (→ Tab. 5.5).
Dabei kann der Betroffene krankheitsinduzierende oder aufrechterhaltende innere Prozesse (z. B. Grübeln) erkennen und Gedanken und Gefühle durch eine achtsame, nicht wertende Haltung annehmen lernen, sodass er automatisiert ablaufende Prozesse durchbrechen und eine neue akzeptierende Haltung einnehmen kann. Emotionen und Gedanken werden dabei als vorübergehende Sinneswahrnehmungen betrachtet, die erst durch den ungünstigen Umgang mit ihnen (z. B. Bekämpfen unangenehmer Gefühle) krankheitswertig werden.

Tab. 5.5 Prinzipien der Achtsamkeit

Beobachten	Alle Sinneswahrnehmungen im Hier und Jetzt wahrnehmen
Gegenwärtigkeit	Sich auf eine Sache im Moment konzentrieren
Nicht-Werten	Sinneswahrnehmungen wahrnehmen, ohne sie zu bewerten
Akzeptanz	Das Erleben, so wie es in dem Moment ist, annehmen, ohne es zu verändern oder einem Handlungsimpuls zu folgen

Psychoedukation

Darunter versteht man alle Möglichkeiten, den Patienten und – bei entsprechendem Einverständnis – sein Umfeld/seine Familie über seine Erkrankung aufzuklären. Darunter fallen Informationen über die Entstehung, die Symptomatik, aufrechterhaltende Bedingungen und eine eventuelle Funktionalität der Erkrankung, den Verlauf und die Behandlungsmöglichkeiten. So können Angst und Misstrauen gegenüber der Therapie reduziert und eine vertrauensvolle Arzt-Patient- bzw. Therapeut-Klient-Beziehung geschaffen werden. Außerdem ist die genaue Aufklärung über die Wirkungsweise der Therapie nötig, auch um eine ausreichende Compliance hinsichtlich der Medikamenteneinnahme zu erreichen. Bei einer einfühlsamen und genauen Aufklärung der Familie (das Einverständnis des Betroffenen vorausgesetzt → Schweigepflicht! → Kap. 24) über die Erkrankung des Betroffenen ist es wichtig, eine Stigmatisierung und Ablehnung unbedingt zu vermeiden.
Eine erste Hilfe bieten **Patientenratgeber** in Buch- oder Heftform. Mit **Selbsthilfemanualen** kann bei leichteren Störungen gearbeitet werden. Es wird versucht, dem Leser (also dem Patienten) in didaktisch sinnvoller Weise eine Therapie für seine Störung anzubieten, die für ihn selbst infrage kommt. Weiter existieren **Informationsgruppen** für Betroffene sowohl im Rahmen eines stationären als auch ambulanten Settings. Diese können den Patienten aus seinem isolierenden „Einzelschicksal" befreien und im Austausch mit anderen Betroffenen zur emotionalen Entlastung führen. In **Angehörigengruppen** können sich die Familie bzw. der Partner austauschen und gegenseitig unterstützen.

Störungsspezifische Therapien

In den letzten Jahren haben sich vor allem Manual-gestützte Psychotherapieprogramme entwickelt, die methodenübergreifend aber störungsorientiert arbeiten. So ist u. a. CBASP (Cognitive Behavioral Analysis System of Psychotherapy) von McCollough für chronisch depressive Patienten oder das DBT-Programm (dialektisch-behaviorale Therapie) für Borderline-Patienten von M. Linehan konzipiert worden. Bei der DBT werden zusätzlich zu klassischen verhaltenstherapeutischen Methoden andere Therapieschulen und fernöstliche Meditationstechniken (Achtsamkeit) integriert. Eine zentrale Rolle nehmen Stresstoleranzskills sowie klare Absprachen und Verträge zwischen Therapeut und Patient ein (Commitment).

Soziotherapie

Unter Soziotherapie versteht man jede Behandlung, die sich mit zwischenmenschlichen Beziehungen und um die Umgebung psychisch Kranker kümmert. Teilaspekte sind Sozialarbeit, Arbeits- und Beschäftigungstherapie und Milieugestaltung.
Ganz allgemein hat diese Form der Therapie zum Ziel, den Patienten in seinen sozialen Fähigkeiten zu trainieren. Initial kann dies bereits im stationären Setting beginnen, mit Angestellten und Mitpatienten. Geübt werden sozialer Umgang, Kommunikation und Aufbau von Beziehungen. Therapiearten sind Sozialtherapie, Ergotherapie und Arbeitstherapie.

Sozialtherapie

Darunter fällt die Organisation, Vorbereitung und Begleitung des Patienten bei der sozialen Reintegration. Meist sind Sozialarbeiter oder Sozialpädagogen an diesen Prozessen beteiligt. Sie begleiten den Patienten z. B. bei einer stufenweisen Wiedereingliederung in seinen Beruf, helfen bei der Vermittlung eines therapeutischen WG-Platzes oder klären die Kostenübernahme für eine Rehabilitationsmaßnahme.

Ergotherapie

Die Beschäftigungstherapie im Sinne eines Trainings handwerklicher oder kreativer Fähigkeiten, Üben von alltagsrelevanten Aktivitäten (Kochen, Einkaufen, Nutzen öffentlicher Verkehrsmittel) soll die Wiedereingliederung des Patienten in den Alltag erleichtern.

Arbeitstherapie

Diese bereitet den Patienten auf einen Wiedereinstieg in den beruflichen Alltag vor. Dabei werden Genauigkeit, Pünktlichkeit, Konzentrationsfähigkeit und Ausdauer trainiert und der Patient wird an Arbeitsabläufe herangeführt. Dazu kann der Patient z. B. in der Gärtnerei einer Klinik eingearbeitet werden.

Rehabilitation

Man kann eine medizinische, soziale und berufliche Rehabilitation unterscheiden, die als Wiedereingliederung des Patienten in die Gesellschaft zu verstehen ist. Gemeinsames Ziel soll sein, dem Patienten das Leben mit Symptomen zu ermöglichen bzw. ihm einen Weg zu zeigen, mit seiner Krankheit umzugehen. Dabei soll der Betroffene weitgehend unabhängig seine familiären, persönlichen und/oder beruflichen Aufgaben erfüllen können. Des Weiteren sollen Möglichkeiten erarbeitet werden, wie er seine Freizeit sinnvoll und auf seine Bedürfnisse abgestimmt gestalten kann.

Zusammenfassung

- Zu den **nichtmedikamentösen Therapien** in der Psychiatrie zählen neben den somatisch-biologischen Verfahren, wie Licht- und Schlafentzugstherapie, die Psychotherapie und die Soziotherapie bzw. Rehabilitation.
- Je nach Störungsbild und Persönlichkeitsentwicklung bieten sich verschiedene **Psychotherapieformen** an, denen 5 Wirkfaktoren zugrunde liegen. Voraussetzung für die Therapie ist die Motivation des Klienten und dessen Wille zur Veränderung. Die Indikation zu einer Psychotherapie sollte dabei von einem erfahrenen Therapeuten gestellt werden.
- Die **Psychoanalyse** und die **Verhaltenstherapie** sind die zwei großen Therapieschulen, die sich im letzten Jahrhundert entwickelt haben. Die lerntheoretischen Verfahren gehen davon aus, dass Krankheitszeichen Ausdruck fehlerhaften Verhaltens sind, während die tiefenpsychologischen Verfahren unbewusste Konflikte für das Entstehen von Symptomen verantwortlich machen.
- In der Praxis wird heutzutage oft **methodenübergreifend** und **störungsspezifisch** gearbeitet.
- Die **Soziotherapie** umfasst alle Therapieformen, die sich neben der Psychotherapie und der biologischen Verfahren, um die Erhaltung oder Wiederherstellung der zwischenmenschlichen Beziehungen oder Anpassung der Umgebungsbedingungen des Patienten kümmern (z. B. Arbeitsstelle, Wohnsituation).

→ 6 Psychopharmaka: Antidepressiva und Phasenprophylaktika

Antidepressiva

Antidepressiva (AD) sind sehr häufig verschriebene Medikamente mit einem breiten Indikationsspektrum. Sie sollen die Stimmung der Patienten verbessern sowie das Interesse und die Freudfähigkeit steigern. Je nach Präparat wirken sie antriebssteigernd oder sedierend. Sedierung ist bei stark agitierten oder suizidgefährdeten Patienten angezeigt. Sie machen **nicht** abhängig und unterliegen keiner Toleranzentwicklung.

Wirkmechanismus

Hauptwirkung der AD ist die **Erhöhung der Monoaminkonzentration** (v. a. Serotonin und Noradrenalin) im synaptischen Spalt durch unterschiedliche Mechanismen. Die Konzentration kann durch verminderten Abbau **(z. B. MAO-Hemmer)** oder durch verminderte Resorption aus dem synaptischen Spalt **(z. B. SSRI)** aufrechterhalten werden. Weitere Wirkansätze sind beispielsweise Blockaden am präsynaptischen α_2-Autorezeptor, dem Dopamin- oder dem Melatoninrezeptor (→ Abb. 6.1).
Da die volle Wirkung von AD erst mit einer Latenz von mehreren Wochen erreicht wird, nimmt man an, dass AD nicht ausschließlich über die Konzentrationsänderung der Monoamine im synaptischen Spalt wirken. Wahrscheinlich beeinflussen sie langfristig die Rezeptordichte und -funktion, die Second-Messenger-Systeme sowie deren genetische Expression. Derzeit wird ebenfalls die Bedeutung der AD für die neuronale Plastizität und die zerebrale Neurogenese (v. a. im Hippokampus) diskutiert.

Klassifikation

Antidepressiva werden entsprechend ihrem Wirkmechanismus oder ihrer chemischen Struktur eingeteilt (→ Tab. 6.1).

Indikationen

Hauptindikationen für Antidepressiva sind:

- Depression
- Angststörungen
- Zwangsstörungen
- Schlafstörungen
- Schmerztherapie
- Posttraumatische Belastungsstörungen
- Essstörungen

Abbau

Wie die meisten Psychopharmaka werden auch die AD über das Zytochrom-System der Leber abgebaut. Da es hier zahlreiche Polymorphismen gibt, wird ein bestimmtes Medikament von verschiedenen Menschen in unterschiedlicher Geschwindigkeit abgebaut.

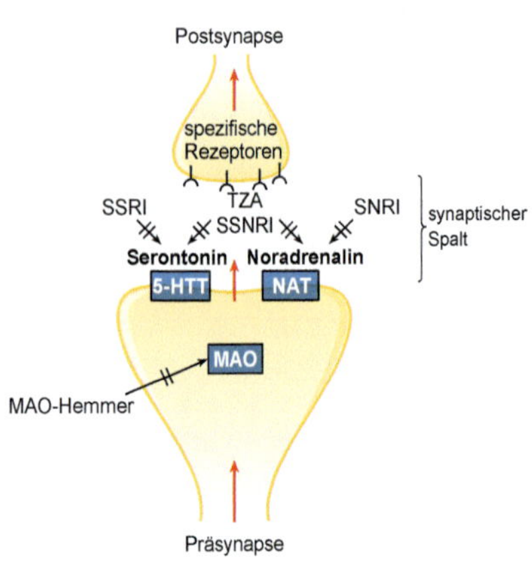

Abb. 6.1 Ansatzpunkte der Antidepressiva (5-HTT: Serotonintransporter, NAT: Noradrenalintransporter, MAO: Monoaminooxidase) [L141]

- Der **„ultra-rapid metabolizer"** baut ein Medikament enorm schnell ab, sodass erst deutlich höhere Dosierungen wirksam sind.
- Der **„poor metabolizer"** verstoffwechselt das Medikament hingegen so langsam, dass bereits bei geringen Dosen Nebenwirkungen oder gar Intoxikationen auftreten können.

Den Wirkspiegel im Blut zu bestimmen kann übrigens auch Sinn machen, um bei „Normalmetabolisierern" die regelmäßige Einnahme zu überprüfen. Da auch viele andere Medikamente (auch Nicht-Psychopharmaka) über diesen Stoffwechselweg abgebaut werden, muss bei gleichzeitiger Einnahme anderer Pharmaka auf Wechselwirkungen geachtet werden.
Eine Sonderstellung unter den Antidepressiva nimmt das SSNRI Milnacipran ein, das über die Niere abgebaut wird.

Nebenwirkungen

SSRI werden im Allgemeinen gut vertragen. Allerdings führen sie insbesondere zu Beginn der Therapie eher zu Übelkeit und Erbrechen sowie zu Unruhe mit Schlafstörungen (serotonerge Nebenwirkungen). Außerdem können im weiteren Verlauf sexuelle Funktionsstörungen (Libidoverlust, verzögerte Ejakulation) auftreten.
Typische Nebenwirkung der Noradrenalin-Wiederaufnahmehemmung sind Tremor, Schwitzen, Unruhe, Kopfschmerzen und Tachykardie.
AD, die auch antihistaminerg wirken (z. B. Mirtazapin), sind sedierend und können eine Gewichtszunahme bewirken (→ Tab. 6.2).
Insbesondere die trizyklischen AD haben häufig unangenehme Nebenwirkungen, abhängig davon, welche postsynaptischen Rezeptoren sie zusätzlich blockieren.

Tab. 6.1 Einteilung der Antidepressiva

Einteilung nach Wirkmechanismus			
Klasse		**Wirkstoff**	**Wirkung auf den Antrieb**
Selektive Serotonin-Wiederaufnahmehemmer (SSRI)		Fluoxetin	↑
		Paroxetin	↑
		Fluvoxamin	↑
		Citalopram	↑
		Sertralin	↑
Selektive Noradrenalin-Wiederaufnahmehemmer (SNRI)		Reboxetin (nicht erstattungsfähig)	↑
Serotonin- und Noradrenalin-Wiederaufnahmehemmer (SSNRI)		Venlafaxin	↑
		Duloxetin	↑
		Milnacipran	↑
Noradrenalin- und Dopaminwiederaufnahmehemmer (NDRI)		Bupropion	↑
Monoaminoxidasehemmer (MAO-Hemmer)	Irreversibel	Tranylcypromin	↑ ↑
	Reversibel	Moclobemid	↑ ↑
α_2-Rezeptor-Antagonisten		Mianserin	↓
		Mirtazapin	↓
Melatoninrezeptoragonist		Aglomelatin	↔
Einteilung nach Struktur			
Klasse		**Wirkstoff**	**Wirkung auf den Antrieb**
Trizyklische Antidepressiva		Amitriptylin	↓
		Clomipramin	↔
		Doxepin	↓
Tetrazyklische Antidepressiva		Maprotilin	↓

> **Intoxikationen in suizidaler Absicht**
> Trizyklische AD bergen ein höheres Risiko für eine Letalität bei Überdosierungen. Hierbei kommt es zu einem **anticholinergen Syndrom** mit Mydriasis, Tachykardie und/oder Arrhythmie, trockener und warmer Haut sowie Krampfanfällen. Deswegen sollte eine sorgfältige Ausgabe- und Verschreibungspraxis bei suizidgefährdeten Patienten beachtet werden!

Antriebssteigernde Präparate können in den ersten Therapiewochen zu erhöhtem Suizidrisiko führen, weshalb man sie in der Akutphase oft mit sedierenden Medikamenten (z. B. Benzodiazepine) kombiniert.

Phasenprophylaktika

Phasenprophylaktika werden auch als Stimmungsstabilisierer oder „mood stabilizer" bezeichnet. Ziel der Behandlung mit diesen Präparaten ist eine Reduktion von manischen oder depressiven Krankheitsphasen.
Folgende Medikamente werden häufig verwendet:
- Lithium
- Antiepileptika:
  - Valproat
  - Lamotrigin
  - Carbamazepin
- Atypische Antipsychotika:
  - Olanzapin
  - Quetiapin
  - Aripiprazol

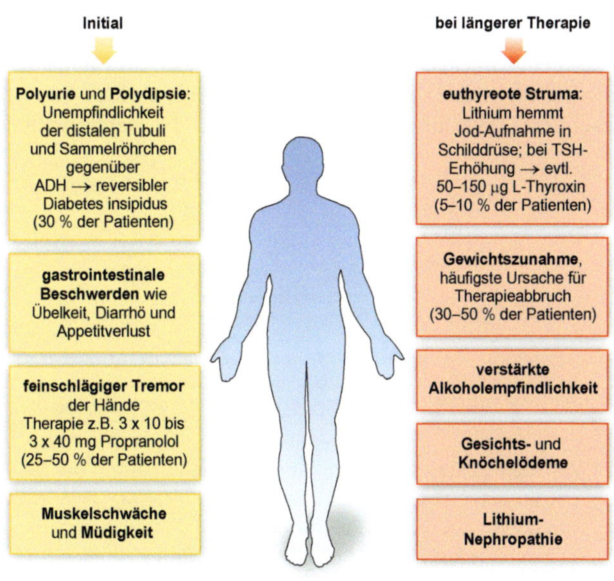

Abb. 6.2 Mögliche Nebenwirkungen einer Lithiumtherapie [L141]

Indikationen
Hauptindikationen für Phasenprophylaktika sind:
- Bipolare Störung
- Manie
- Zur Augmentationstherapie bei unipolarer Depression
- Schizoaffektive Störung

Lithium

Wirkmechanismus
Der genaue Wirkmechanismus von Lithium ist bisher nicht geklärt. Es verhält sich im Körper ähnlich wie Natrium und scheint über Second-Messenger-Systeme die Neurotransmission zu beeinflussen. Die Lithiumsalze werden unverändert renal ausgeschieden. Studien belegen ein **sinkendes Suizidrisiko** unter kontinuierlicher Therapie.

Richtlinien der Therapie
Lithium hat eine sehr geringe therapeutische Breite, weshalb zur Vorbeugung einer Intoxikation regelmäßig Spiegelkontrollen durchgeführt werden müssen.
- Der therapeutische Bereich als Prophylaktikum liegt bei 0,5–0,8 mmol/l.
- Zur Behandlung eines akuten manischen Zustands werden Serumspiegel von 1–1,2 mmol/l angestrebt.
- Toxisch wirkt Lithium ab Spiegeln von etwa 1,6 mmol/l.

Zu Beginn der Behandlung wird Lithium langsam eingeschlichen und man führt wöchentliche Kontrollen des Plasmaspiegels durch. Da sich der Plasmaspiegel erst schrittweise aufbaut, reicht Lithium zur Akuttherapie häufig allein nicht aus. Später genügen Kontrollen alle 2–3 Monate.
Voruntersuchungen vor Beginn einer Lithiumtherapie Dazu gehören:
- Blutbild
- Kreatinin, Kreatinin-Clearance (wegen interstitieller Lithium-Nephropathie)
- Urinstatus (auch Proteinurie, Sediment)
- Elektrolyte
- T_4, freies T_4 (wegen Gefahr der Entwicklung einer Struma)
- TSH

Nebenwirkungen
Die wichtigsten Nebenwirkungen, über die der Patient aufgeklärt werden soll, sind in → Abb. 6.2 zusammengefasst, hierzu gehören:
- Häufig feinschlägiger Fingertremor (kann wirksam mit β-Blockern behandelt werden)
- EKG-Veränderungen (Abflachung der T-Welle), meist nur vorübergehend

Tab. 6.2 Nebenwirkungen verschiedener trizyklischer Antidepressiva

NW	Symptome	Blockade von
Anticholinerg	Mundtrockenheit, Obstipation, Miktionsprobleme, Akkommodationsstörungen, Sinustachykardie, Verwirrtheit, Delir	Muskarinische Acetylcholinrezeptoren
Antiadrenerg	Hypotonie, Orthostase, reflektorische Tachykardien, Schwindel, Müdigkeit	α_1-Rezeptoren
Antihistaminerg	Müdigkeit, Gewichtszunahme, Verwirrtheit	Histamin-1-Rezeptoren
Andere	PQ- und QT-Zeit-Verlängerung im EKG	
	Senkung der Krampfschwelle → erhöhte Gefahr von Krampfanfällen	
	Kardiomyopathien	
	Agranulozytose	
	Syndrom der inadäquaten ADH-Sekretion (SIADH)	

- Übelkeit, Erbrechen, Diarrhö (kann auch Ausdruck einer Intoxikation sein!)
- Polydipsie (vermehrter Flüssigkeitsbedarf), eventuell interstitielle Nierenfibrose, Polyurie
- Gewichtszunahme, Ödeme
- Ausbildung einer Struma, der mit L-Thyroxin-Gabe vorgebeugt werden kann
- Teratogenität (v. a. im ersten Trimenon)

Initiale Nebenwirkungen können sich im Laufe der Therapie zurückbilden. Auf Interaktion mit anderen Medikamenten, insbesondere solche, die über die Niere verstoffwechselt werden, ist zu achten.

Antiepileptika

Der genaue Wirkmechanismus von Antiepileptika (Antikonvulsiva) als Phasenprophylaktikum konnte bisher nicht genau definiert werden. Zum Einsatz kommen:
Valproat Der Wirkmechanismus besteht in einer Hemmung des GABA-Abbaus im Gehirn.
Häufige **Nebenwirkungen** sind: Tremor, Schläfrigkeit, Parästhesien, Blutbildveränderungen, Gewichtsveränderungen, gastrointestinale Beschwerden (Übelkeit, Erbrechen etc.).
Lamotrigin Der Wirkmechanismus besteht in einer Blockade von Natrium- und spannungsabhängigen Kalziumkanälen im ZNS und verhindert die Freisetzung von Aspartat und Glutamat.
Häufige **Nebenwirkungen** sind: Hautausschlag, Kopfschmerzen, Schwindel, Sehstörungen, gastrointestinale Beschwerden. Da bisher kein teratogener Effekt nachgewiesen wurde handelt es sich hierbei um das **Mittel der Wahl in der Schwangerschaft.**
Carbamazepin Der Wirkmechanismus besteht in der Blockierung spannungsabhängiger Natriumkanäle. Als **starker Induktor** der Zytochromoxidasen 3A4, 1A2 und 2C9 besteht ein beschleunigter Abbau vieler anderer Medikamente.
Häufige **Nebenwirkungen** sind: Schwindel, Müdigkeit, Benommenheit, Ataxie, Arrhythmie, Bradykardie, Cholestase und Agranulozytose. Kontraindikationen sind entsprechend AV-Block und schwere Leberfunktionsstörungen.

Atypische Antipsychotika

→ Kap. 7.

Exkurs: Medizinischer Cannabis in der Psychiatrie

Bereits seit März 2017 ist es Ärzten gestattet, cannabishaltige Arzneimittel für Patienten mit schwerwiegenden Erkrankungen zu verordnen. Voraussetzung ist generell, dass eine Aussicht auf eine positive Wirkung auf den Krankheitsverlauf besteht und dass keine andere Therapie für eine Erkrankung vorliegt oder eine Standardtherapie nicht angewandt werden kann.
Pharmakologisch wirkt Cannabis über das Endocannabinoid-System und beeinflusst auch indirekt andere Transmittersysteme. Auf molekularer Ebene sind die Hauptwirkkomponenten **THC** (Delta-9-Tetrahydrocannabinol: beeinflusst Stimmung, Wahrnehmung, Appetit und Schmerzempfinden) und **CBD** (Cannabidiol: wirkt anxiolytisch, antipsychotisch und antiinflammatorisch) (vgl. → Tab. 10.3).
THC-haltige Medikamente werden bereits in seltenen Fällen beispielsweise bei der Behandlung von schweren Spastiken oder bei chemotherapiebedingter Übelkeit und Appetitverlust eingesetzt. Cannabispräparate werden in der Psychiatrie unter anderem zur Behandlung von affektiven Störungen, Suchterkrankungen, Angsterkrankungen, Traumafolgestörungen, ADHS oder Tic-Störung diskutiert. Aus wissenschaftlicher Sicht liegt jedoch **bisher keine ausreichende Evidenz** für einen Nutzen cannabishaltiger Präparate vor. Es gibt wenige, sehr heterogene Erkenntnisse und die entsprechenden Studien zeigen oftmals ein schlechtes Design. In einer Metaanalyse konnte beispielsweise kein antidepressiver Effekt von THC nachgewiesen werden. Teilweise werden die Produkte aber als unbedenkliches pflanzliches Heilmittel beworben. Im Gegenteil ist durch zahlreiche Studien deutlich erwiesen, dass das Psychose-Risiko unter Cannabiskonsum dosisabhängig steigt. Statistisch ist die Wahrscheinlichkeit, eine Psychose zu entwickeln, für Cannabiskonsumenten fast 4-mal so hoch wie für Menschen, die kein Cannabis konsumieren. Hierfür ist v. a. der Bestandteil THC verantwortlich.

Zusammenfassung

- **Antidepressiva** sind Medikamente, die vor allem bei Depressionen, aber auch anderen Indikationen (z. B. Ängsten, Zwängen, PTBS, Essstörungen) eingesetzt werden, stimmungsaufhellend wirken und entweder einen antriebssteigernden oder einen eher dämpfenden Effekt aufweisen.
- AD haben kein Abhängigkeitspotenzial und bei Gesunden ist kein Effekt zu erzielen. Zu beachten bei antriebssteigernden Präparaten ist, dass der stimmungsaufhellende Effekt der Antriebssteigerung nachhängt, was zu einem erhöhten Suizidrisiko führen kann. Deshalb sollten entsprechende Präparate anfänglich gut überwacht und ggf. mit einem Tranquilizer kombiniert werden.
- **Phasenprophylaktika** verhindern v. a. bei bipolaren Erkrankungen weitere Krankheitsphasen oder verringern Anzahl und Ausmaß der Rezidive. Verwendete Substanzen sind Lithium und als Antikonvulsiva bekannte Präparate sowie spezielle atypische Antipsychotika.

Psychopharmaka: Antipsychotika

Antipsychotika (AP) sind Substanzen, die vornehmlich psychotische Symptome reduzieren und damit wahnhaftes Erleben und Halluzinationen abschwächen. Durch ihre sedierenden Eigenschaften können sie auch Erregungszustände dämpfen.

Wirkmechanismus

Antipsychotika wirken hauptsächlich über eine **Dämpfung der dopaminergen Überaktivität.** Es existieren verschiedene Dopaminrezeptor-Untergruppen. Dabei wirken die AP verstärkt hemmend auf D_2-Rezeptoren. Ihre erwünschte Wirkung erzielen sie vor allem im **mesolimbisch-mesokortikalen** dopaminergen System, das vor allem Bedeutung für Lern- und Gedächtnisfunktion hat und affektive Prozesse beeinflusst. Daneben beeinflussen AP das **nigrostriatale** und das **tuberoinfundibuläre System.** Die Wirkung in diesen Systemen wird vor allem für die Entstehung von Nebenwirkungen verantwortlich gemacht. Motorische Nebenwirkungen werden mit der Blockade von Dopaminrezeptoren im nigrostriatalen System in Verbindung gebracht. Dagegen kommt es zu einer Prolaktinausschüttung in der Hypophyse via Dopaminblockade im tuberoinfundibulären System. So sind die Nebenwirkungen wie Galaktorrhö (Milchausfluss aus der Brustdrüse), Gynäkomastie (Anschwellen der Brustdrüsen, vor allem bei Männern) und sexuelle Funktionsstörungen zu erklären. Der günstige Effekt auf die Negativ-Symptomatik wird dem Einfluss der AP auf das **serotonerge System** (v. a. $5\text{-}HT_2$-Rezeptoren) zugeschrieben. Dies betrifft vor allem die atypischen AP (s. u.). Weitere Wirkungen auf adrenerge, histaminerge (H_1-Rezeptoren) oder cholinerge Rezeptoren werden überwiegend mit weiteren Nebenwirkungen in Verbindung gebracht.

Klassifikation

Einteilung nach klinischem Profil

Wichtig für den klinischen Alltag ist die Einteilung in **klassische Antipsychotika (KAP)** oder auch AP der 1. Generation und in **atypischen Antipsychotika (AAP)** oder AP der 2. Generation/moderne AP (→ Tab. 7.1 und → Tab. 7.2).
Historisch wurde der Begriff „Neuroleptikum“ vom Antipsychotikum abgelöst, weil die ursprünglich postulierte Verknüpfung von extrapyramidal-motorischer und antipsychotischer Wirkung der Neuroleptika durch die neue Generation der Antipsychotika relativiert wurde. Die AAP sollen sich bei mindestens gleich guter antipsychotischer Wirkung in folgenden Punkten von den KAP unterscheiden (→ Tab. 7.3):

- Weniger extrapyramidalmotorische Störungen (EPMS)
- Bessere Wirksamkeit gegenüber Negativ-Symptomen
- Bessere Wirksamkeit bei Therapieresistenz
- Geringere Prolaktinerhöhung

Tab. 7.1 Klassische Antipsychotika (Auswahl)

Niedrigpotent	Levomepromazin
	Pipamperon
	Melperon
	Promethazin
	Chlorprothixen
Mittelpotent	Perazin
	Zuclopenthixol
Hochpotent	Haloperidol
	Fluphenazin
	Benperidol
	Flupentixol
	Pimozid

Tab. 7.2 Atypische Antipsychotika

Amisulprid
Aripiprazol
Asenapin
Clozapin
Loxapin
Olanzapin
Quetiapin
Risperidon
Ziprasidon

Tab. 7.3 Vergleich klassischer mit atypischen Antipsychotika

	Klassische Antipsychotika	Atypische Antipsychotika
Vorteile	Niedrige Therapiekosten	Wirkung bei Negativ-Symptomatik, seltener EPM-Nebenwirkungen
Nachteile	Häufigeres Auftreten von EPMS	Höhere Kosten, NW wie z. B. Gewichtszunahme (ggf. metabolisches Syndrom), Blutbildveränderungen (v. a. Clozapin)

Diese Forderungen erfüllen aber nicht alle AAP gleichermaßen. Am ehesten trifft dies auf Clozapin (s. u.) zu, das aber bereits sehr lange verfügbar ist und eigentlich den AP der 1. Generation zugerechnet werden müsste.

Einteilung nach neuroleptischer Potenz

Der Begriff ist historisch und bezieht sich auf die Wirkpotenz von Chlorpromazin, das als erstes Antipsychotikum eingesetzt wurde. Daran orientiert sich die Berechnung der „neuroleptischen Potenz“ aller nachfolgend zugelassenen KAP. So werden AP mit einer geringeren neuroleptischen Potenz als Chlorpromazin vornehmlich zur Sedierung eingesetzt (niedrigpotente AP). AP mit starker und sehr starker Potenz werden zur Reduktion produktiver psychotischer Symptome bei Schizophrenien oder im Rahmen affektiver Episoden eingesetzt (→ Tab. 7.1 und → Tab. 7.4).

Tab. 7.4 Vergleich niedrigpotenter mit hochpotenten KAP

	Niedrigpotente KAP	Hochpotente KAP
Vorteile	Geringere Affinität zu D_2-Rezeptoren	Hohe D_2-Rezeptor-Affinität → geringere Dosis erforderlich für gleiche antipsychotische Wirkung, wirkt stark antipsychotisch
Nachteile	Weniger EPMS, dafür mehr vegetative Nebenwirkungen (s. u.) und stärkere Sedierung, schwächere antipsychotische Wirkung	Schwache Sedierung, hohes Risiko für EPMS (s. u.)

Als Faustregel gilt: Je höher die Potenz eines KAP, desto höher ist die antipsychotische Wirkung und desto niedriger die sedierende.

→

Einteilung nach chemischer Struktur

Antipsychotika können auch nach ihrer chemischen Struktur eingeteilt werden, dies ist jedoch von untergeordneter klinischer Relevanz (Auswahl → Tab. 7.5).

Tab. 7.5 Antipsychotika: Einteilung nach chemischer Struktur (ausgewählte Beispiele)

Gruppe	Substanz
Butyrophenone	Benperidol Haloperidol
Phenothiazine	Levomepromazin Perazin
Thioxanthene	Chlorprotixen Clopenthixol
Benzamide	Amisulprid Sulpirid
Dibenzepine	Clozapin Olanzapin Quetiapin
Benzisoxazol	Risperidon

Indikationen

Hauptindikationen für Antipsychotika sind:

- Schizophrenien (akut und als Rezidivprophylaxe)
- Organische bedingte Psychosen
- Delir
- Wahnhafte Depressionen
- Akute Manien
- Psychomotorische Unruhe, Erregungszustände
- Schlafstörungen

Darreichungsform

Antipsychotika werden meistens oral eingenommen. Sie können aber auch als i. m.-**Depot-Form** (→ Tab. 7.6) verabreicht werden. Bei wenig complianten Patienten oder bei mangelnder Selbstorganisation kann die Depot-Form eine dauerhafte Therapie gewährleisten. Allerdings sind Nebenwirkungen weniger gut steuerbar und z. T. werden die Injektionen von den Patienten als belastend erlebt.

Bei akuten Erregungszuständen kann eine **parenterale** Applikation notwendig werden, die für einzelne Präparate verfügbar ist (z. B. Haloperidol, Aripiprazol, Olanzapin) oder es wird auf das inhalative Loxapin zurückgegriffen.

Tab. 7.6 Depot-Präparate (Auswahl)

Name	Intervall
Flupentixoldecanoat (Fluanxol®)	Alle 2–4 Wochen
Risperidon (Risperdal Consta®)	Alle 2 Wochen
Haloperidoldecanoat	Alle 4 Wochen
Paliperidonpamitat (Xeplion®, Trevicta®)	Alle 4 Wochen bzw. alle 3 Monate
Aripiprazol (Abilify Maintena®)	Alle 4 Wochen
Olanzapinpamoat (Zypadhera®)	Alle 2–4 Wochen

Nebenwirkungen

Klassische Antipsychotika

Von besonderer klinischer Relevanz sind die **extrapyramidal-motorischen Nebenwirkungen** (EPMS). Sie werden durch die Blockade der o. g. dopaminergen nigrostriatalen Bahnen ausgelöst:

Frühdyskinesien Sie treten bei bis zu 20 % der Patienten zu Beginn der Einnahme auf. Man beobachtet dabei Zungen-, Schluck- und Blickkrämpfe, Kiefersperre (Trismus) oder Fehlhaltungen im Hals- (Torticollis) oder Rumpfbereich (Pisa-Syndrom). Ebenfalls kann man choreatische Zuckungen der Arme oder Halsmuskeln beobachten. Die Symptomatik wird als sehr quälend und bedrohlich erlebt. Akute Gabe von Anticholinergika: Biperiden (Akineton®, 1–2 mg i. v.) kann die Symptome in wenigen Minuten beseitigen. Besonders gefährdet sind junge Männer. Erhöhtes Risiko bei hoch dosierten KAP, langsames Einschleichen der AP kann Frühdyskinesien verhindern.

Akathisie Sie tritt bei ca. 25 % der Patienten in den ersten Behandlungswochen auf. Die Akathisie äußert sich durch die Unfähigkeit, ruhig zu sitzen, und einen nicht kontrollierbaren Bewegungsdrang, der als sehr belastend erlebt wird. In diesem Fall sollte die Dosis reduziert oder das Antipsychotikum umgestellt werden. Ein Versuch der Linderung mittels β-Blocker, kurzzeitigem Benzodiazepin-Einsatz oder mit Mirtazapin kann unternommen werden.

Medikamentöses Parkinson-Syndrom (Parkinsonoid) Es tritt bei etwa 20–30 % der Patienten i. d. R. nach 1- bis 2-wöchiger Einnahme auf und ist charakterisiert durch Bewegungsarmut, Tremor, Rigor (Erhöhung des Muskeltonus) und Gangveränderungen. Das AP sollte abgesetzt und eine Umstellung auf ein AAP erwogen werden oder ein Behandlungsversuch mit einem Anticholinergikum (z. B. Biperiden) unternommen werden. Frauen sind häufiger betroffen, hochpotente und hoch dosierte KAP fördern das Risiko.

Spätdyskinesien (tardive Dyskinesien) Diese entwickeln sich innerhalb von 3 Jahren nach Beginn der Einnahme bei bis zu 20 % der Patienten. Sie bestehen aus unwillkürlichen Bewegungen oder Zuckungen der Kopf-, Hals- oder Armmuskulatur. Dazu zählen beispielsweise auch das Schmatzen oder Herausstrecken der Zunge oder Schleuderbewegungen der Arme. Eine Therapie ist hier kaum möglich, da die Spätdyskinesien potenziell irreversibel sind. Vielmehr sollte rechtzeitig auf ein atypisches Antipsychotikum umgestellt werden. Langjährige Einnahme von KAP (und Anticholinergika!) erhöht das Risiko.

Weitere Nebenwirkungen Sedierung (kann therapeutisch erwünscht sein), anticholinerge NW (→ Tab. 6.2), Krampfneigung, Herzrhythmusstörungen und QT-Zeit-Verlängerung im EKG (substanzabhängig), Kardiomyopathien, Blutdruckabfall, Blutbildveränderungen, Leberfunktionsstörungen, sexuelle Funktionsstörungen (Erregungs-/Appetenzstörungen), Amenorrhö, Galaktorrhö, Gewichtszunahme (geringer als unter AAP) und das maligne neuroleptische Syndrom (s. u.).

Malignes neuroleptisches Syndrom (MNS)
Es handelt sich um eine sehr ernste, wenn auch seltene Komplikation. Symptome sind Fieber, Rigor, Akinese, Bewusstseinsstörungen bis hin zum Koma und vegetative Symptome (z. B. Blutdruckabfall). Das MNS geht mit einer hohen Letalität von bis zu 20 % einher, resultierend aus der vegetativen Entgleisung, den Komplikationen des Rigors und der Rhabdomyolyse, die zum akuten Nierenversagen führen kann. Die Therapie besteht in einem sofortigen Absetzen des AP und der Verlegung auf eine Intensivstation. Dort kann mit Dopamin-Agonisten (z. B. Dantrolen) ein Behandlungsversuch unternommen werden. Ist der erfolglos, bleibt als Ultima Ratio die EKT.

Atypische Antipsychotika

Typische Nebenwirkungen der AAP sind:

- Senkung der Krampfschwelle → Erhöhung der Krampfbereitschaft
- Sedierung
- Gewichtszunahme mit Risiko eines metabolischen Syndroms (v. a. Olanzapin, Clozapin)
- Agranulozytose-Risiko, besonders unter Clozapin (in ca. 1–2 % der Fälle); es gelten spezielle Richtlinien (s. u.).
- EPMS können ebenfalls auftreten, vor allem in höheren Dosierungen insbesondere als Akathisie.

Weitere Nebenwirkungen Anticholinerge NW (→ Tab. 6.2), Herzrhythmusstörungen und QT-Zeit-Verlängerung im EKG (substanzabhängig), Kardiomyopathien, Blutdruckabfall, Leberfunktionsstörungen, sexuelle Funktionsstörungen (Erregungs-/Appetenzstörungen), Amenorrhö, Galaktorrhö und das maligne neuroleptische Syndrom (s. o.).

Richtlinien zur Therapie mit Clozapin

- Einsatz als Reservetherapeutikum bei fehlendem Ansprechen oder Unverträglichkeit anderer AP
- **Vor** Beginn der Behandlung muss ein normales Blutbild vorliegen mit einem Anteil von Leukozyten › 3.500/µl.
- In den ersten 18 Wochen der Behandlung wöchentliche Blutbildkontrollen, danach mindestens einmal pro Monat
- Sofort absetzen, wenn Leukozyten ‹ 3.000/µl und/oder Neutrophile ‹ 1.500/µl.
- Weitere NW: Prolaktinanstieg, Orthostase, anticholinerge NW

Antipsychotika erhöhen das Risiko für einen plötzlichen Herztod! EKG-Kontrollen sind entscheidend.

Zusammenfassung

- **Antipsychotika** finden ihre Anwendung bei produktiven schizophrenen oder wahnhaften Störungen mit Wirkung auf typische Symptome wie Halluzinationen und Wahndenken, außerdem auf Verhaltensstörungen, Aggressivität sowie psychomotorische Spannungs- und Erregungszustände.
- **Klassische Antipsychotika** werden in niedrig-, mittel- und hochpotente AP je nach Wirkung auf die produktiv-psychotische Symptome unterteilt. Zu den typischen Nebenwirkungen der klassischen AP gehören die extrapyramidal-motorischen Störungen (EPMS). Deswegen sollte Behandlung der Erstmanifestation einer Schizophrenie mit atypischen AP erfolgen.
- **Atypische AP** sollen eine geringere Rate an EPMS haben, stärker auf die Negativ-Symptomatik wirken und besitzen mit Clozapin ein bewährtes aber besonders kontrollbedürftiges Präparat bei Therapieresistenz. Gewichtszunahme und ein metabolisches Syndrom sind bei den AAP häufig limitierende Nebenwirkungen.

Anxiolytika

Als Anxiolytika werden Medikamente bezeichnet, die hauptsächlich angst- und spannungslösend wirken. Häufig werden auch die Synonyme Tranquilizer oder Sedativa benutzt. In dieser Gruppe finden sich an erster Stelle die Benzodiazepine. Es werden jedoch auch Stoffe wie Pregabalin (Blockade von Kalziumkanälen im ZNS), Opipramol (σ-, H_1- und 5-HT_{2A}-Agonist) und Buspiron (5-HT_{1A}-Agonist) hinzugezählt. Im Folgenden wird vertieft auf die Benzodiazepine eingegangen, für weiterführende Informationen über weitere Anxiolytika wird auf die entsprechende Literatur verwiesen.

Wirkmechanismus

Benzodiazepine interagieren an spezifischen Benzodiazepin-Bindungsstellen am $GABA_A$-Rezeptor. Sie wirken folglich nicht direkt, sondern verstärken die hemmende Transmitterwirkung von GABA. Hierdurch steigt die Öffnungswahrscheinlichkeit der Chloridkanäle der Nervenzellen. Flumazenil ist als Antidot verfügbar und hebt die Wirkung von Benzodiazepinen auf.

Klassifikation und Indikationen

Verschiedene Benzodiazepine werden entsprechend ihrem Wirkprofil eingeteilt. Effekte der einzelnen Wirkstoffe sind Anxiolyse, Sedation, Muskelrelaxation und antikonvulsive Wirkung. Die Anxiolyse tritt vor der Sedierung ein.
Hauptindikationen für Anxiolytika sind:

- **Angst- oder Panikstörungen**
- **Depressive Störungen** mit vorherrschender ängstlicher Symptomatik oder bei Suizidgefährdung
- **Schlafstörungen**
- **Krampfanfälle**
- **Muskelrelaxation**
- **Sedierung in Notfallsituationen** (z. B. additiv bei akuter psychotischer Exazerbation oder bei Myokardinfarkt)

Nebenwirkungen

Zwar sind Benzodiazepine gut verträglich und haben eine große therapeutische Breite, sie verfügen aber über ein **hohes Abhängigkeitsrisiko.** Deshalb sollten sie immer nur **kurz und in kleinen Mengen** verordnet werden.
Typische Nebenwirkungen sind Antriebsminderung, Müdigkeit, eingeschränktes Reaktionsvermögen, Muskelschwäche, Atemdepression sowie Verstärkung der Alkoholwirkung. Es gibt Rebound-Effekte beim Absetzen.
Vor allem bei älteren Menschen ist eine paradoxe Wirkung mit Unruhe, Angstzuständen und Schlaflosigkeit beschrieben

Richtlinien zur Therapie mit Benzodiazepinen
- Indikation streng stellen und diese regelmäßig überprüfen.
- Nicht länger als 3–4 Wochen verordnen.
- Niedrigstmögliche Dosierung verordnen.
- Bei Patienten mit erhöhtem Suchtrisiko: eher niedrigpotente AP oder AD einsetzen, die keine Abhängigkeit erzeugen.

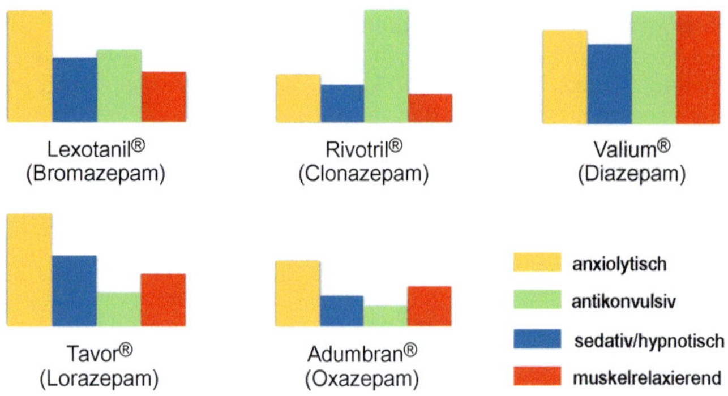

Abb. 8.1 Wirkprofil und Beispiele verschiedener Benzodiazepine [L141]

Hypnotika

Hypnotika ist der Überbegriff für sämtliche Pharmaka, die Schlaf erzeugen. Synonym kann der Begriff „Schlafmittel" genutzt werden. Früher wurden **Barbiturate** als Schlafmittel eingesetzt, welche hierfür heute aufgrund ihres hohen Abhängigkeitsrisikos und der engen therapeutischen Breite keine Verwendung mehr finden. In seltenen Fällen werden sie noch zur Prophylaxe bei Epilepsien oder zur Narkoseeinleitung eingesetzt.
Heute werden hauptsächlich **Benzodiazepine** mit kurzer Halbwertszeit (z. B. Lormetazepam, → Abb. 8.1) eingesetzt, oder **Non-Benzodiazepin-Hypnotika** (Z-Substanzen: Zolpidem, Zopiclon, Zaleplon), die ein geringeres Abhängigkeitspotenzial haben sollen. Alternativ kann auf **Antihistaminika der ersten Generation** (z. B. Diphenhydramin) zurückgegriffen werden. Diese wirken zusätzlich antiallergisch, antiemetisch und anticholinerg.
In der Praxis finden häufig **sedierende Antidepressiva** (z. B. Mirtazapin, Trimipramin) und atypische oder niedrig- bis mittelpotente **Antipsychotika** (z. B. Quetiapin, Promethazin) ihren Einsatz. Für diese Präparate gibt es jedoch bei dieser Indikation häufig keine Zulassung und die Verordnung findet off-label statt.
Auch **pflanzliche Präparate** (z. B. Baldrian, Hopfen) können subjektiv helfen, wobei für eine schlaffördernde Wirkung bisher keine Evidenz gefunden wurde. Besonders bei älteren Menschen sollte – in Anbetracht der paradoxen Effekte und eines Kumulationsrisikos der Benzodiazepine – nichtmedikamentösen Therapien (Schlafhygiene) der Vorzug gegeben werden.

Antidementiva

Medikamente dieser heterogenen Substanzgruppe sollen die Aufmerksamkeit, Konzentration und das Gedächtnis bei Menschen mit Demenz verbessern. Außerdem wird ihnen eine neuroprotektive Wirkung zugeschrieben. Sie weisen sehr unterschiedliche pharmakologische Eigenschaften auf.

Klassifikation und Wirkmechanismen

- **Acetylcholinesterasehemmer** (Donepezil, Rivastigmin, Galantamin): Erhöhung der Konzentration von Acetylcholin
- **NMDA (Glutamat)-Rezeptorantagonisten** (Memantin): Durch die Hemmung spannungsabhängiger NMDA-Rezeptoren folgen eine Erniedrigung der Depolarisationen und eine Reduktion neuronaler Funktionsstörungen.
- **Andere:**
  - Ginkgo biloba: soll als Radikalfänger und somit schützend auf das Gewebe wirken.
  - „Nootropika": Nimodipin, Piracetam, Pyritinol: wohl Beeinflussung des GABAergen Systems. Wirkmechanismus unklar und Wirksamkeit nicht nachgewiesen. Diese Medikamente sollten daher nicht mehr eingesetzt werden.
  - Diverse Therapieansätze sind Gegenstand der aktuellen Forschung (z. B. Immuntherapie).

Indikationen

- Hauptsächlich bei Alzheimer- und vaskulärer Demenz
- Kognitive Störungen bei neurologischer Grunderkrankung (z. B. Multiple Sklerose, Morbus Parkinson, Schlaganfall etc.)

Nebenwirkungen

Generell bieten Antidementiva ein günstiges Wirkungs-Nebenwirkungs-Profil. Häufig sind allerdings gastrointestinale und kardiale Nebenwirkungen. Unter Umständen können bei Acetylcholinesterasehemmern Krampfanfälle auftreten.

Psychostimulanzien

Diese Substanzen führen zu einer Beschleunigung oder Verbesserung der neuronalen Aktivität. Sie sollen die Konzentrationsfähigkeit, den Antrieb und die Leistung erhöhen und sich stabilisierend auf die Vigilanz auswirken.

Klassifikation und Wirkmechanismen

Hauptvertreter dieser Medikamente ist **Methylphenidat.** Es ist BtM-pflichtig, da es wegen der stimulierenden Wirkung ein Abhängigkeits- und Missbrauchspotenzial besitzt. In der Regel werden retardierte Präparate verschrieben.
Durch Psychostimulanzien werden Katecholamine im ZNS in ihrer Wirkung verstärkt. Dies geschieht entweder durch eine verstärkte Ausschüttung oder eine gehemmte Wiederaufnahme von Noradrenalin, Dopamin und/oder Serotonin.
Sie haben damit sowohl zentrale als auch periphere sympathomimetische Wirkungen:

- **Zentrale Wirkungen:** Euphorie, gesteigerte Leistungsfähigkeit, Schlafstörungen, Appetithemmung, Kopfschmerzen
- **Periphere Wirkungen:** Vasokonstriktion, Tachykardie bis hin zu Rhythmusstörungen, Hypertonie

Modafinil ist für die Behandlung der Narkolepsie zugelassen. Es steigert die Vigilanz wahrscheinlich durch Modulation am glutamatergen und GABAergen System. Auch kommt es zu einer vermehrten Ausschüttung von Katecholaminen.

Indikationen

- Aufmerksamkeitsdefizit-Hyperaktivitätsstörung (ADHS)
- Narkolepsie

Nebenwirkungen

Häufige Nebenwirkungen der Psychostimulanzien sind Kopfschmerzen, Palpitationen, Kraftlosigkeit, Verdauungsstörungen, Appetitminderung, Übelkeit und Nervosität.
Herz-Kreislauf-Erkrankungen sollten vor der Verabreichung sicher ausgeschlossen werden.
Wie bereits erwähnt, besteht bei Methylphenidat ein Abhängigkeitsrisiko.

Exkurs: Psychopharmaka in Schwangerschaft und Stillzeit

Da fast alle Psychopharmaka plazentagängig sind und in die Muttermilch übergehen, sollte deren Einsatz in der Schwangerschaft und Stillzeit nur nach einer gründlichen individuellen Risikoabwägung und unter Einbeziehung der behandelnden Gynäkologen und Pädiater erfolgen. Spezielle Beratungszentren (z. B. www.embryotox.de oder www.reprotox.de) geben individuelle Risikoeinschätzungen. Teratogenität, direkte toxische Wirkungen auf das Kind, Frühgeburtsrisiko und langfristige postnatale Entwicklungsstörungen spielen bei der Bewertung der Therapie eine Rolle.
Die Gefährdung der Mutter und des Kindes durch die Schwere der psychischen Erkrankung muss aber den Risiken gegenübergestellt werden. Eine ausführliche Beratung der Eltern sowie das Ausschöpfen psychotherapeutischer Behandlungsoptionen sind obligat. Wenn eine Psychopharmakotherapie unausweichlich ist, sollte auf folgende Grundsätze geachtet werden:

- Gabe im 1. Trimenon (Organogenese) vermeiden.
- Monotherapien bevorzugen, Studienlage beachten.
- Ultraschallscreening in 20. SSW durchführen.
- Medikamente nicht kurz vor Entbindung oder bei Langzeittherapie in der Schwangerschaft absetzen.
- Entbindung in einem Perinatalzentrum mit Pädiatrie bevorzugen.

Zusammenfassung

- **Anxiolytika,** vor allem Benzodiazepine, werden zur Behandlung von Angst- und Spannungszuständen eingesetzt. Sie besitzen ein hohes Abhängigkeitspotenzial und sollen nicht über einen längeren Zeitraum verordnet werden.
- **Hypnotika** werden bei Schlafstörungen eingesetzt, Hauptvertreter sind dämpfend wirkende, kurz wirksame Benzodiazepine bzw. Non-Benzodiazepin-Hypnotika. Wann ein Hypnotikum zum Sedativum oder Narkotikum wird, ist letztlich eine Frage der Dosierung.
- **Antidementiva** werden in der Behandlung von Demenzen eingesetzt. Es ist eine heterogene Stoffgruppe, die den Hirnstoffwechsel verbessert.
- **Psychostimulanzien** werden mit ihrem Wirkmechanismus bei Narkolepsie und bei Aufmerksamkeitsdefizit-Hyperaktivitäts-Syndromen (ADHS) eingesetzt.
- Der Einsatz von Psychopharmaka in der **Schwangerschaft** und **Stillzeit** sollte nur unter strenger Indikationsstellung, sorgfältiger individueller Risikoabwägung und in interdisziplinärer Zusammenarbeit erfolgen. Eine ausführliche Aufklärung der Eltern über die potenziellen Auswirkungen der Medikamente ist obligat!

Spezieller Teil

BASICS

Organische psychische Störungen [F0-]

Psychische Erkrankungen, die auf eine zerebrale Erkrankung, eine Hirnverletzung oder auf eine extrazerebrale Erkrankung, welche die Hirnfunktion beeinträchtigt, zurückgeführt werden können, nennt man organische psychische Störungen.
Zu den organischen psychischen Störungen gehören nach ICD-10:

- Demenzen [F00.- bis F03.-]
- Organisches amnestisches Syndrom [F04]
- Delir [F05]
- Andere psychische Störungen aufgrund einer Schädigung oder Funktionsstörung des Gehirns oder einer körperlichen Krankheit [F06]
- Persönlichkeits- und Verhaltensstörung aufgrund einer Krankheit, Schädigung oder Funktionsstörung des Gehirns [F07]

Es sind zahlreiche verschiedene Ursachen für diese Störungen denkbar (→ Tab. 9.1). Die organische psychische Störung kann nach ihrem Verlauf in eine akute oder chronische Form eingeteilt werden. Leitsymptome der **akuten** Form sind die **Bewusstseinsstörung, Wahrnehmungsstörungen und Denkstörungen,** der Prototyp ist das **Delir.** Die Leitsymptome der **chronischen** Form sind **kognitive Beeinträchtigungen** und **Wesensveränderung,** der Prototyp ist die **Demenz.**

Demenzen [F00.- bis F03.-]

Der demografische Wandel in Deutschland folgt einer klaren Richtung: Es wird immer mehr alte Menschen geben. Die Lebenserwartung steigt ständig und liegt in Deutschland derzeit im Durchschnitt für Frauen bei ca. 83 und für Männer bei etwa 79 Jahren. Die Gerontopsychiatrie bemüht sich entsprechend interdisziplinär um die Erkennung und die adäquate Behandlung psychischer Krankheiten des alternden Menschen.
Eines der wichtigsten Syndrome in der Gerontopsychiatrie ist die **Demenz.** Wichtig: Es handelt sich hierbei immer nur um ein Syndrom einer zugrunde liegenden organischen Erkrankung (z. B. Demenz bei Alzheimer-Erkrankung).

Andere psychische Veränderungen bei alternden Menschen, z. B. Depressionen, Angsterkrankungen, Verwirrtheitszustände oder Schlafstörungen, sollten ebenfalls ernst genommen und **nicht** als normaler Alterungsprozess abgetan werden.

Einteilung und Symptomatik

Die Definition einer Demenz nach ICD-10 beinhaltet folgende Elemente:

- Störung höherer kortikaler Funktionen, einschließlich Gedächtnis, Denken, Orientierung, Auffassung, Rechnen, Lernfähigkeit, Sprache, Sprechen, Urteilsvermögen
- Keine Störung des Bewusstseins
- Veränderungen des Sozialverhaltens, der emotionalen Kontrolle oder der Motivation
- **Beeinträchtigung der Alltagsfunktionen**
- Zeitkriterium: mindestens 6 Monate

Je nach Ätiologie wird die Form der Demenz unterschieden:

- Die häufigste Form ist die **Alzheimer-Demenz** (ca. 50–70 %).
- Am zweihäufigsten findet sich die **vaskuläre Demenz** (ca. 15–25 %).
- Bei ca. 10 % der Patienten liegt eine **Mischform** dieser beiden vor.
- Seltene Demenzformen sind:
  - Frontotemporale Demenz (Morbus Pick)
  - Lewy-Körper-Demenz
  - Demenzen bei neurologischen/internistischen Grunderkrankungen (z. B. Morbus Parkinson, Parkinson-Plus-Syndrome, Normaldruckhydrozephalus, Chorea Huntington, AIDS)

Entsprechend dem Ausprägungsgrad der Demenz kann eine leichte, mittelschwere oder schwere Demenz unterschieden werden. Die Einteilung der Demenzen ist nach verschiedenen Aspekten möglich. Noch häufig findet man die Unterscheidung zwischen kortikalen (z. B. Morbus Alzheimer) und subkortikalen (z. B. Morbus Binswanger) Demenzformen. Diese Einteilung ist jedoch nicht immer eindeutig.
Werden die Kriterien für eine Demenz noch nicht erfüllt, spricht man hier von einer **leichten kognitiven Störung** [F06.7].

Epidemiologie

Aktuell gibt es 1,8 Millionen Patienten mit Demenz in Deutschland, die Prävalenz ist durch die zunehmende Lebenserwartung steigend. Zirka 1 % der unter 65-Jährigen leidet an einer Demenz, bei den über 80- bis 85-Jährigen sind es bereits bis zu 17 %. Etwa zwei Drittel der Erkrankten sind über 80 Jahre alt und ebenso zwei Drittel sind Frauen. Der Geschlechterunterschied hat vor allem mit der unterschiedlichen Lebenserwartung zu tun.

Ätiopathogenese

Für die Entstehung einer Demenz gibt es, wie oben bereits erwähnt, verschiedene Ursachen (→ Tab. 9.2).

Diagnostik

Eine ausführliche **Anamnese** und auch Fremdanamnese, da Patienten häufig eine gute Fassade erhalten, ist von grundlegender Bedeutung. Hierbei lässt sich erkennen, ob Schwierigkeiten in der Verrichtung alltäglicher Aufgaben bestehen, und ob weitere Veränderungen des Verhaltens und der

Tab. 9.1 Ursachen organischer psychischer Störungen

Primäre Hirnschädigung	Sekundäre Hirnschädigung
• Vaskulär: ischämischer Infarkt oder Blutung • Inflammatorisch: Enzephalitis • Neoplastisch: Hirntumor, oder -metastase • Degenerativ: Alzheimer-Erkrankung • Infektiös: Neurosyphilis • Kongenital: Fehlbildungen • Autoimmun: Systemischer Lupus erythematodes oder Vaskulitis • Traumatisch: Schädel-Hirn-Trauma	• Schwere Lebererkrankung • Schwere Nierenerkrankung • Vitaminmangelzustände • Elektrolytentgleisung • Exsikkose • Hormonelle Entgleisung (z. B. Hypo- oder Hyperthyreose) • Unerwünschte Arzneimittelwirkungen

Tab. 9.2 Ursachen von Demenzen

Pathogenese	Beispiele
Vaskulär	Multiple Infarkte, subkortikale arteriosklerotische Enzephalopathie, zerebrale Amyloidangiopathie mit und ohne Inflammation
(Auto-)Inflammatorisch	Multiple Sklerose, Systemischer Lupus erythematodes
Raumfordernde Prozesse	Tumoren, Metastasen, chronisches subdurales Hämatom, Normaldruck-Hydrozephalus
Degenerativ	Alzheimer-Demenz, Lewy-Körper-Demenz, frontotemporale Demenz, Morbus Parkinson, Chorea Huntington, progressive supranukleäre Parese
Infektiös	HIV, Herpes-Enzephalitis, Creutzfeldt-Jakob-Krankheit, Borreliose
Genetisch	Familiäre Alzheimer-Demenz, CADASIL
Traumatisch	Schädel-Hirn-Trauma, Boxer-Demenz
Endokrin-metabolisch	Hypo- und Hyperthyreose, hypoxische Hirnschädigung, Alkoholabusus, Hypoglykämie, Hypovitaminosen, Morbus Wilson, Intoxikationen
Psychisch	Pseudodemenz bei Depression

Persönlichkeit, die auf eine Demenz hinweisen, erkennbar sind.
Testpsychologisch stehen u. a. der **Mini-Mental-State** (MMSE), das Montreal Cognitive Assessment (MoCA), der DemTect oder der „Uhrentest“ als Screeningmethode bei der groben Einschätzung kognitiver Defizite zur Verfügung (→ Abb. 9.1). Ein MMSE mit weniger als 24 Punkten oder weniger (max. 30 Punkte) ist demenzverdächtig. Diese Tests können ggf. durch weitere und umfangreichere neuropsychologische Untersuchungen (z. B. CERAD-Testbatterie) ergänzt werden. Beim Uhrentest soll eine Uhr mit Zeigern auf 10 min nach 11 gezeichnet werden. In → Abb. 9.1a, b ist ein Fortschreiten der dementiellen Entwicklung zu erkennen. Zunächst wird nur die Uhrzeit fehlerhaft eingetragen (Exekutivfunktionsstörung), dann folgt ein Zerfall der Visuokonstruktion.
Außerdem sind eine ausführliche **internistische und neurologische Untersuchung** inklusive Blutuntersuchung, apparative Zusatzuntersuchungen (Doppler-Sonografie, EEG, EKG etc.), Liquorpunktion und bildgebenden Verfahren (cMRT, PET) unabdingbar.
Obwohl Demenzen in der Regel progredient verlaufen, gibt es wenige Fälle von potenziell reversiblen Demenzen, die unbedingt erkannt und behandelt werden müssen (z. B. Infektionen, Endokrinopathien, weitere Progredienz bei Normaldruckhydrozephalus).

Differenzialdiagnosen

Differenzialdiagnosen jeder Demenzform sind:

- Delir (hier jedoch plötzliches Auftreten, Bewusstseinstrübung, kurze Dauer, kognitive Leistungen nur kurzfristig beeinträchtigt)
- Depressive Demenz (sog. Pseudodemenz)
- Alkoholisch bedingte Gedächtnisstörung (v. a. Korsakow-Syndrom [→ Kap. 10])
- Minderbegabung
- Internistisch-neurologische Erkrankungen: Infektionen (Enzephalitis z. B. bei Herpes- oder HIV-Infektion); Intoxikationen (z. B. anticholinerge Substanzen), Elektrolytstörungen, Schilddrüsenerkrankungen, Vitaminmangel, Stoffwechselerkrankungen (z. B. Morbus Wilson), hämatologische Erkrankungen (→ Tab. 9.2)

> Klinisch relevante Gedächtniseinbußen im Alter sollten nicht leichtfertig als Alterungsprozesse abgetan werden!

Demenzformen

Alzheimer-Demenz (AD, Morbus Alzheimer) [F00.-]

Diese Demenzform entsteht auf dem Boden der primär neurodegenerativen Alzheimer-Erkrankung. Je nach Erkrankungsbeginn wird sie in eine frühe (präsenile) (< 65. Lebensjahr) oder späte (senile) Form (> 65. Lebensjahr) unterteilt. Die frühe Form ist vor allem genetisch bedingt und in der Regel durch einen rascheren Verlauf gekennzeichnet. Im Verlauf der Erkrankung entwickeln die Patienten eine zunehmende Demenz. Es handelt sich um eine kortikale Demenzform.

Einteilung und Symptomatik

Die Frühphase der Erkrankung ist gekennzeichnet durch langsam schleichende Gedächtnisstörungen (zunächst Kurzzeitgedächtnis). Die Betroffenen vergessen z. B. Termine oder Absprachen und wiederholen schon Gesagtes. Sie leiden häufig auch unter Wortfindungsstörungen. Die Betroffenen ziehen sich zurück, geben Tätigkeiten auf, die sie bisher gepflegt haben (z. B. Hobbys, Spaziergänge). Auch meiden sie soziale Aktivitäten und entwickeln in bis zu 30 % depressive Symptome oder eine Apathie. Zunehmend kommen räumliche Orientierungsstörungen hinzu, z. B. Schwierigkeiten, den richtigen Weg zu finden, sowie visuokonstruktive Einschränkungen, also beispielsweise eine Landkarte oder die Uhr zu lesen. Die „äußere Fassade“ bleibt in dieser Zeit meist noch relativ gut erhalten.
Im weiteren Verlauf nehmen die Gedächtnis- und Orientierungsstörungen zu. Das Bedienen von Geräten, Anziehen und die Verrichtung alltäglicher Handlungen werden unmöglich (Apraxie), die Sprache verkümmert immer stärker, wird floskelhaft. Stimmungsschwankungen, Unruhe, Wahn oder Sinnestäuschungen können auftreten, der Schlaf-wach-Rhythmus wird oft gestört. Beim Fortschreiten der Erkrankung können auch neurologische Störungen (z. B. Ataxie) hinzukommen. Im Spätstadium steigt aufgrund der Bettlägerigkeit das Risiko von Thrombosen, Embolien und Pneumonien (→ Abb. 9.2).

Ätiopathogenese

Anfang des 20. Jahrhunderts entdeckte Alois Alzheimer erstmalig spezielle neuropathologische Veränderungen (intraneurale Fibrillen) im Gehirn einer verstorbenen Demenzkranken. Inzwischen weiß man, dass Amyloidablagerungen (Amyloidplaques) und Neurofibrillen an den neurodegenerativen Prozessen beteiligt sind. Das Zytoskelett der Nervenzellen, das wichtige Transportaufgaben erfüllt, wird durch hyperphosphorylierte Tau-Proteine geschädigt. Dies führt zu einer **neurofibrillären Degeneration** und zum Untergang der Nervenzellen. **Amyloidplaques** entstehen durch eine fehlerhafte Spaltung eines Amyloidvorläuferproteins und bedingen ebenfalls den Neuronenverlust. Noch ist unklar, wodurch diese Prozesse in Gang gesetzt werden. Genetische Faktoren, Stoffwechselstörungen, Entzündungsprozesse und kardiovaskuläre Risikofaktoren werden diskutiert. Bisher ließen sich aber nur in einem sehr kleinen Teil (< 3 %) Chromosomenaberrationen nachweisen, der Anteil der sporadischen Fälle überwiegt deutlich. Der Verlust der kortikalen Synapsendichte wird für die Symptome der Alzheimer-Demenz verantwortlich gemacht. Der neurodegenerative Prozess breitet sich von entorhinalen Regionen über das limbische System zum Neokortex aus.
Die morphologischen Veränderungen treten weniger ausgeprägt und im fortgeschrittenen Lebensalter auch während des normalen Alterungsprozesses auf. Neurofibrillen und Amyloidplaques sind also nicht spezifisch für die Alzheimer-Demenz. Sie kommen auch bei anderen neurodegenerativen Erkrankungen oder Hirnschädigungen vor.

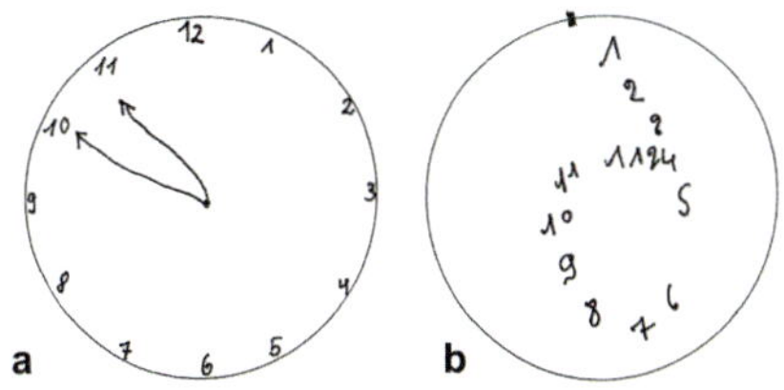

Abb. 9.1 Uhrenzeichentest: a) Uhrentest bei Störung der Exekutivfunktion; b) Uhrentest bei gestörter Exekutivfunktion und Visuokonstruktion (gezeichnet nach einer freundlicherweise zur Verfügung gestellten Vorlage von Prof. Timo Grimmer) [F778-001]

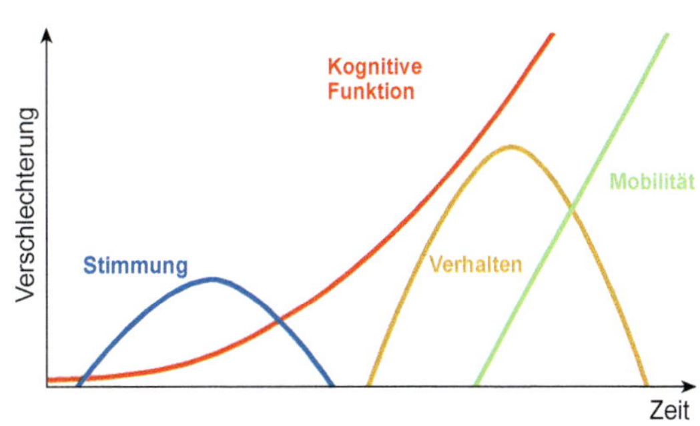

Abb. 9.2 Symptomentwicklung bei der Alzheimer-Demenz im Verlauf [L141]

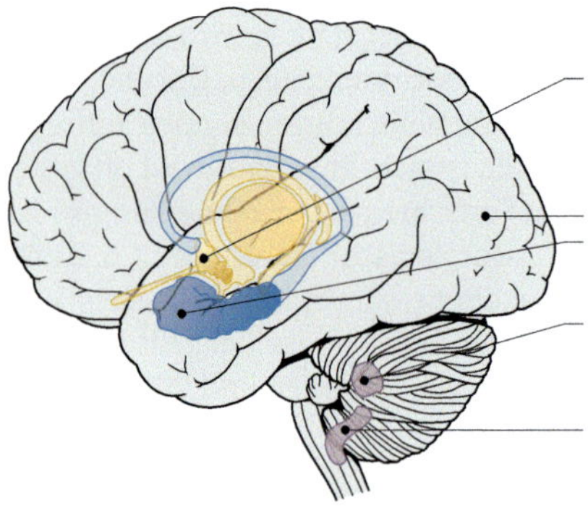

Abb. 9.3 Betroffene Neurotransmittersysteme bei Alzheimer-Demenz [L141]

Diese neurodegenerativen Veränderungen führen zur Beeinträchtigung verschiedener Transmittersysteme (→ Abb. 9.3).

Diagnostik

Bei der Alzheimer-Demenz handelt es sich um eine Ausschlussdiagnose. Die oben aufgeführte Diagnostik der Demenz gehört zum Standard. Das EEG kann normal sein oder eine Allgemeinveränderung aufweisen. Das cCT kann je nach Krankheitsstadium normal oder durch eine Atrophie imponieren. In der cMRT können vor allem eine hippokampale und/oder parietotemporale Degenerationen auffallen. Im FDG-PET können der verminderte Glukosemetabolismus temporal oder Amyloidablagerungen im Amyloid-PET dargestellt werden. Im Liquor kann das β-Amyloid erniedrigt sein (durch Amyloidplaquebildung) und ein Anstieg von Tau-Proteinen, vor allem Phospho-Tau, ist möglich. Typisch ist eine erniedrigte Amyloid-Ratio $A\beta_{1-42}/A\beta_{1-40}$.

Therapie

Eine kausale Therapie ist nicht bekannt. Die Therapie richtet sich nach folgenden Zielen:

- Verbesserung der kognitiven Hirnleistung
- Unterstützung der Alltagskompetenzen
- Verminderung der Verhaltensstörungen

Dies erfolgt über psychoedukative, ergo- und soziotherapeutische, kognitiv-verhaltenstherapeutische und pharmakologische Maßnahmen. Von Bedeutung sind außerdem die Gestaltung des Umfelds, Gedächtnis- und Alltagstraining.
Ziel des Gedächtnistrainings ist nicht nur eine reine Förderung kognitiver Leistungen, sondern auch eine Verbesserung der sozialen Integration und des emotionalen Befindens. In Studien konnte gezeigt werden, dass eine gleichzeitige gezielte Förderung von Gedächtnisleistungen und psychomotorischen Fertigkeiten die besten Erfolge bringt. Dabei wird auch auf den Erhalt vorhandener Kompetenzen geachtet, die einen eigenständigen Alltag ermöglichen.

Medikamentös kann man die folgenden Substanzen verabreichen (→ Kap. 8):

- **Acetylcholinesterasehemmer** bei leichten bis mittelschweren Demenzen
- **Glutamatmodulatoren** bei mittelschweren und schweren Formen der Demenz
- **Phytotherapeutika**

Die medikamentöse Behandlung der Alzheimer-Demenz ist Gegenstand intensiver Forschung. Vor allem auf dem Gebiet der „Alzheimer-Impfung" gibt es stetig Fortschritte. Hierbei wird das Immunsystem mit Amyloid-Fragmenten stimuliert, sodass Antikörper dagegen gebildet werden. In Studien konnte hierdurch eine deutliche Reduktion von zerebralen Amyloidablagerungen nachgewiesen werden. Bisher handelt es sich allerdings nur um ein experimentelles Therapieverfahren.
Begleitende psychiatrische Symptome werden symptomatisch psychopharmakologisch behandelt (→ Kap. 6 bis → Kap. 8).
Besondere Bedeutung kommt auch den **pflegenden Angehörigen** zu. Sie leisten oft einen erheblichen Beitrag zur Patientenversorgung und -betreuung und opfern viel Zeit für die Betroffenen. Aufgrund der Belastungssituation sollten sie vom Arzt über die Erkrankung und über Hilfsangebote (sozialpsychiatrische Dienste, Kurzzeitpflege, Heimunterbringung, Betreuung etc.) aufgeklärt und in den Therapieplan miteinbezogen werden. Entlastung bieten den Angehörigen auch entsprechende Selbsthilfegruppen oder psychoedukative Gruppen.

Filmtipp
Still Alice (2014)

Vaskuläre Demenzen [F01.0]

Vaskuläre Demenzen sind eine heterogene Gruppe von Erkrankungen, die aufgrund von mikro- und/oder makroangiopathischen Gefäßveränderungen entstehen. Blutungen, Embolien oder Thrombosen sind dabei ursächlich für die Schädigung der Hirnstruktur und die Entwicklung einer Demenz. Dabei besteht ein zeitlicher Zusammenhang zwischen vaskulär bedingten Hirnläsionen und erkennbaren Auffälligkeiten.

Einteilung und Symptomatik

Im Gegensatz zur langsam progredienten Alzheimer-Demenz verlaufen vaskuläre Demenzen häufig stufenweise bzw. in Schüben. Die Symptomatik kann nach einem Ereignis abrupt beginnen oder sich bei multiplen kleinen subkortikalen Infarkten auch schleichend oder fluktuierend entwickeln.
Neben den **kognitiven Beeinträchtigungen** sind die meist plötzlich auftretenden begleitenden neurologischen bzw. psychiatrischen Symptome (z. B. Hemiparesen, Sprachstörungen, Koordinationsstörungen, Gesichtsfelddefekte) abhängig vom Ort der Schädigung und damit sehr variabel. So können bereits sehr kleine strategische Infarkte eine Demenz zur Folge haben.
Folgende Formen werden unterschieden:

- Vaskuläre Demenz mit akutem Beginn [F01.0]: als Folge einer Blutung oder Ischämie
- Multiinfarkt-Demenz [F01.1]: nach mehreren Ischämien unterschiedlichen Ausmaßes
- Subkortikale arteriosklerotische Enzephalopathie (SAE, Morbus Binswanger) [F01.2]: als Folge einer Mikroangiopathie bei langjähriger arterieller Hypertonie und anderen kardiovaskulären Risikofaktoren. Typische Symptome sind Gangstörung und Inkontinenz. Die Betroffenen zeigen häufig eine Antriebsminderung, Verlust von Interessen, Affektlabilität, sowie psychomotorische und formalgedankliche Verlangsamung. Gedächtnisstörungen stehen oftmals nicht im Vordergrund.

Ätiopathogenese

Ursachen der vaskulären Demenz können mikro- oder makroangiopathische Prozesse sein. Je nach Lage können kortikale oder subkortikale (Basalganglien, Thalamus) Hirnstrukturen betroffen sein und zu relevanter Hirnschädigung mit Entwicklung einer Demenz führen.
Mikroangiopathische, arteriosklerotisch bedingte subkortikale Infarkte, die eine diffuse periventrikuläre Demyelinisierung des Marklagers bedingen, finden sich bei der SAE. Entscheidend ist dabei die deutliche Ausdehnung der Schädigung.
Auch andere Erkrankungen, wie zerebrale Vaskulitiden im Rahmen von systemischen Erkrankungen (SLE, Panarteriitis nodosa, Infekte), Amyloidangiopathien oder seltene Erberkrankungen (CADASIL, MELAS) führen zur Veränderung zerebraler Gefäße und ggf. zur Entwicklung einer Demenz.
Vaskuläre Demenzen treten häufig zusammen mit einer Alzheimer-Demenz auf (s. o.).

Diagnostik
Anamnestisch sind kardiovaskuläre Risikofaktoren typisch (z. B. Rauchen, Hypertonie, Diabetes, Adipositas, Hypercholesterinämie, Schlaganfälle in der Vorgeschichte). Neben der Standarddiagnostik ist die zerebrale Bildgebung wegweisend, mit ihr lassen sich lakunäre Infarkte oder periventrikuläre Demyelinisierungen im cCT oder cMRT nachweisen.

Eine vaskuläre Demenz darf nur bei auffälliger Bildgebung diagnostiziert werden!

Therapie
Die Kontrolle kardiovaskulärer Risikofaktoren sowie die Verbesserung der Hämodynamik vor allem mit blutverdünnender Medikation (z. B. ASS oder orale Antikoagulation) stehen im Vordergrund.
Kognitiv-verhaltenstherapeutische sowie sozio- und ergotherapeutische Maßnahmen und andere übende Verfahren sind von zentraler Bedeutung. Medikamentös können Acetylcholinersterasehemmer und Glutamatmodulatoren unterstützend wirken, sind aber nicht zugelassen und es besteht hierfür nur schwache Evidenz.

Frontotemporale Lobärdegenerationen [F02.0]

Hierbei handelt es sich um eine Krankheitsgruppe mit drei Subtypen: die frontotemporale Demenz (FTD, früher Morbus Pick), die semantische Demenz und die primär progressive nicht-flüssige Aphasie. Im Folgenden wird ausschließlich auf die FTD eingegangen. Bei dieser Erkrankung findet eine umschriebene degenerative Atrophie des Frontalhirns und umschriebener Bereiche des Temporallappens mit zunehmendem Persönlichkeitszerfall statt. Manifestationsalter ist in der Regel vor dem 65. Lebensjahr. Männer sind im Gegensatz zur Alzheimer-Demenz häufiger betroffen. Es gibt eine familiäre Häufung. Histologisch ist diese Krankheit durch das Auftreten von Pick-Körpern (angeschwollene kortikale Neurone) charakterisiert. Nach ca. 10 Jahren führt diese Erkrankung in der Regel zum Tod.

Einteilung und Symptomatik
Typisch für die FTD ist zunächst die Veränderung des Verhaltens und der Persönlichkeit bei relativ intaktem Gedächtnis. Die Betroffenen neigen zur Enthemmung mit Distanzlosigkeit und Missachtung sozialer Gepflogenheiten und Normen. Auffällig sind der Rededrang mit teils inadäquaten Inhalten sowie eine Hyperoralität (Neigung, sich Dinge in den Mund zu stecken, teils auch Aufnahme wahlloser, großer Mengen an Nahrung). Häufig leidet auch die Körperpflege. Der Affekt kann labil sein, die Patienten sind schnell ermüdbar und haben Probleme Aufgaben zu lösen oder abstrakt zu denken. Aphasie oder Apathie können ebenfalls vorkommen.

Diagnostik
Entscheidend für die Diagnose sind auch hier die ausführliche Anamnese und die zerebrale Bildgebung, durch die sich eine Atrophie des fronto-(temporalen) Lappens und eine Erweiterung der Vorderhörner darstellen lassen. Eine Liquorpunktion findet zum Ausschluss einer Alzheimer-Pathologie statt. Gegebenenfalls kann ein FDG-PET durchgeführt werden.

Therapie
Da keine kausale Therapie bekannt ist, erfolgt neben den üblichen Verfahren (Psychotherapie, Ergotherapie) eine symptomorientierte Behandlung mit Psychopharmaka (häufig werden SSRI eingesetzt).

Lewy-Körper-Demenz [F02.8]

Die Lewy-Körper-Demenz ist eine neurodegenerative Erkrankung, die den Parkinson-Plus-Syndromen zugeordnet wird. Sie tritt zwischen dem 60. und 70. Lebensjahr entweder in Folge an eine Parkinson-Erkrankung oder eigenständig auf. Pathogenetisch treten vor allem in pigmentierten Kerngebieten im Hirnstamm neuronale Einschlusskörper von α-Synuclein auf, die Lewy-Körper. Aber auch Amyloidplaques und Neurofibrillen wie bei der Alzheimer-Erkrankung sind nachweisbar.
Patienten mit Lewy-Körper-Demenz zeigen fluktuierende Verwirrtheitszustände und komplexe, „szenische" optische Halluzinationen. Weitere Symptome sind Gangstörungen und Stürze, Bewusstseinsstörungen, ggf. Wahnentwicklung und weitere Halluzinationen anderer Sinnesmodalitäten.
Auffällig ist, dass die Patienten sehr empfindlich auf Antipsychotika reagieren und sehr schnell EPMS oder ein MNS entwickeln können. Auf Präparate mit anticholinergen Nebenwirkungen sollte verzichtet werden. Entscheidend ist die Diagnosestellung bei wiederkehrenden Verwirrtheitszuständen und die Anpassung der Parkinsonmedikation (s. Lehrbücher Neurologie).

Demenz bei anderen Erkrankungen

Es gibt eine Reihe von Erkrankungen, bei denen im Krankheitsverlauf eine Demenz entstehen kann. Etwa 30 % der Patienten mit **Parkinson-Krankheit** entwickeln eine Demenz, auch bei **Chorea Huntington** ist die Endphase der Erkrankung durch eine Demenz gekennzeichnet. Ein kleinschrittiger Gang, Inkontinenz und eine leichte Demenz ist die Symptomtrias des **Normaldruckhydrozephalus** (NPH). Patienten mit zerebralen Infektionen haben ebenfalls ein erhöhtes Demenzrisiko, insbesondere **HIV**-Erkrankte. Wenn auch sehr selten, aber relevant, ist die durch Prionen verursachte und rasch progrediente **Creutzfeldt-Jakob-Krankheit.** Auch metabolische Erkrankungen, wie die Kupferspeicherkrankheit **Morbus Wilson,** können in einer Demenz münden. Für nähere Informationen zu diesen Erkrankungen wird auf die entsprechenden Lehrbücher verwiesen.

Organisches amnestisches Syndrom [F04]

Als Synonym wird häufig das (nicht Alkohol bedingte) **Korsakow-Syndrom** verwandt.

Einteilung und Symptomatik
Patienten fallen durch eine ausgeprägte Störung des Kurz- und Langzeitgedächtnisses auf, ohne dass die unmittelbare Wiedergabe von Neuem beeinträchtigt ist (Immediatgedächtnis). Betroffene sind bei ungestörtem Bewusstsein zeitlich desorientiert und leiden unter einer antero- oder retrograden Amnesie. Sie können schlecht Vergangenes in umgekehrt chronologischer Reihenfolge wiedergeben. Die Patienten neigen dazu, die Gedächtnislücken mit Erfundenem zu schließen. Dies bezeichnet man als **Konfabulationen.** Betroffene haben eine eingeschränkte Urteilsfähigkeit. Manchmal wirken sie auch apathisch und unentschlossen oder aber übertrieben entgegenkommend und angepasst.

Ätiopathogenese
Ursache sind Schädigungen im hypothalamischen-dienzephalen oder hippokampalen Bereich durch z. B. Blutungen, Ischämien, Raumforderungen und Traumafolgen oder Folge eines Vitamin-B_1-Mangels. Das Korsakow-Syndrom kann natürlich auch durch psychotrope Substanzen (→ Kap. 10) ausgelöst werden, dann wird es nach ICD-10 entsprechend unter [F1-.6] kodiert.

Diagnostik und Therapie

Entscheidend für die Prognose ist eine gründliche somatische Ursachenforschung, einschließlich Labor, zerebraler Bildgebung, EKG, ggf. Liquordiagnostik, um potenziell reversible Ursachen zu behandeln. Der Verlauf ist oft sehr unterschiedlich, eine komplette Remission ist jedoch nicht selten.

Delir [F05.-]

Beim Delir handelt es sich um eine unspezifische Reaktion des Gehirns auf diverse schädigende Einflüsse (→ Tab. 9.3). Schwere Allgemeinerkrankungen, hohes Alter, Drogen- oder Alkoholabhängigkeit, Vorschädigungen des Gehirns erhöhen das Risiko eines Delirs.

Einteilung und Symptomatik

Es wird eine hyper- und eine hypoaktive Form des Delirs unterschieden. Kernsymptom ist die **akute (qualitative oder quantitative) Bewusstseinsstörung.**
Hinzu kommen Orientierungsstörungen, kognitive Einbußen (z. B. Aufmerksamkeit, Immediatgedächtnis), psychomotorische Veränderungen (Erregungszustände oder Apathie, Nesteln), Wahrnehmungsstörungen (v. a. optische Halluzinationen), Wahnideen, ein gestörter Schlaf-wach-Rhythmus, inadäquater Affekt (z. B. Ängstlichkeit) und vegetative Entgleisungen (z. B. Hypertonie, Tachykardie, Übelkeit).
Typisch sind Schwankungen der Symptomatik über den Tagesverlauf, vor allem nachts sind die Symptome verstärkt.

Epidemiologie

Das Delir ist eine häufige und gleichzeitig häufig übersehene Erkrankung. 15–30 % der Patienten in stationärer Behandlung entwickeln es im Laufe ihres Aufenthalts. Das Delir ist als schwerwiegende Erkrankung sehr ernst zu nehmen. So ist das Sterberisiko bei deliranten Patienten um den Faktor 2,19 erhöht, die Mortalität liegt bei bis zu 40 %.

Ätiopathogenese

Neurobiochemisch wird ein Defizit von Acetylcholin vermutet. Gleichzeitig besteht ein Überangebot an Dopamin, Serotonin und Noradrenalin, was das Auftreten der typischen Symptome erklärt. Die Gründe hierfür können sehr vielfältig sein (→ Tab. 9.3).

Tab. 9.3 Ursachen eines Delirs

Ätiologische Faktoren eines Delirs	Beispiele
Kardiovaskuläre Erkrankungen	Herzinsuffizienz, Herzrhythmusstörungen, hypertensive Enzephalopathie
(Auto-)Inflammation	SLE, MS
Infektionen	Enzephalitis, Meningitis, Sepsis, AIDS
Metabolische Störungen	Hypo-/Hyperglykämie, Urämie, Elektrolytstörungen, hepatische Enzephalopathie
Endokrine Störungen	Nebennieren-, Schilddrüsen-, Hypophysenfunktionsstörungen
Neurologische Erkrankungen	Epilepsie, Hirnödeme, Hirnblutungen
Vitaminmangelsyndrome	Vitamin B_{12}, Folsäure
Entzug oder Intoxikation mit psychotropen Substanzen	Alkohol, Anxiolytika, Barbiturate, Amphetamine
Medikamente	Anticholinergika, Digitalis, trizyklische Antidepressiva, Antibiotika, Antipsychotika, Antiparkinsonmittel
Exogene Schädigung	Schädel-Hirn-Trauma, Operation

Diagnostik

Essenziell für die anschließende Behandlung des Delirs ist die breit angelegte Diagnostik, um die möglichen Ursachen des Delirs einzugrenzen. Dazu gehören eine gründliche Fremdanamnese (Medikamenteneinnahme, Suchtanamnese, internistische und neurologische Vorerkrankungen), internistische/neurologische Untersuchung, Blut-/Urinuntersuchung, Liquorpunktion und ggf. apparative Zusatzuntersuchungen (Röntgen, EEG, EKG, cCT etc.).

Therapie

Im Vordergrund der Therapie steht die Behebung der Ursachen des Delirs. Grundsätzlich sollte eine internistische Basistherapie erfolgen, bei der auf einen ausgeglichenen Wasser-Elektrolyt- und Blutzuckerhaushalt geachtet wird, Blutdruck und Puls kontrolliert werden und unter Umständen eine Thromboseprophylaxe durchgeführt wird. Unterstützend wirken eine Normalisierung des Schlaf-wach-Rhythmus, eine adäquate Schmerztherapie, eine Mobilisierung des Patienten und das Schaffen einer antidelirogenen Umgebung. Hierzu gehören ggf. ein Rooming-in von Angehörigen, die den Patienten in der Reorientierung helfen können und das Benutzen von Hilfsmitteln wie Brille oder Hörgeräten. Begleitend können bei psychomotorischer Unruhe oder psychotischem Erleben Psychopharmaka (v. a. Antipsychotika) indiziert sein (→ Kap. 23).

> Ein Delir stellt eine **Notfallsituation** dar und sollte in der Regel stationär behandelt bzw. überwacht werden. Da sich das Delir zu einer lebensbedrohlichen Situation entwickeln kann, ist eine intensivmedizinische Betreuung häufig indiziert.

Weitere organische psychische Störungen [F06.-/F07.-]

Grundsätzlich können organische Hirnschädigungen jedwede psychiatrische Symptomatik erklären (→ Tab. 9.1). Dies ist der Grund für die stets notwendige organische Ausschlussdiagnostik. Man spricht in diesem Zusammenhang auch von sekundären psychischen Störungen.
Mögliche Diagnosen sind:

- Organische Halluzinose [F06.0]
- Organische katatone Störung [F06.1]
- Organische wahnhafte (schizophreniforme) Störung [F06.2]
- Organische affektive Störungen [F06.3]
- Organische Angststörung [F06.4]
- Organische dissoziative Störung [F06.5]
- Organische Persönlichkeitsstörung [F07.0]

Zusammenfassung

- Psychische Erkrankungen, die nachweislich auf eine zerebrale Erkrankung, eine Hirnverletzung oder auf eine extrazerebrale Erkrankung, die die Hirnfunktion beeinträchtigt, zurückgeführt werden können, nennt man organische psychische Störung.
- Organische psychische Erkrankungen können sich als Demenz, organisch amnestisches Symdrom, Delir, organische psychische Störungen oder als organische Persönlichkeits- und Verhaltensstörung manifestieren.
- Demenzen sind geprägt vom Abbau kognitiver Leistungen und damit einer deutlichen Einschränkung der Alltagsbewältigung. Eine Wesensveränderung entwickelt sich je nach Demenzform in unterschiedlicher Ausprägung.
- Die Alzheimer-Demenz ist die häufigste Demenzform, gefolgt von der vaskulären Demenz. Entscheidend ist der Ausschluss von therapierbaren sekundären Demenzen (z. B. Enzephalitiden, NPH). Bei primär degenerativen Demenzen steht die Unterstützung bei der Alltagsbewältigung, frühzeitige Einbeziehung der Angehörigen, Verminderung der Verhaltensstörungen und in begrenzter Möglichkeit die Stärkung der Hirnleistung im Vordergrund der Therapie.
- Das Delir ist eine Notfallsituation, bei der es zur akuten Bewusstseins- und Orientierungsstörungen sowie vegetativer Entgleisung mit psychomotorischen Veränderungen kommt. Es kann sich zu einem lebensbedrohlichen Stadium entwickeln und wird daher stationär behandelt, ggf. unter intensivmedizinischer Überwachung.

Allgemeiner Teil

Einteilung und Symptomatik

Abhängigkeitserkrankungen sind nur eine von verschiedenen möglichen Folgestörungen, die durch zentralnervös wirksame Stoffe ausgelöst werden können. Häufig wird der Begriff „Sucht" synonym verwendet. Die ICD spricht im Allgemeinen von **Psychischen und Verhaltensstörungen durch psychotrope Substanzen.** Hierbei können substanzunabhängig folgende Syndrome auftreten:

- Akute Intoxikation [F1-.0]
- Missbrauch/schädlicher Gebrauch [F1-.1]

> Hier entstehen psychische oder körperliche Beeinträchtigungen durch die Substanz, die Kriterien für eine Abhängigkeit sind jedoch nicht erfüllt.

- Abhängigkeit [F1-.2]
- Entzugssyndrom ohne/mit Delir [F1-.3/F1-.4]
- Psychotische Störungen [F1-.5]
- Amnestisches Syndrom [F1-.6]

Im Folgenden wird hauptsächlich auf die Abhängigkeit von psychotropen Substanzen eingegangen. Dieses Kapitel bezieht sich also auf die **stoffgebundenen Süchte,** welche die Alkohol-, Drogen- und Medikamentenabhängigkeit einschließen. Es gibt auch **stoffungebundene Süchte,** wie beispielsweise die Spielsucht. Diese Erkrankungen werden jedoch im ICD-10 als **abnorme Gewohnheiten und Störungen der Impulskontrolle** andernorts klassifiziert (→ Kap. 22).
Für jede Form von Abhängigkeit müssen drei der folgenden sechs Diagnosekriterien innerhalb des letzten Jahres erfüllt worden sein (→ Tab. 10.1).
Häufig stößt man auf die Unterscheidung zwischen psychischer und körperlicher Abhängigkeit, welche substanzabhängig sehr unterschiedlich sein kann (→ Abb. 10.1). Die **psychische Komponente** der Sucht drückt sich im „craving" (Suchtdruck), also dem unwiderstehlichen Verlangen nach dem Suchtmittel aus. Die **körperliche Komponente** äußert sich in Kontrollverlust, Entzugssymptomatik und Toleranzentwicklung. Opioide sind die Stoffe mit dem höchsten körperlichen und psychischen Abhängigkeitspotenzial und der schnellsten Toleranzentwicklung. Eine Ausnahme stellt die Droge Crack dar, die eine spezielle Darreichungsform von Kokain ist. Crack hat ein ebenso hohes Abhängigkeitspotenzial wie Heroin.
Bei Cannabinoiden ist die Entstehung einer körperlichen Abhängigkeit umstritten.

Epidemiologie

Abhängigkeitserkrankungen sind nach den Angsterkrankungen die zweihäufigste psychiatrische Diagnose überhaupt. Die weitaus häufigste Form ist die Alkoholabhängigkeit mit ca. 70 %. Jeweils etwa 5 % der Suchtkranken sind medikamenten- oder drogenabhängig. 20 % sind abhängig von multiplen Substanzen (Polytoxikomanie).

> Die **Polytoxikomanie** [F19.2], also die Abhängigkeit von mindestens zwei oder mehreren Substanzen, muss für die Diagnosestellung über mindestens 6 Monate bestehen.

Ätiopathogenese

Verschiedene Faktoren haben Einfluss auf die Entstehung einer Sucht: Dazu gehört vor allem auch das Abhängigkeitspotenzial des Suchtmittels (→ Abb. 10.1). Weitere Faktoren sind:
Biologische Faktoren Zum einen hat die **Genetik** Einfluss auf die Entstehung von Abhängigkeitserkrankungen. Hierfür spricht eine überzufällige Häufung in betroffenen Familien. Es handelt sich um Mutationen an verschiedenen Genorten **(polygenetische Veränderungen).** Besonders hervorzuheben ist zum anderen die Bedeutung des zentralnervösen **Belohnungssystems.** Hier spielen hauptsächlich dopaminerge Neurone im Nucleus accumbens, einer Region im Vorderhirn, eine wichtige Rolle. Auch Endorphine sind an diesem Signalweg beteiligt. Die genannten Botenstoffe können durch den Konsum von psychotropen Substanzen vermehrt ausgeschüttet werden.
Psychologische Faktoren Eine zentrale Rolle nehmen **Lern- und Konditionierungsprozesse** bei der Entstehung einer Abhängigkeit ein. Als positive Belohnung im Sinne der operanten Konditionierung sind Euphorisierung, angenehme Emotionen und Sinneseindrücke zu sehen (→ Kap. 5). Dem gegenüber stehen beispielsweise Angst, innere Leere, deprimierte Stimmung sowie körperliche Missempfindungen als Bestrafung bei Nichteinnahme der Substanz.
Auch die Persönlichkeitsstruktur und die aktuelle psychische Stabilität haben Einfluss auf die Krankheitsentstehung.
Aus psychodynamischer Sicht besteht eine Ich-Schwäche beim Suchtkranken. Bedingt durch eine Über- oder Unterversorgung in der Kindheit entsteht eine herabgesetzte Frustrationstoleranz. Es entwickelt sich eine Unfähigkeit, unangenehme Situationen oder Gefühle aushalten zu können, weswegen zur Bewältigung Suchtmittel konsumiert werden.
Soziale Faktoren Die aktuelle Lebenssituation, das persönliche Umfeld und die Akzeptanz von Drogenkonsum bei Bezugspersonen und Menschen mit Vorbildfunktion sind hier hervorzuheben. Außerdem ist die Verfügbarkeit des Suchtmittels für das Fortbestehen einer Sucht essenziell.

Diagnostik

Für die Diagnostik der einzelnen Abhängigkeitserkrankungen wird auf den speziellen Teil dieses Kapitels verwiesen.

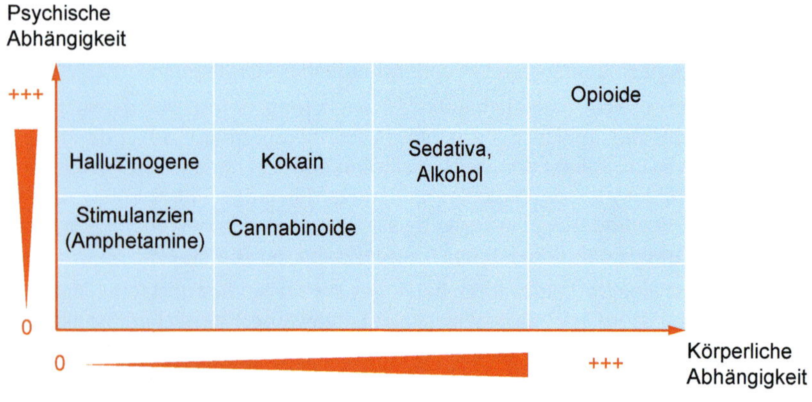

Abb. 10.1 Abhängigkeitspotenzial je nach Substanzgruppe [L231]

Tab. 10.1 ICD-10-Diagnosekriterien für das Vorliegen einer Abhängigkeit [F1-.2] [W906-001]

1	Starker Wunsch oder Zwang, eine Substanz zu konsumieren (Craving)
2	Verminderte Kontrollfähigkeit betreffend die Menge, den Beginn oder die Beendigung des Konsums
3	Körperliche Entzugserscheinungen bei Beendigung oder Reduktion des Konsums
4	Toleranzentwicklung und Dosissteigerung
5	Vernachlässigung anderer Tätigkeiten zugunsten des Substanzkonsums. Erhöhter Zeitaufwand zur Beschaffung der Substanz, und um sich von den Folgen des Konsums zu erholen.
6	Fortsetzung des Konsums trotz Nachweis anhaltender Spätfolgen

Therapie

Die Therapie von Abhängigkeitserkrankungen läuft typischerweise in vier verschiedenen Phasen ab: Motivation → Entgiftung → Entwöhnung → Nachsorge (→ Abb. 10.2). Entscheidend für die Prognose ist eine möglichst frühe Diagnose, bevor Folgeschäden eingetreten sind.

Motivationsphase

Voraussetzungen für eine erfolgreiche Therapie sind vor allem die **Motivation** des Patienten zur Therapie sowie seine **Krankheitseinsicht.** Diese gilt es in der Motivationsphase zu stärken. Bestehen sie nicht, gibt es keine realistischen Chancen für einen Therapieerfolg. Der Therapeut sollte mit dem Patienten in einer nicht moralisierenden Weise den Substanzkonsum thematisieren und ihn über die Folgen **informieren.** Dabei sollte er durch Empathie und Verständnis beim Patienten eine Motivation zur Entgiftung und Entwöhnung aufbauen und gemeinsam einen **Therapieplan** erstellen. Häufig ist es jedoch der Fall, dass Patienten fremdmotiviert (z. B. durch Druck der Familie, anderer Angehöriger oder des Arbeitgebers) in der Praxis oder der Klinik erscheinen.

Entgiftung (Entzug)

Meist werden die Patienten hierzu stationär aufgenommen und der Substanzkonsum wird in der Regel abrupt beendet. Die Ausnahme stellen Benzodiazepine und Barbiturate dar, welche schrittweise entzogen werden. Ziel ist die **komplette Abstinenz** des Patienten. Hier steht die **körperliche Komponente** der Abhängigkeit im Vordergrund. Es erfolgt eine engmaschige medizinische und psychologische Überwachung. **Entzugssymptome** werden als überaus quälend empfunden und fast immer bedarf es unterstützender Medikation. Oft ist eine Entgiftung nach wenigen Tagen bis Wochen abgeschlossen.

Entwöhnung

Eine Entwöhnung wird üblicherweise in Spezialkliniken durchgeführt, es gibt aber auch ambulante Angebote. Sie dauert mit 4–6 Monaten deutlich länger als die Entgiftung. Als Therapieziel steht die Behandlung der **psychischen Komponente** der Abhängigkeit im Vordergrund.
Da die einmal erworbene Abhängigkeit zumeist lebenslang bestehen bleibt, muss der Kranke lernen, wie er sein Leben ohne Substanzkonsum führen kann. Angeboten werden verschiedene **sozio- und psychotherapeutische Verfahren.**
Entscheidend ist auch die Einbeziehung der Angehörigen, um ein Verständnis für den Substanzkonsum als Ausdruck einer Krankheit zu schaffen und einer Co-Abhängigkeit entgegenzuwirken. Das heißt, dass sowohl Tendenzen, den Abhängigen zu schützen, die Abhängigkeit nach außen zu verdecken, aber auch die Aggressionen und Hilflosigkeit gegenüber dem Erkrankten thematisiert und Lösungswege gesucht werden. Nicht zuletzt wird hier auch die Planung der ambulanten Weiterbehandlung organisiert.

Nachsorgephase

In der Nachsorgephase sollte der Abhängige über Jahre begleitet werden, um ihn beim **Erhalt der Abstinenz** und beim Aufbau neuer beruflicher und sozialer Perspektiven zu unterstützen. Suchtberatungsstellen, Sozialdienste, Psychotherapeuten, Ärzte und Selbsthilfegruppen übernehmen dabei die Begleitung. Regelmäßige Vorstellungen beim Hausarzt oder Psychiater mit Überprüfung von Laborwerten, eventuell Verschreibung von Medikamenten sowie die Fortführung der psychologischen Betreuung gehören zur Nachsorge.
In **Selbsthilfegruppen** (z. B. Anonyme Alkoholiker) geht es um Erfahrungsaustausch und gegenseitige Motivation. Betroffene können von anderen Erkrankten lernen, mit Krisenzeiten umzugehen und dass Rückfälle zum Lernprozess dazugehören.

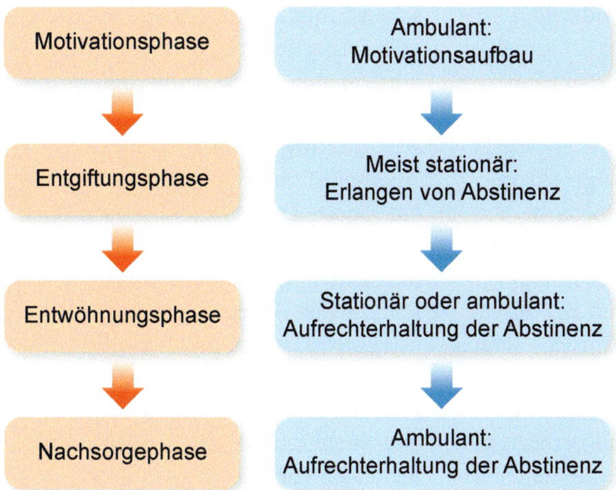

Abb. 10.2 Therapiephasen bei der Behandlung von Abhängigkeitserkrankungen [L231]

Spezieller Teil

Psychische und Verhaltensstörung durch Alkohol [F10.-]

Einteilung und Symptomatik

Alkoholintoxikation (Rausch) [F10.0]

Man unterscheidet den einfachen und den pathologischen Rausch.
Der **einfache Alkoholrausch** ist der typische Verlauf einer akuten Alkoholintoxikation. Die Symptomatik beinhaltet:

- Gehobene, euphorische und/oder gereizte Stimmung
- Enthemmung
- Antriebssteigerung mit Selbstüberschätzung
- Gesichtsrötung (Flush), Tachykardie
- Dysarthrie (Sprechstörungen, „Lallen“)
- Zerebelläre Ataxie (Gleichgewichtsstörungen)

Man kann anhand der Blutalkoholkonzentration (Promillezahl) in etwa die Schwere des Rauschs festlegen. Gemessen wird das Gramm Alkohol pro Kilogramm Blut. Die Symptomatik kann interindividuell sehr verschieden sein und ist von vielen Faktoren abhängig. So wird die Alkoholwirkung beeinflusst durch beispielsweise Gewicht, Geschlecht, Gewohnheit und Tagesstimmung (→ Tab. 10.2).
Ein **pathologischer Rausch** ist bereits durch nur geringe Alkoholmengen auslösbar und entsteht auf der Grundlage einer Parenchymschädigung des Gehirns. Er kommt relativ selten vor und ist oft nur von kurzer Dauer. Der pathologische Rausch beinhaltet typischerweise die komplette Amnesie für die Dauer des Rausches, persönlichkeitsfremdes Verhalten, Orientierungsstörungen sowie psychomotorische Erregung und Aggressivität. Wichtig ist die Diagnose im Zusammenhang mit forensischen Tatbeständen, da bei Vorliegen eines pathologischen Rausches eventuell die Schuldfähigkeit aufgehoben sein kann.

Alkoholabhängigkeit [F10.2]

Eine Alkoholabhängigkeit besteht, wenn drei oder mehr der allgemeinen Suchtkriterien vorliegen (→ Tab. 10.1).
Gelegentlich stößt man noch auf die Einteilung der Abhängigkeitstypen nach Jellinek. Diese Unterscheidung hat heutzutage keine praktische Relevanz mehr, diesbezüglich wird auf gängige Lehrbücher verwiesen.
Über Jahre hinweg kann sich die Abhängigkeit in vier Phasen nach Jellinek entwickeln:

Tab. 10.2 Alkoholintoxikation

Schweregrad	Blutalkohol-konzentration	Symptome
Leichter Rausch	0,5–1,5 ‰	Enthemmung, gesteigerte Motorik und Antrieb, Tachykardie, Hautrötung
Mittelschwerer Rausch	1,5–2,5 ‰	Steigerung der Stimmung hin zur Euphorie oder Aggressivität, Zunahme der körperlichen Symptome
Schwerer Rausch	2,5–3,5 ‰	Bewusstseinsstörung, fehlende Orientierung und Sprachstörung, starke körperliche Symptome (z. B. Schwindel, Übelkeit, Ataxie)
Alkoholisches Koma	› 3,5 ‰	Lebensgefahr

Voralkoholische Phase Alkohol wird nicht nur bei gesellschaftlichen Anlässen, sondern auch zum Spannungsabbau konsumiert, die Alkoholtoleranz nimmt zu, fast täglicher Alkoholkonsum.
Anfangsphase (Prodromalphase) Trinkmenge und Toleranzentwicklung nehmen zu, Betroffene suchen Gelegenheiten heimlich zu trinken. Gedanken kreisen um das Trinken, Alkoholvorräte werden angelegt, Alkoholkonsum wird bagatellisiert. Es treten Schuldgefühle auf, während der Trinkperiode kommt es zu „Gedächtnislücken".
Kritische Phase Es entwickelt sich eine starke psychische Abhängigkeit, morgendliches Trinken, die Abstinenzphasen werden kürzer. Es kommt zum Kontrollverlust über Beginn, Menge und Ende der Trinkphasen. Das Interesse an Freizeitbeschäftigungen lässt nach und es kommt zur Wesensveränderung mit abgeflachter Emotionalität. Konflikte und Streitigkeiten in Familie und am Arbeitsplatz nehmen zu. Hilfe wird abgelehnt und das Trinkverhalten wird gerechtfertigt oder verleugnet.
Chronische Phase Zunehmende situationsunabhängige Räusche, körperliche Entzugserscheinungen (v. a. morgens) und Folgeschäden treten auf. Es kommt zur sozialen Isolierung sowie häufig zur Arbeitsunfähigkeit und Alkoholintoleranzentwicklung (bereits kleine Mengen Alkohol lösen Rauschzustände aus).
Die ersten beiden Phasen werden oft nicht rechtzeitig erkannt. Sowohl der Betroffene, die Angehörigen, aber auch Ärzte nehmen die Gefährdung nicht entsprechend wahr. In welchem Zeitraum sich die Alkoholabhängigkeit entwickelt und wie lange die einzelnen Phasen dauern ist individuell und hängt von körperlichen und psychischen Voraussetzungen der Betroffenen ab.
Die meisten alkoholabhängigen Patienten leiden unter einer **komorbiden Störung** – die häufigsten sind:

- Affektive Störungen
- Angststörungen
- Persönlichkeitsstörungen
- Schmerzstörungen
- Abhängigkeit von anderen psychotropen Substanzen

Alkoholentzugssyndrom [F10.3]

Innerhalb von 12 h nach Sistieren des chronischen Alkoholkonsums tritt das **einfache Entzugssyndrom** auf. Es ist durch psychische (Unruhe, Angst, Reizbarkeit, dysphorische Stimmungslage, gesteigerte Empfindlichkeit für optische und akustische Reize) und körperliche Symptome (Tremor, Blutdruckschwankungen, Tachykardie, Schweißausbrüche, Appetitlosigkeit und Übelkeit) gekennzeichnet. Gewöhnlich dauert es 2–3 Tage an. Schon im Rahmen des Entzugssyndroms können epileptische Anfälle auftreten. Kommen illusionäre Verkennungen bzw. flüchtige Halluzinationen hinzu, spricht man vom **Prädelir.**
Die schwere Form der Entzugssymptomatik, das **Alkoholentzugsdelir (F10.4),** auch Delirium tremens genannt, manifestiert sich am 2.–4. Tag der Entzugsphase. Typisch dafür sind lebhafte optische Halluzinationen (v. a. in Form kleiner Tiere, z. B. weiße Mäuse oder Ameisen), eine hohe Suggestibilität (die Patienten können z. B. von einem leeren Blatt Papier ablesen) und eine Mischung aus Angst und Euphorie. Als weitere Symptome sind zu nennen: Bewusstseinstrübung, Orientierungsstörungen (meist örtlich), erhebliche Unruhe, stark gesteigerte Psychomotorik, Aufmerksamkeitsstörungen, Gedächtnisstörungen, formale Denkstörungen (inkohärentes Denken), gelegentlich Wahnideen, in 50 % der Fälle auch epileptiforme Anfälle. Unbehandelt dauert das Alkoholdelir einige Tage, es kann jedoch auch in ein amnestisches Syndrom (Korsakow) übergehen oder in schweren Fällen tödlich enden. In unbehandelten Fällen liegt die Letalität bei 25 %.

Alkoholfolgeerkrankungen

Neben den **internistischen Folgeerkrankungen** (→ Abb. 10.3) spielen folgende neuropsychiatrischen Störungen eine Rolle:
Wernicke-Enzephalopathie Sie ist auf einen Thiaminmangel (Vitamin B_1) durch Mangelernährung zurückzuführen. Hieraus folgen Bewusstseins- und Orientierungsstörungen, Ataxie und Augenmuskelbewegungsstörungen. Organisches Korrelat ist ein spongiöser Gewebszerfall mit Schrumpfungen und Verfärbungen im Bereich des III./IV.-Ventrikel, vor allem der Corpora mamillaria.
Korsakow-Syndrom [F10.6] Entsteht oft im Anschluss an eine Wernicke-Enzephalopathie. Der Patient leidet unter der typischen Trias: **Orientierungsstörung, retrograde und v. a. anterograde Amnesie, Konfabulationen** (Füllen der Erinnerungslücken mit erfundenen Erlebnissen).
Psychotische Störungen [F10.5] Hier ist einerseits an die **Alkoholhalluzinose** zu denken. Sie tritt nach chronischem Alkoholmissbrauch auf und ist durch hauptsächlich akustische Halluzinationen (oft beschimpfende Stimmen) und einhergehende Ängste oder misstrauische Stimmung gekennzeichnet.
Als weitere psychotische Störung besteht der **alkoholische Eifersuchtswahn.** Hierbei handelt es sich um ein auf die Untreue des Partners begrenztes Wahnerleben.
Demenz Untersuchungen haben gezeigt, dass der Frontallappen bei chronisch Alkoholabhängigen im Vergleich zur Altersnorm verstärkt atrophiert. Alkoholkonsum ist ein klarer Risikofaktor für die Entstehung einer Demenz.
Polyneuropathie Vor allem der unteren Extremitäten: erst sockenförmige, dann strumpfhosenförmige Parästhesien, dann Abschwächung der Reflexe.
Suizid Ein Viertel der alkoholabhängigen Patienten verübt mindestens einen Suizidversuch. 5–10 % sterben durch Suizid.

Epidemiologie

In Deutschland leben derzeit 1,7 Millionen Menschen mit Alkoholabhängigkeit (4,8 % der männlichen und 1,9 % der weiblichen Bevölkerung). Die Dunkelziffer ist bei dieser Erkrankung jedoch hoch. Etwa 11,2 Millionen Bundesbürger zeigen ein riskantes Trinkverhalten. Das Verhältnis zwischen Männern und Frauen liegt bei 2,5 : 1. Alle Bevölkerungsschichten, Alters- und Berufsgruppen sind betroffen. Das Lebenszeitrisiko, alkoholabhängig zu werden liegt zwischen 5 und 15 %. Der alkoholbedingte volkswirtschaftliche Schaden beläuft sich jährlich auf etwa 57 Milliarden Euro.

Ätiopathogenese

Alkohol ist die am meisten verbreitete und akzeptierte Droge unserer Gesellschaft. Man kann ihn sehr leicht erwerben und er ist relativ günstig. Besonders aufgrund der gesellschaftlichen Akzeptanz sehen viele Betroffene keinen Handlungsbedarf und ein erhöhter Konsum kann relativ lange unerkannt bleiben. Alkoholabhängigkeit kommt, wie jede Suchterkrankung, in allen sozialen Schichten vor. Die Folgeschäden führen jedoch häufig zu einem sozialen Abstieg.

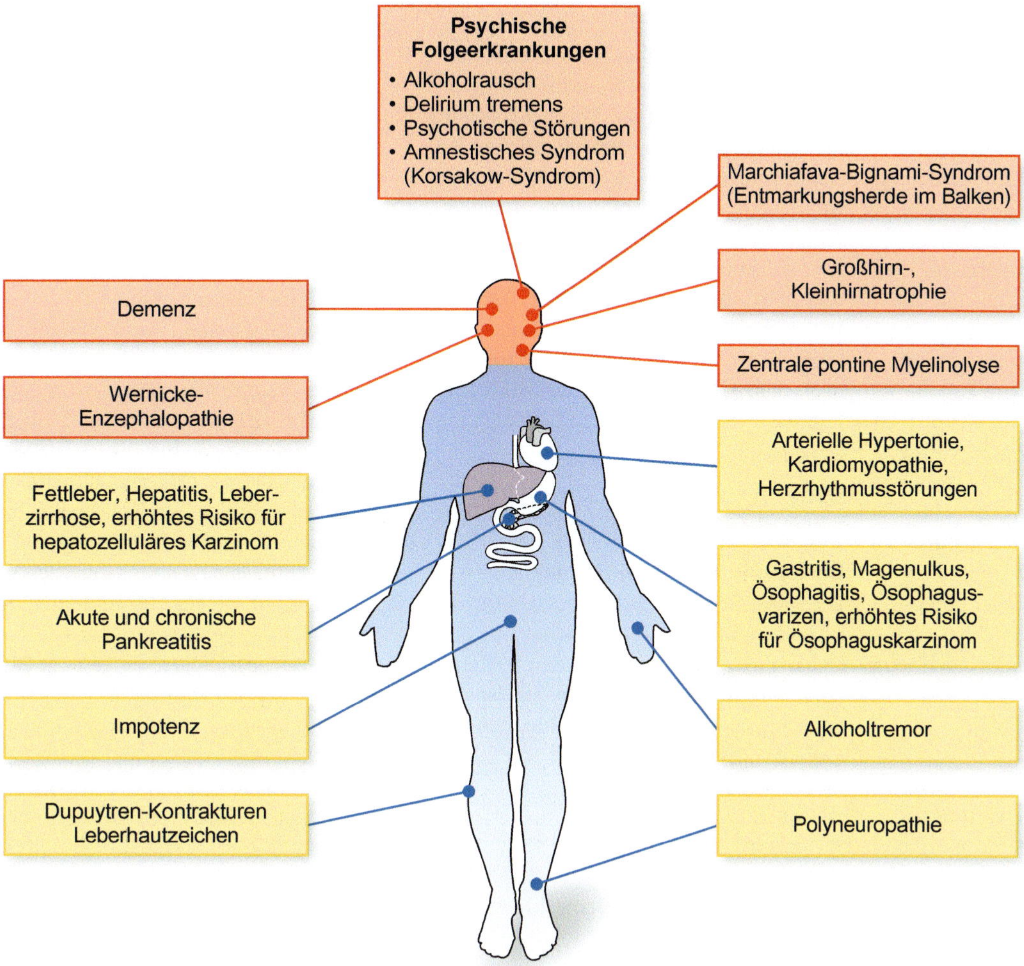

Abb. 10.3 Körperliche Folgen der Alkoholabhängigkeit [L141]

Der multifaktorielle Mechanismus der Krankheitsentstehung ist im allgemeinen Teil beschrieben.

Diagnostik

Zusätzlich zum Erfüllen der allgemeinen Suchtkriterien (s. o.) können weitere diagnostische Methoden angewandt werden:

- Als Screeninginstrument hat sich das **CAGE-Interview** bewährt. Mindestens zwei positive Antworten weisen auf eine Alkoholabhängigkeit hin:
  - **C**ut-down: Hatten Sie jemals das Gefühl, Ihren Alkoholkonsum vermindern zu müssen?
  - **A**nnoyed: Haben andere Personen Ihr Trinkverhalten kritisiert und Sie damit verärgert?
  - **G**uilty: Hatten Sie jemals Schuldgefühle wegen Ihres Alkoholkonsums?
  - **E**ye-opener: Haben Sie jemals morgens getrunken, um „in Gang" zu kommen?
- **Laboruntersuchungen** können Auskunft über einen chronischen Alkoholkonsum geben. Dazu dienen folgende Parameter:
  - Lebertransaminasen GOT und GPT
  - γ-GT
  - Albumin, Quick (Syntheseparameter)
  - MCV
  - CDT (carbohydrate-deficient transferrin, gesteigert bei regelmäßigem Konsum)
- Berechnung der **Blutalkoholkonzentration** (BAK) mit der Widmark-Formel anhand einer Messung im Blut oder der Atemluft

Widmark-Formel
Blutalkoholkonzentration (‰) = aufgenommene Menge Alkohol (in g) / Körpergewicht (in kg) × Verteilungsfaktor (Mann = 0,7; Frau = 0,6)

Therapie

Die Therapie der Alkoholabhängigkeit entspricht den im allgemeinen Teil dargestellten Behandlungsschritten (→ Abb. 10.2).

Entgiftung Aufgrund der teilweise lebensbedrohlichen Entzugssymptomatik kommen in vielen Fällen verschiedene Medikamente zum Einsatz:

- Benzodiazepine: sedierend, antikonvulsiv
- Clomethiazol: stark sedierendes und hypnotisch wirkendes Medikament, das auch antikonvulsiv wirksam ist und somit möglichen Krampfanfällen entgegenwirkt. Es besitzt selbst ein Abhängigkeitspotenzial und sollte wegen seiner Risiken nur maximal für 14 Tage unter stationären Bedingungen verordnet werden. Nebenwirkungen beinhalten gesteigerte Bronchialsekretion, Atem- und Kreislaufdepression.
- Clonidin: zentral wirksames Antihypertensivum, das den Sympathikotonus senkt und zentral dämpfend wirkt. Somit vermindert es auch die vegetativen Begleiterscheinungen eines Entzugs wie Tachykardie, Tremor, Tachypnoe, Unruhe.
- Antipsychotika: zur Behandlung von psychotischen Symptomen
- Antiepileptika: Krampfanfallprophylaxe (z. B. mit Carbamazepin)
- Vitaminsubstitution (v. a. Vitamin B_1): Prophylaxe einer Wernicke-Enzephalopathie
- Flüssigkeits- und Elektrolytsubstitution

Medikamentöse Rückfallprophylaxe Im Anschluss an die Entgiftung schließen die Entwöhnungs- und Nachsorgephase an. Als medikamentöse Rückfallprophylaxe können folgende Substanzen erwogen werden:

- **Acamprosat:** Medikament zur Aufrechterhaltung der Abstinenz bei Alkoholkrankheit, das über Glutamat-Modulierung das Verlangen nach Alkohol verringern soll.

Beginn der Einnahme ist am besten nach der Entgiftung. Sie sollte auch bei einem Rückfall nicht gestoppt werden.

- **Naltrexon:** eine Anti-Craving-Substanz, die über einen Opiatantagonismus wirkt und das Verlangen nach Alkohol reduzieren soll
- **Nalmefen:** Dieser Opiatantagonist ist zur Trinkmengenreduktion zugelassen. Ziel ist also nicht die Totalabstinenz, sondern ein „kontrolliertes Trinken".
- **Disulfiram:** Dieses Medikament führt zu einer Unverträglichkeit aller alkoholischen Getränke, Speisen und Arzneimittel, da es die Acetaldehyddehydrogenase und somit einen wichtigen Schritt im Alkoholabbau hemmt. Übelkeit, Erbrechen, Unwohlsein, Hitzegefühle, Schwitzen, pulsierende Kopfschmerzen und Tachykardien sind die Folge. Wird aufgrund der potenziellen Lebensgefahr bei Alkoholkonsum während der Therapie jedoch nur noch sehr selten angewendet.

Verlauf

Bei unbehandelten, alkoholkranken Patienten befindet sich die Lebenserwartung 15 Jahre unterhalb der Norm. Ohne anschließende Entwöhnungstherapie liegt die Rückfallquote nach einer Entgiftung bei bis zu 85 %. Langfristige Abstinenzraten bei durchgeführter Entwöhnungs- und Nachsorgebehandlung liegen bei 40–50 %. Allerdings entschließt sich nur ein geringer Prozentsatz der Abhängigen nach der Entgiftung überhaupt zur Langzeitentwöhnungstherapie in suchtspezifischen Einrichtungen.

Die Alkoholabhängigkeit kann massive soziale Auswirkungen haben. Dabei ist der Süchtige, aber auch sein soziales Umfeld betroffen. Es kommt zur Vernachlässigung der familiären und freundschaftlichen Beziehungen, in schweren Fällen können Gewalttätigkeiten und Strafdelikte die Folge sein. Probleme im Berufsleben enden bei Alkoholismus häufig in der Arbeitslosigkeit und ziehen finanzielle Probleme, wie den Wohnungsverlust und einen sozialen Abstieg mit Verwahrlosung und Verarmung nach sich. Aber auch Verkehrsdelikte mit Führerscheinentzug können die Folge sein.

Drogen- und Medikamentenabhängigkeit

Einteilung und Symptomatik

Die folgenden Substanzgruppen sind zusätzlich zum Alkohol als psychotrope Substanzen in der ICD-10 zu finden (→ Tab. 10.3). Das Abhängigkeitspotenzial ist von Substanz zu Substanz unterschiedlich (→ Abb. 10.1).

- Opioide [F11.-]
- Cannabinoide [F12.-]
- Sedativa oder Hypnotika [F13.-]
- Kokain [F14.-]
- Andere Stimulanzien, einschließlich Koffein [F15.-]
- Halluzinogene [F16.-]
- Tabak [F17.-]
- Flüchtige Lösungsmittel [F18.-]

Interindividuell hängt die jeweilige Wirkungsweise von vielen verschiedenen Faktoren ab. Hierzu zählen beispielsweise Geschlecht, Gewicht, Gewöhnung, Metabolismus, Dosis und Applikationsart.

Als **Komorbidität** findet sich bei über 50 % der Patienten mit Drogenmissbrauch zusätzlich mindestens eine andere psychische Störung. Oft liegen Depressionen, bipolare Störungen, Schizophrenien und Persönlichkeits- oder Verhaltensstörungen vor. Diese Störungen entwickeln sich häufig bereits im Vorfeld des Drogenkonsums.

Drogenkonsum und psychotische Störungen stehen häufig in Zusammenhang. So treten z. B. unter Cannabiskonsumenten schizophrene Störungen deutlich häufiger auf als in der Normalbevölkerung. Auf der anderen Seite konsumieren schizophrene Patienten in der akuten Krankheitsphase auch mehr Cannabis. Halluzinogene können psychotische Episoden auslösen. Psilocybin wird in diesem Zusammenhang in der Forschung genutzt und zur Auslösung von „Modellpsychosen" eingesetzt. Patienten mit einer Schizophrenie ist folglich dringend von jeglichem Drogenkonsum abzuraten.

Als körperliche Folgen oder Begleitkrankheiten können Mangelernährung und Infektionen (v. a. HIV, Hepatitis B und C) durch unvorsichtige Verhaltensweisen wie „needle sharing" auftreten. Des Weiteren können ebenfalls durch Nadelinjektionen arteriovenöse Fisteln oder Abszesse entstehen.

Differenzialdiagnostisch müssen andere psychiatrische Erkrankungen, Schädel-Hirn-Traumen, Hypoglykämie und andere akute somatische Erkrankungen ausgeschlossen werden.

Tab. 10.3 Drogen- und Medikamentenmissbrauch in der Übersicht

Droge/Medikament	Typisierung	Einnahme	Biologischer Wirkmechanismus	Symptomatik Intoxikation	Symptomatik Entzug
Opioide (therapeutisch als Schmerz-, Husten- und Narkosemittel) Antidot: Naloxon	Morphin Heroin (potenter und lipidlöslicher als Morphin) Methadon	p. o. s. c. i. v. rauchen schnupfen	Stimulation von Opioidrezeptoren Heroin ist ein reiner μ-Rezeptoragonist	**Körperliche Symptome:** Analgesie, Bradykardie, Hypotonie, Tremor, Hypothermie, Obstipation, Miosis, Atemdepression **Psychische Symptome:** initial Euphorie, gefolgt von Entspannung, Sedierung bis hin zum Koma, aber auch Dysphorie, Rausch, Apathie, Wahrnehmungsstörungen, Aphasie, Psychosen	Der Entzug wird von den Patienten als äußerst unangenehm beschrieben und häufig abgebrochen. Generell ist er jedoch, anders als der Alkoholentzug, nicht lebensbedrohlich. Mydriasis, Tremor, Muskelschmerz, Tränen- und Nasenfluss, Angst.
Cannabinoide (beim Cannabis ist der Hauptwirkstoff Tetrahydrocannabinol, THC)	Haschisch: Harz Marihuana: Blüten und Blätter	p. o. rauchen	Agonismus am Endocannabinoid-System	**Körperliche Symptome:** Dilatation der Konjunktivalgefäße (Augenrötung), Schwindel, Mundtrockenheit, Tachykardie, verstärktes Hungergefühl **Psychische Symptome:** Euphorie, Sedierung, Denk- und Wahrnehmungsstörungen, Realitätsveränderungen (Raum, Zeit), Angst, Depression, Horrortrips und Flashbacks sind möglich, **amotivationales Syndrom**	Symptomarm: Es werden Schlafstörungen, Agitation, Depression und Dysphorie beschrieben.

Tab. 10.3 Drogen- und Medikamentenmissbrauch in der Übersicht *(Forts.)*

Droge/Medikament	Typisierung	Einnahme	Biologischer Wirkmechanismus	Symptomatik Intoxikation	Symptomatik Entzug
Sedativa oder Hypnotika Antidot: Flumazenil bei Benzodiazepinen und Non-Benzodiazepin-Hypnotika	Benzodiazepine Non-Benzodiazepin-Hypnotika Barbiturate	p. o. **Low-Dose-Abhängigkeit:** Einnahme von Mengen im therapeutischen Dosisbereich, v. a. bei älteren Menschen. Hier findet sich eine mildere Symptomatik. **High-Dose-Abhängigkeit:** Einnahme von deutlich höheren Dosierungen v. a. bei Polytoxikomanie oder anderer psychiatrischer Komorbidität.	Siehe Anxiolytika und Hypnotika (→ Kap. 8)	**Körperliche Symptome:** verwaschene Sprache, Gangunsicherheit, Koordinationsstörungen, Nystagmus, Kreislauf- und Atemdepression, Koma **Psychische Symptome:** Aufmerksamkeits- und Gedächtnisstörungen	Es kann zu **Rebound-Phänomenen** kommen, also Gegenreaktionen zur ursprünglichen Wirkung. Hierzu zählen: Angst, Unruhe, Schlafstörungen. Zudem: Hyperaktivität des vegetativen Nervensystems mit Tremor, Schwitzen, Tachykardie, Aggressivität, Muskelschmerzen, Diarrhö, ggf. kognitive Störungen, epileptische Anfälle, Entzugsdelir möglich
Kokain	Kokainhydrochlorid als Pulver Kokain als freie Base: Crack	i. v. schnupfen rauchen (Crack)	Hemmt die präsynaptische Wiederaufnahme von Dopamin, Noradrenalin und Serotonin.	**Körperliche Symptome:** Mydriasis, Tachykardie, Hypertonie, Tremor, Schwitzen, Hyperthermie, erhöhter Muskeltonus, Krampfanfälle, Hirnblutungen und Schlaganfälle **Psychische Symptome:** Euphorie, Glücksgefühl, vermindertes Schlaf- und Ruhebedürfnis, verminderter Appetit, gesteigertes Selbstbewusstsein, Enthemmung, sexuelle Erregung und Enthemmung, Logorrhö, Wahrnehmungsstörungen, paranoide Psychosen Im Anschluss an den akuten Rausch folgt häufig eine depressive Reaktion.	Relativ symptomarm: Depression, Müdigkeit, Schlafstörungen
Andere Stimulanzien	Amphetamin (Speed) Methamphetamin MDMA (Ecstasy)	p. o. i. v. rauchen schnupfen	Hemmt die präsynaptische Wiederaufnahme von Dopamin, Noradrenalin und Serotonin.	Siehe Kokain	Siehe Kokain
Halluzinogene	LSD Mescalin Psilocybin (Pilze)	p. o. schnupfen	Agonismus an zentralen und peripheren Serotoninrezeptoren, v. a. am 5-HT_{2A}-Rezeptor	**Körperliche Symptome:** Tachykardie, Schwitzen, Mydriasis, Schwindel, Übelkeit **Psychische Symptome:** Wahrnehmungsstörungen aller Sinnesmodalitäten bei wachem Bewusstsein (v. a. Halluzinationen und Pseudohalluzinationen) Euphorie, aber auch Horror-Trips, Angst und Depression möglich **Komplikationen:** Flashbacks, induzierte Psychosen	Keine Entzugssymptome
Tabak (Wirkstoff: Nikotin)	Rauchtabak Schnupftabak Kautabak	p. o. rauchen schnupfen	Agonismus am nikotinergen Acetylcholinrezeptor	**Körperliche Symptome:** Übelkeit, Erbrechen, Diarrhö, Tachykardie, Hypertonie, Schwindel, Tremor **Psychische Symptome:** Entspannung, erhöhte Aufmerksamkeit, Aggressivität	Schlaf- und Konzentrationsstörungen, Agitation, Dysphorie, Gewichtszunahme
Flüchtige Lösungsmittel	Benzin Azeton Toluol Amyl-/Butylnitrit („Poppers")	Inhalation	Antagonismus am NMDA-Rezeptor und/oder Agonismus am GABA-Rezeptor	**Körperliche Symptome:** Schwindel, Kopfschmerzen, Übelkeit, Erbrechen, Muskelschwäche, Tremor **Psychische Symptome:** Euphorie, Entspannung, sexuelle Enthemmung, Verwirrtheit	Keine Entzugssymptome

Epidemiologie

Die Abhängigkeit von Medikamenten oder illegalen Drogen kommt in allen sozialen Schichten vor, wobei Männer doppelt so häufig betroffen sind. Die 12-Monats-Prävalenz für den Konsum illegaler Drogen liegt derzeit bei 8,3 %. Cannabis nimmt weltweit den ersten Platz ein – mit geschätzten 200–300 Millionen Konsumenten. Die Rolle von Heroin nimmt zugunsten anderer Drogen, wie Ecstasy und sog. *legal highs* (Exkurs) ab. Studien ergaben, dass fast 90 % der Opiatabhängigen unter 30 Jahre sind.

Die Zahl der Drogentoten in Deutschland lag 2020 bei 1581. Im Jahr 2012 lag die Zahl mit 944 auf dem bisher niedrigsten Stand und ist seitdem stetig angestiegen.

Die Medikamentenabhängigkeit in Deutschland wird auf fast 2 Millionen Menschen geschätzt, wobei Benzodiazepine und Analgetika überwiegen. Die BZD-Verordnung ist in den letzten Jahren zugunsten der Non-BZD-Hypnotika (Z-Präparate: Zopiclon®, Zolpidem®) zurückgegangen. Aber auch Non-BZD-Hypnotika haben ein Abhängigkeitspotenzial (→ Kap. 8).

Nicht zu vergessen ist der weiterhin hohe Tabakkonsum in Deutschland. 32,5 % der Männer und 23,2 % der Frauen berichten über Konsum innerhalb der letzten 30 Tage.

Ätiopathogenese

> Vermeintlich harmlosere Drogen wie Cannabis oder Ecstasy werden häufig zur Einstiegsdroge und der Konsum anderer Suchtmittel kann leichter geschehen.

Siehe oben „Allgemeiner Teil".

Diagnostik

Eine ausführliche Anamnese zum Ausmaß des Konsums ist unerlässlich. Zudem sollten erste Kontakte mit der Droge und Gründe für die Einnahme erörtert werden. Bei der körperlichen Untersuchung sollte nach Injektionsstellen gesucht werden sowie nach Verletzungen, die ggf. im Rausch entstanden sind, z. B. als Folge eines Sturzes oder im Sinne einer Selbstverletzung.

Zum Drogenscreening eignen sich verschiedene Methoden. Im Blut sind die Substanzen meist nur für kurze Zeit nach dem Konsum nachweisbar. Alternativ können Urinuntersuchungen durchgeführt werden. Hier sind die Stoffe meist für längere Zeit zu finden. Am längsten können Drogen jedoch im Haar (oder Nagel) nachgewiesen werden.

> Zunächst kommen Vortests (z. B. in Form von Urin-Schnellteststreifen) zum Einsatz. Hierbei besteht eine hohe Sensibilität, es kommt jedoch in vielen Fällen zu falsch positiven Testungen. Eine Bestätigung erfolgt über spezifischere Tests mittels Chromatografie oder Massenspektrometrie.

Die Labordiagnostik sollte zudem Infektionskrankheiten wie HIV und Hepatitis sowie Vitamin- und Nährstoffmangel umfassen.

Therapie

Akute Intoxikationen oder Entzugsbehandlungen als Auflage nach Straffälligkeiten führen Betroffene oft erst in die Behandlung. Die Therapie der Abhängigkeit von Substanzen, die eine körperliche Abhängigkeit verursachen, wird nach dem allgemeinen Therapiemodell durchgeführt (→ Abb. 10.2).

Die abrupte Abstinenz ohne medikamentöse Unterstützung wird als **kalter Entzug** bezeichnet, der ohne ärztliche Betreuung lebensgefährlich sein kann. Erfolgt der Entzug mit medikamentöser Unterstützung, spricht man vom **warmen Entzug.** Zum Einsatz kommen folgende Medikamente:

- **Methadon oder Buprenorphin** bei Opioidabhängigkeit. Es dient als Ersatzstoff, der ein eigenes Suchtpotenzial besitzt, aber weniger ausgeprägte körperliche und psychische Entzugssymptome zeigt und oral eingenommen wird. Unter ärztlicher Kontrolle wird es langsam ausgeschlichen.
- **Naltrexon** (Opioidrezeptorenblocker) wird als Anti-Craving-Substanz zum Rückfallschutz und bei einem forcierten Entzug (oft kombiniert mit starker Sedierung) verwendet.
- **Diazepam** wird bei schweren Unruhezuständen und Schlafstörungen eingesetzt.
- **Clonidin** beugt vegetativen Entzugssymptomen vor (Tachykardie, Hypertonie) und wirkt nebenbei auch sedierend.
- **Antipsychotika** bei psychotischen Zuständen
- **Antiepileptika** zur Kampfprophylaxe
- **Sedierende Antidepressiva** zur Schlafinduktion und Sedierung

Entwöhnungsbehandlungen von Drogen, deren Abhängigkeitspotenzial geringer oder deren körperliche Abhängigkeit nicht gegeben ist, werden meistens ambulant durchgeführt. Den Betroffenen werden dabei motivationsfördernde Gesprächstherapien (z. B. Motivational Interviewing) und Beratungsgespräche sowie spezielle kognitiv-verhaltenstherapeutische Interventionen angeboten. Sie zielen auf den Umgang mit potenziellen Risikosituationen, wie Frust, Ärger, Depression und Überschätzung der eigenen Selbstkontrolle. Gleichzeitig helfen sie beim Aufbau von Verhaltensalternativen zur Sucht. Auch kommen Gruppentherapien zum Einsatz. Besonderes Augenmerk gilt den psychiatrischen Begleiterkrankungen, wie z. B. Depressionen.

Verlauf

Nur 10–20 % der Opiatabhängigen erreichen das Ziel der dauerhaften Abstinenz. Entscheidend ist vor allem die psycho- und sozialtherapeutische Begleitung der Betroffenen. In der therapeutischen Gemeinschaft finden sie Ersatzstrukturen, die ihnen Nachreifungsprozesse erleichtern und Problemlösungen anbieten. Die berufliche und soziale Rehabilitation und Reintegration sind weitere wichtige Bausteine der nachhaltigen Entwöhnungsbehandlung. Dieses Ziel kann häufig nur mit einer ambulanten **Substitutionsbehandlung** erreicht werden. Methadon, L-Methadon oder Buprenorphin werden dabei von legalisierten suchtmedizinischen Arztpraxen nach speziellen Richtlinien verabreicht. So werden körperliche Entzugssyndrome unterdrückt. Der Ersatzstoff wird dann individuell über einen längeren Zeitraum ausgeschlichen. Die Substitutionstherapie erleichtert eine Stabilisierung der körperlichen und psychischen Gesundheit, soll den Patienten von der „Drogenszene" befreien, ihn vor Kriminalität schützen und eine Wiederaufnahme einer beruflichen Tätigkeit ermöglichen.

> **Filmtipp**
> Trainspotting (1996)

Exkurs: Neue psychoaktive Substanzen

In den letzten Jahren spielt in der Suchtmedizin eine Gruppe an Stoffen eine Rolle, welche als „neue psychoaktive Substanzen" bezeichnet wird. Oftmals findet man auch die Bezeichnung „legal highs" oder „research chemicals". Hierbei handelt es sich um frei verkäufliche psychoaktive Substanzen, die als **Badesalze,** Lufterfrischer, Kräutermischungen, Reiniger oder Ähnliches, deklariert werden. Es werden stetig neue Stoffe entwickelt, um das Betäubungsmittelgesetz zu umgehen.

Zumeist handelt es sich hierbei biochemisch entweder um **Cannabinoidmimetika,** welche in ihrer Wirkweise dem THC ähneln, oder dem Amphetamin verwandte Stoffe, vor allem **Cathinone** (→ Tab. 10.3). Die genaue Zusammensetzung der Stoffe ist jedoch meistens nicht genau nachvollziehbar und birgt daher ein großes Risikopotenzial. Besonders bei synthetischen Cathionen kommt es nicht selten zu ausgeprägten psychotischen Erregungszuständen mit schwerem eigen- und fremdaggressivem Verhalten. Aufgrund der teilweise hohen Schwankungen der genauen Wirkstoffe und deren Konzentration kommt es immer wieder zu Todesfällen im Rahmen des Konsums.

Die 12-Monats-Prävalenz für den Gebrauch in der Allgemeinbevölkerung liegt bei 0,9 % und ist damit relativ gering. Bei Jugendlichen liegt sie allerdings bei 6,8 % und übersteigt damit die meisten anderen Substanzen, was zeigt, dass diese Drogen vor allem für junge Menschen sehr gefährlich sind.

Zusammenfassung

- Abhängigkeitserkrankungen sind sehr häufig und betreffen alle gesellschaftlichen Schichten.
- Ursachen der Abhängigkeitserkrankungen sind multifaktoriell. Psychosoziale Aspekte und Lernbedingungen haben einen wesentlichen Einfluss auf die Entwicklung einer Abhängigkeit. Aber auch die Genetik, die Verfügbarkeit und das Suchtpotenzial der abhängig machenden Substanz spielen dabei eine wichtige Rolle.
- Die häufigsten komorbiden Erkrankungen stellen Depressionen, Angst- und Persönlichkeitsstörungen dar.
- Die Behandlung der Abhängigkeitserkrankungen ist häufig langwierig. Sie erfolgt in mehreren Schritten: Kontakt- und Motivationsphase, Entgiftungsphase, Entwöhnungsphase, Nachsorgephase.
- Das häufigste Suchtmittel in Deutschland ist der Alkohol. Die Abhängigkeit wird oft unterschätzt und wirkt sich auf fast alle Organsysteme aus. Die volkswirtschaftlichen Kosten der Alkoholabhängigkeit sind immens.
- Unter den illegalen Drogen wird Cannabis am häufigsten konsumiert. Die Substanzgruppe mit dem höchsten körperlichen und psychischen Abhängigkeitspotenzial sind die Opioide.
- Gefürchtete Entzugserscheinungen beim Alkohol sind epileptische Anfälle oder ein Delir. Sogenannte Rebound-Phänomene treten kurzzeitig nach Absetzen einer Substanz auf und zeigen einen stark gegensätzlichen Effekt aufgrund der körpereigenen Gegenregulation.
- Ergänzend können auch Medikamente, die die Entzugssymptomatik lindern oder das Craving reduzieren, Anwendung finden.
- Bei der Opioidabhängigkeit findet die Substitutionsbehandlung ihren Einsatz, wobei die illegale Droge durch einen besser steuer- und überwachbaren Ersatzstoff ausgetauscht wird.

Schizophrenie [F20.-]

Die Schizophrenie ist eine tief greifende psychische Störung, bei der das Handeln, Denken, Fühlen und Wollen des Betroffenen sehr stark beeinträchtigt sind. Der Erkrankte kann sein Erleben nicht mehr mit der „Realität", wie sie die Menschen um ihn herum erleben, in Einklang bringen. Er verliert den Bezug zur allgemeingültigen Wirklichkeit und erlebt eine „zweite" Wirklichkeit, die der Gesunde nicht mehr nachvollziehen kann. Seine Wahrnehmung wird für ihn lebensbestimmende Gewissheit, er kann sie nicht aufgeben. Ein Perspektivenwechsel ist nicht mehr möglich. In der akuten Phase fühlt sich der Patient selbst meist nicht krank, d. h., ihm fehlt die Krankheitseinsicht.

Einteilung

Eine Einteilung der Schizophrenie kann jeweils nach der vorherrschenden Symptomatik erfolgen. Eine Subtypisierung ist nicht nur hinsichtlich der Therapie sinnvoll, sondern kann eventuell auch etwas über die Prognose aussagen (→ Tab. 11.1). In der ICD-11 wird die Untergruppierung der Schizophrenie aufgegeben, nur die Katatonie erhält eine eigene Krankheitskategorie (→ Kap. 4).
In der ICD-10 nehmen die **schizoaffektiven Störungen** [F25] eine gesonderte Krankheitsentität ein. Unter ihnen versteht man Erkrankungen, bei denen gleichzeitig ausgeprägte affektive Symptome (schwere depressive oder manische Symptome) und Ich-Störungen, Halluzinationen oder Wahn bestehen. Sie nehmen also eine Zwischenstellung zwischen schizophrenen und affektiven Störungen ein. Schizoaffektive Störungen verlaufen häufig günstiger als schizophrene Störungen.
Eine weitere psychotische Störung, die von der Schizophrenie abgegrenzt werden muss (s. Differenzialdiagnosen), ist die **anhaltende wahnhafte Störung** [F22], bei der ausschließlich Wahnvorstellungen ohne weitere schizophrene oder affektive Symptome vorkommen.

Symptomatik

Halluzinationen

Diese treten vor allem als **akustische Halluzinationen** in Erscheinung, z. B. in Form dialogischer, imperativer oder kommentierender Stimmen, können sich aber auch auf anderen Sinnesgebieten äußern **(optisch, olfaktorisch, gustatorisch, taktil).** Bei **Leibeshalluzinationen** (auch Zönästhesien) handelt sich um ungewöhnliche körperliche Halluzinationen, z. B. das Gefühl, dass Nervenwasser den Rachen hinunterläuft, oder dass Wellen den Körper durchströmen. Häufig erleben die Patienten die Körpersensationen als etwas von „außen gemachtes", sie fühlen sich also durch Strahlen, Apparate und andere Methoden elektrisch oder magnetisch beeinflusst.

Denkstörungen

Man unterscheidet formale von inhaltlichen Denkstörungen.
Bei mehr als 90 % der schizophrenen Patienten liegt der **Wahn** als **inhaltliche Denkstörung** vor. Der Wahn kann synthym sein, also zur Stimmungslage passen, häufig handelt es sich bei schizophrenen Erkrankungen jedoch um einen parathymen Wahn, welcher nicht zur Grundstimmung passt (s. u.). Zu unterscheiden sind:
Wahnstimmung Vorstufe des Wahns, der Patient merkt, dass „irgendetwas im Gange" ist, was sich meist auf ihn bezieht.
Wahnwahrnehmung Tatsächlich Erlebtes oder Gesehenes wird vom Patienten wahnhaft umgedeutet, z. B. hört er die Stimmen seiner Nachbarn im Nebenzimmer und ist davon überzeugt, dass diese über ihn sprechen und ihn beeinflussen wollen.
Wahneinfall Objektiv falsche, aus krankhafter Ursache entstehende Überzeugung, an der unabdingbar festgehalten wird. Der Patient lässt sich nicht vom Gegenteil überzeugen. Dazu gehören z. B. Verfolgungs- oder Vergiftungsideen oder Vorstellung, von einer berühmten Person abzustammen oder über besondere Fähigkeiten zu verfügen.
Wahnthemen sind z. B. Verfolgungswahn, Größenwahn („Ich bin der Papst"), Vergiftungs- und Beeinträchtigungswahn, Beziehungswahn (Patient bezieht alles auf sich), religiöser Wahn, Liebeswahn, Sendungswahn („Ich bin Gottes Apostel").
Formale Denkstörungen (→ Tab. 2.4) beschreiben veränderte Denkabläufe. Typisch für die Schizophrenie sind:
Gedankenabreißen Der Gedanke bricht plötzlich ab, ohne dass der Patient seinen Gedanken wieder aufnimmt und ihn zu Ende führt.
Denkzerfahrenheit Der Gedankenfluss verliert erkennbare Zusammenhänge. Das Gespräch wirkt für Außenstehende unverständlich und zerrissen. Bei schweren Formen zerfallen der Satzbau und die Grammatik, es entsteht ein Begriffs- und Sprachzerfall (Schizophasie). Vom Patienten werden neue Worte geschaffen (Neologismus) oder zwei Begriffe fließen als „Begriffsverdichtung" ineinander, die nicht mehr verständlich sind. Das sinnlose Wiederholen von Gedanken oder Worten wird als **Verbigeration** bezeichnet.
Vorbeireden Patienten gelingt es nicht mehr, adäquat auf eine Frage einzugehen. Die Antwort entgleitet dem Patienten, obwohl er die Frage verstanden hat.
Konkretismus Patienten können nicht mehr abstrahieren, d. h. den übertragenen Sinn von Redewendungen verstehen.

Ich-Störungen

Diese sind charakterisiert durch das Verschwimmen der Grenzen zwischen Ich und Umwelt. Oft können bestimmte Handlungen nicht mehr als die eigenen identifiziert werden, sondern werden als „von außen gemacht" oder gelenkt empfunden (→ Tab. 11.2).

Tab. 11.1 Wichtige Unterformen der Schizophrenie

Unterform (ICD-10)	Symptomatik	Prädispositionsalter und Prognose
Paranoide Schizophrenie [F20.0]	Geprägt von Wahn (Verfolgungs-, Größenwahn) und Halluzinationen (v. a. akustisch)	Häufigste Unterform, meist akuter Beginn, Erkrankungsalter 25.–40. Lj. Prognose eher günstig
Hebephrene Schizophrenie [F20.1]	Im Vordergrund stehen Beeinträchtigungen des Affekts (Affektverflachung, alberne, situationsunangemessene, läppische Stimmung), formale Denkstörungen und auffälliges Sozialverhalten (z. B. Distanzlosigkeit, Enthemmung).	Schleichender Beginn Ersterkrankung: 15.–21. Lj., prognostisch eher ungünstig
Katatone Schizophrenie [F20.2]	Im Vordergrund stehen Beeinträchtigungen der Psychomotorik, totale Bewegungslosigkeit (katatoner Stupor) bis zu Bewegungsstürmen. Sonderform: perniziöse Katatonie, extrem selten, früher oftmals tödlich endende Form verbunden mit hohem Fieber.	Seit medikamentöser Therapie sind ausgeprägte Formen sehr selten. Ersterkrankung: 18.–25. Lj, eher gute Prognose.
Schizophrenia simplex [F20.6]	Sehr selten, überwiegende Negativsymptomatik ohne vorherige akute psychotische Symptomatik. Diagnose ist umstritten.	Schleichend, chronischer Verlauf
Schizophrenes Residuum [F20.5]	Ausgeprägte Negativsymptome über 1 Jahr nach akuter schizophrener Erkrankung	
Postschizophrene Depression [F20.4]	Symptome erfüllen die Kriterien einer depressiven Episode, sind nach Abklingen einer Schizophrenie vorhanden, zusätzlich schizophrene Restsymptome.	

Tab. 11.2 Ich-Störungen

Art	Kennzeichen
Depersonalisation	Das eigene Ich oder Teile des eigenen Körpers werden als verändert, unvertraut und fremd empfunden.
Derealisation	Die Umwelt wird als verändert, fremd und theaterhaft wahrgenommen; die Qualität und Intensität von Sinneseindrücken können verändert sein.
Gedankenausbreitung	Gefühl, dass eigene Gedanken anderen zugänglich sind; der Betroffene glaubt, andere wissen, was er denke.
Gedankeneingebung	Gedanken und Vorstellungen werden als von außen gemacht, gesteuert und eingegeben erlebt
Gedankenentzug	Gefühl, dass die eigenen Gedanken weggenommen oder „abgezogen" werden
Gedankenlautwerden	Gefühl, Gedanken würden laut und hörbar und damit von außen wahrnehmbar
Fremdbeeinflussungserlebnisse	Gefühl, dass das eigene Wollen, Fühlen und Verhalten von außen gemacht wird

Störungen der Affektivität

Typische Veränderungen des Affekts in der Schizophrenie sind:

Gehobener oder gedrückter Affekt Der Affekt ist gehoben (läppische Gestimmtheit; lauter, enthemmter, rücksichtsloser Patient) oder gedrückt (Patient ratlos, hilflos). Im Verlauf der Erkrankung ist der Affekt häufig verflacht oder verarmt.

Inadäquater Affekt (Parathymie) Die Stimmungslage stimmt mit der entsprechenden Situation nicht überein (z. B. lautes Lachen bei einer Beerdigung).

Instabilität der Stimmungslage (Affektlabilität).

Ambivalenz/Ambitendenz Nebeneinander von gegensätzlichen Gefühlsregungen bzw. Trieben.

Angst Eventuell verbunden mit sozialem Rückzug, Aggressionen oder Eigengefährdung (s. u.).

Störungen der Psychomotorik

Störungen der Psychomotorik bei Schizophrenie:

Katatoner Stupor Der Patient ist erstarrt wie eine Statue, unfähig, sich zu bewegen. Er ist ohne Hilfe nicht lebensfähig, ist dabei aber bei vollem Bewusstsein.

Mutismus Versiegen der Sprachproduktion.

Katalepsie Verharren in einer Körperposition, der Patient setzt jedem Versuch einer Änderung großen Widerstand entgegen. Bei der Untersuchung verspürt man einen zähen Widerstand bei der passiven Bewegung der Gliedmaßen (wächserne Biegsamkeit = Flexibilitas cerea).

Hyperaktivität Schreien, Schimpfen, Selbst-/Fremdaggression, in manchen Fällen stereotypes Wiederholen zweckloser Bewegungsabläufe oder von Gesagtem (Bewegungs- und Sprachstereotypien).

Befehlsautomatie Echopraxie (Nachahmen von Handlungen) und Echolalie (Nachsprechen von Gesagtem).

Sonderform **Perniziöse Katatonie** mit Hyperthermie und Tachykardie, oft letal endend (DD: malignes neuroleptisches Syndrom, → Kap. 7). Die Therapie erfolgt auf Intensivstation mit Flüssigkeit, Elektrokonvulsionstherapie und hochpotenten Antipsychotika.

> Seit Einführung der antipsychotischen Medikation ist das Ausmaß katatoner Erscheinungen deutlich zurückgegangen.

Störungen des Antriebs und des Sozialverhaltens

Je nach Erkrankungsphase kann der Antrieb vermehrt (akute Schizophrenie) oder vermindert (Residualsymptomatik) sein. Das Kontaktverhalten kann im Verlauf ebenfalls zwischen Enthemmung und sozialer Abkapselung variieren.

Eigen- und Fremdgefährdung

Die sicherlich häufigste und ernsthafteste Komplikation einer Schizophrenie ist der Suizid. Patienten, die unter einer Schizophrenie leiden, haben gegenüber der Normalbevölkerung ein deutlich erhöhtes Suizidrisiko. 10–15 % der Erkrankten versterben durch Suizid. Imperative Stimmen, die selbstschädigendes Verhalten befehlen können, sind daher beim psychopathologischen Befund besonders zu beachten.

Ein weiterer wichtiger Aspekt ist, dass wahnhafte Vorstellungen und Ängste beim betroffenen Patienten zwar selten, aber auch zu aggressiven und fremdschädigenden Verhalten führen können.

> Das Suizidrisiko ist bei Schizophrenie deutlich erhöht! Imperativen Stimmen kommt in der Exploration ein besondere Bedeutung zu!

Positiv- und Negativsymptomatik

Im klinischen Alltag hat es sich bewährt, die Symptomatik der Schizophrenie in Positiv- und Negativsymptomatik (bzw. Plus-/Minussymptomatik) einzuteilen. Dabei stellt die Positivsymptomatik ein „mehr" an Erleben in Vergleich zu Gesunden dar und die Negativsymptomatik einen Mangel an Wahrnehmungsqualitäten.

Negativsymptomatik Im Vordergrund steht eine Passivität, deren einzelne Ausprägungen als Minussymptome bezeichnet werden. Differenzialdiagnostisch ist z. B. die Depression abzugrenzen.

- Gefühlsverarmung, Affektverflachung (Gleichgültigkeit, Interesselosigkeit, Gefühlsleere), Apathie
- Anhedonie (sozialer Rückzug, Unfähigkeit, Freude zu empfinden)
- Aufmerksamkeitsstörungen
- Alogie (Sprachverarmung)

Positivsymptomatik Dazu gehören:

- Halluzinationen
- Wahn
- Ich-Störungen
- Formale Denkstörungen
- Bizarre Verhaltensweisen

Epidemiologie

Die Lebenszeitprävalenz der Schizophrenie beträgt ca. 1 % und die Inzidenzrate liegt bei unter 1 : 1.000, und das weltweit. Männer und Frauen erkranken etwa gleich häufig, allerdings liegt der zeitliche Gipfel der Erstmanifestation bei Männern zwischen 15 und 25, bei Frauen zwischen 25 und 35 Jahren. Zudem gibt es bei Frauen einen zweiten kleineren Anstieg der Neuerkrankungen um das 45. Lebensjahr.

Ätiopathogenese

Bisher gibt es keine endgültige Erklärung für die Entstehung der Schizophrenie. Vielmehr haben sich einzelne Hypothesen aufgrund der bisher gemachten Befunde und Erkenntnisse entwickelt. Die Schizophrenie lässt sich am ehesten durch eine **multifaktorielle Genese** erklären. Das bedeutet, dass einerseits – wie Zwillings- und Familienuntersuchungen gezeigt haben (→ Abb. 11.1) – hereditäre Faktoren eine Rolle spielen, diese jedoch allein die Schizophrenie nicht erklären können.

> Das genetische Risiko eine Schizophrenie zu erleiden, wird anhand von Zwillingsstudien auf bis zu 80 % geschätzt.

Vulnerabilitäts-Stress-Modell Zerebrale Schädigungen, neurobiologische Faktoren und Umwelteinflüsse bedingen in unterschiedlichem Maße die Entstehung der

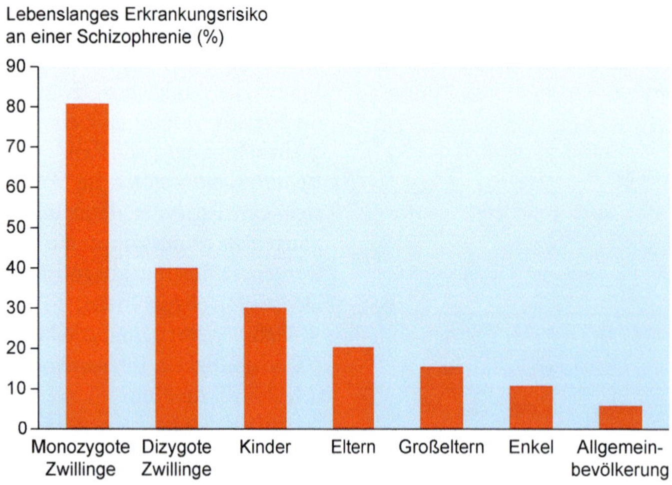

Abb. 11.1 Erkrankungsrisiko an Schizophrenie in Abhängigkeit vom Verwandtschaftsgrad [L231]

Krankheit. Es wird davon ausgegangen, dass während der neuronalen Entwicklung genetische Faktoren und perinatale Einflüsse zu „Mikroschädigungen" des Gehirns führen können. Dabei spielen u. a. Geburts- und Schwangerschaftskomplikationen mit Hypoxie sowie Viruserkrankungen im 2. Trimenon der Schwangerschaft eine Rolle. Dies stellt eine **Vulnerabilität** (Verletzlichkeit) für den Betroffenen dar. Kommen in der weiteren Entwicklung zusätzliche negative Einflüsse, wie z. B. psychosozialer Stress oder Drogenkonsum hinzu, kann es auf dem Boden der Vulnerabilität in der Adoleszenz zum Ausbruch einer schizophrenen Störung kommen. Dies bezeichnet man als **Vulnerabilitäts-Stress-Modell.**

Neurobiologische Hypothesen

Es werden auch neurobiologische Hypothesen zur Entstehung der Schizophrenie herangezogen. Da Antipsychotika, die zur Therapie eingesetzt werden, die Dopaminrezeptoren blockieren, geht man davon aus, dass im mesolimbischen System eine Überaktivität mit vermehrter Dopaminausschüttung besteht, die die Positivsymptomatik erklärt. Allerdings bezieht man heute auch Glutamat in die Hypothese mit ein. Phencyclidin als Antagonist am Glutamatrezeptor verursacht experimentell schizophrenieähnliche Negativ- und Positivsymptome. Der Wirkmechanismus der atypischen Antipsychotika unterstützt auch Überlegungen, die auf Veränderungen des serotonergen Systems hinweisen.

Hirnmorphologische Befunde

In bildgebenden Verfahren finden sich morphologische Veränderungen von schizophrenen Patienten mit Erweiterung der Seitenventrikel und Volumenminderung im Hippocampus und in den Amygdala.

Außerdem zeigt sich in funktionellen Verfahren eine Minderung der Leistungen im Frontalhirn (Hypofrontalität). Diese Veränderungen im Zusammenspiel der verschiedenen Hirnstrukturen, besonders des limbischen Systems und des Frontalhirns, haben zur These der Schizophrenie als „neuronale Netzwerkstörung" beigetragen.

Diagnostik

Da eine Schizophrenie eine schwerwiegende Erkrankung mit erheblichen Auswirkungen auf das Leben sowohl des Betroffenen als auch auf dessen Familie darstellt, sollte diese Diagnose nur nach sorgfältiger Abklärung vergeben werden.
Dazu gehören:
- Anamnese/Fremdanamnese, psychiatrische Exploration, Einholen von Vorbefunden
- Körperlich-internistische Untersuchung, neurologische Untersuchung, laborchemische und apparative Diagnostik (bildgebende Verfahren, EEG, EKG, Labor, Liquordiagnostik), Drogenscreening! Ziel dieser Diagnostik ist der Ausschluss einer organischen Ursache.
- Beobachtung auf Station, ggf. neuropsychologische Testung.

Die Diagnose erleichtern soll die Einteilung der Symptomatik nach Kurt Schneider (1952) in Symptome ersten und zweiten Ranges (→ Tab. 11.3).
Laut ICD-10 muss zur Diagnosestellung mindestens ein Symptom ersten Ranges und zwei weitere der Folgenden vorliegen:
- Symptome zweiten Ranges nach K. Schneider
- Formale Denkstörungen
- Katatone Symptome
- Schizophrene Negativsymptomatik (nach Ausschluss einer Depression)

Diese Symptome müssen ständig und für mindestens 4 Wochen vorhanden sein. Bei kürzerer Manifestationsdauer lautet die Diagnose **akute schizophreniforme psychotische Störung [F23.2].**

Differenzialdiagnosen

Folgende Erkrankungen sind differenzialdiagnostisch zu berücksichtigen:
- Substanzmissbrauch (z. B. Kokain, Amphetamin, Halluzinogene, Alkohol)
- Organische Erkrankungen (z. B. Hirntumor, ZNS-Infektion, Epilepsie, Autoimmunerkrankungen, endokrine oder metabolische Störungen)
- Andere psychische Erkrankungen (z. B. wahnhafte Störung, Manie, psychotische Depression, Persönlichkeitsstörungen, schizoaffektive Störungen)
- Unerwünschte Arzneimittelwirkung verschiedener Medikamente (z. B. Steroide, L-Dopa)

Therapie

Das Therapieziel bei der Behandlung von Schizophrenien ist neben der Symptomfreiheit auch eine größtmögliche soziale und berufliche Integration mit möglichst selbstbestimmter Lebensführung („Recovery") (→ Abb. 11.2).

Tab. 11.3 Symptome ersten und zweiten Ranges nach Kurt Schneider [G356]

Symptome ersten Ranges	Symptome zweiten Ranges
Akustische Halluzinationen: dialogische (in Form von Rede und Gegenrede), kommentierende (unablässiger Kommentar zum Handeln und Verhalten des Patienten) oder imperative Stimmen (die Befehle erteilen)	Alle anderen Halluzinationen
Wahnwahrnehmung	Wahneinfall
Gedankenlautwerden: Der Patient hört seine eigenen Gedanken.	Depressive Verstimmung, Ratlosigkeit
Leibliche Beeinflussungserlebnisse (das Gefühl des Von-außen-Gemachten z. B. Bestrahlung oder Elektrisierung)	Zönästhesie (z. B. das Gefühl, als sei das Bein aus Stein)
Gedankeneingebung (s. Ich-Störungen)	
Gedankenausbreitung (s. Ich-Störungen)	
Gedankenentzug (s. Ich-Störungen)	

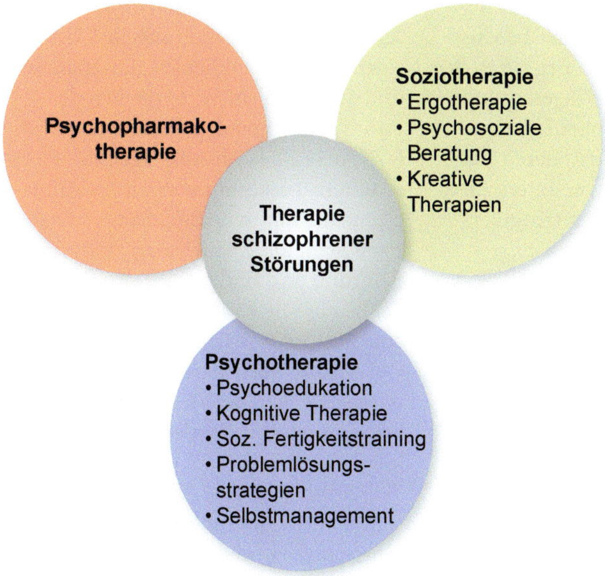

Abb. 11.2 Bestandteile der Therapie schizophrener Störungen [L231]

Psychopharmakotherapie

Antipsychotika (AP) sind die Mittel erster Wahl bei Schizophrenien. Dabei sollten bei einer akuten Erkrankung wegen des geringeren Risikos von extrapyramidalmotorischen Nebenwirkungen atypische Antipsychotika (AAP) bevorzugt werden, es sei denn der Patient wünscht eine Behandlung mit klassischen Antipsychotika (KAPs) oder hat in der Vergangenheit gut auf KAPs angesprochen bzw. ist darauf eingestellt. Es sollte die kleinste wirksame Dosis und eine Monotherapie angestrebt werden, um Interaktionen und Nebenwirkungen zu vermeiden.

> Mittel der ersten Wahl bei der Behandlung einer akuten Schizophrenie sind Antipsychotika. Sie sollten vorrangig als **Monotherapie** und in der kleinsten wirksamen Dosis verabreicht werden.

Die **Auswahl** des Antipsychotikums richtet sich nach:

- Hauptsymptome (Plus-/Minussymptome)
- Bisheriges Ansprechen auf eine Substanz und deren Verträglichkeit
- Nebenwirkungsprofil, Kontraindikationen
- Wunsch des Patienten
- Applikationsform (Depot/oral/i. m./inhalativ)

Bei **akuter Erregung** oder **Aggressivität** können die APs vorübergehend mit **Benzodiazepinen** (z. B. Lorazepam) oder **niederpotenten APs** kombiniert werden. Die entsprechenden Wechselwirkungen sollten unbedingt berücksichtigt werden (z. B. Olazapin i. m. mit BZD oder Clozapin mit BZD können zur Atemdepression führen!).

Bestimmen **Minussymptome** das klinische Bild, sollten AAPs den KAPs vorgezogen werden. Eine Kombination mit AD kann bei ausgeprägter Depressivität und Suizidalität erwogen werden.
Entscheidend für eine gute Compliance der Patienten ist das Management der Nebenwirkungen. Dazu gehört eine Aufklärung vor Therapiebeginn und eine sorgfältige Beobachtung, ein rechtzeitiges Erkennen der Nebenwirkungen und gezieltes Entgegenwirken (→ Kap. 7). Bei KAPs sind vor allem die EMPS gefürchtet, wohingegen die Gewichtszunahme unter AAPs von den Patienten als besonders beeinträchtigend erlebt wird.
Studien ergaben, dass die Rückfallhäufigkeit gesenkt und auch die Schwere eines Rezidivs signifikant abgemildert werden kann, je früher mit einer **Rezidivprophylaxe** begonnen wird. Dabei wird das Medikament fortgesetzt, das in der Akutphase gewirkt hat. Bei erstmaliger Erkrankung sollte das AP über mindestens 12 Monate eingenommen werden, bei einem Rezidiv 2–5 Jahre, bei mehrfachen Rezidiven oder chronischen Verläufen muss die Therapie ausgedehnt bzw. lebenslang aufrechterhalten werden. Neben der oralen Gabe besteht auch die Möglichkeit, Depotformen zu verabreichen (→ Tab. 7.6). Damit entfällt die für den Patienten lästige tägliche Tabletteneinnahme. Dies kann auch bei unkooperativen Patienten von Vorteil sein. Gemeinsam mit dem Patienten sollte ein Konzept entwickelt werden, wie er die Anzahl der Krankheitsschübe reduzieren kann, wie sich eine bevorstehende Krankheitsphase erkennen lässt und wie er ihr entgegenwirken kann (Krisenplan).

Patienten sprechen in der Regel innerhalb der ersten 2 Behandlungswochen auf ein AP an. Zeigt sich nach 4–6 Wochen keine Symptomverbesserung, geht man von einem fehlenden Therapieerfolg aus. Zeigen sich nur unzureichende Therapieeffekte, kann die Dosis erhöht und erneut 2–4 Wochen abgewartet werden. Erst bei zweimaligem Nichtansprechen (davon ein AAP) einer antipsychotischen Therapie spricht man von **Therapieresistenz.** Folgende Punkte sollten dann in Betracht gezogen werden:

- Kommen andere Substanzklassen in Betracht?
- Ist sichergestellt, dass der Patient das Medikament ausreichend lange und in ausreichender Dosierung eingenommen hat? Ist die Compliance des Patienten glaubwürdig? Wenn nicht, kann auch auf eine andere Verabreichungsform in Tropfen- oder i. m.-Form ausgewichen werden.
- Alle infrage kommenden Komorbiditäten/Differenzialdiagnosen sollten erneut überprüft werden.
- Nimmt der Patient weitere Medikamente, die die Metabolisierung der Antipsychotika beeinflussen?

Clozapin ist ein Reservepräparat, das sich bei Therapieresistenz und Unverträglichkeit von anderen APs bewährt hat. Es ist das erste AP, das ohne EPM-Nebenwirkungen entwickelt wurde. Allerdings zeigte sich im Verlauf ein Agranulozytose- und Myokarditis-Risiko, das zur Einschränkung der Verabreichung geführt hat. Neben einer schriftlichen Aufklärung und Einverständniserklärung des Patienten müssen folgende Richtlinien beachtet werden:

> **Richtlinien zur Therapie mit Clozapin**
> - Einsatz als Reservetherapeutikum bei fehlendem Ansprechen oder Unverträglichkeit anderer AP
> - **Vor** Beginn der Behandlung muss ein normales Blutbild vorliegen mit einem Anteil von Leukozyten > 3.500/µl.
> - In den ersten 18 Wochen der Behandlung wöchentliche Blutbildkontrollen, danach mind. einmal pro Monat
> - Sofort absetzen, wenn Leukozyten < 3.000/µl und/oder Neutrophile < 1.500/µl.
> - Weitere NW: Myokarditis, Prolaktinanstieg, Orthostase, anticholinerge NW

Psychotherapie

Psychotherapie für Menschen mit Schizophrenie sollte nur von erfahrenen Therapeuten angeboten werden, die mit dem Krankheitsbild vertraut sind. Als wirksames

Therapieverfahren hat sich die **Verhaltenstherapie** (→ Kap. 5) bewährt. Bestandteile der Verhaltenstherapie sind **psychoedukative Elemente,** in denen ein gemeinsames Krankheitskonzept entwickelt wird. Der Patient erhält **Informationen** über Ursachen, Symptome und die Behandlung der Erkrankung: eine wichtige Maßnahme, um die Compliance des Patienten für das Behandlungsangebot zu stärken. Gleichzeitig bietet die Therapie dem Patienten Raum, seine Erkrankung zu akzeptieren und fördert Strategien mit ihr umzugehen. So lernt er, seine Frühsymptome zu erkennen und Verhaltensmuster zu durchbrechen, die zu einer Verschlechterung führen können. Die Psychoedukation kann auch in Gruppenform durchgeführt werden, was dem Patienten einen Austausch unter Betroffenen ermöglicht und zur **emotionalen Entlastung** führen kann. Wenn der Patient einverstanden ist, kann die Psychoedukation auch auf Familienangehörige ausgeweitet werden. Entscheidend ist auch das Kommunikationsverhalten in der Familie. Es liegen Hinweise vor, dass ein stark kritisches oder überprotektives Verhalten der Familienangehörigen („High-Expressed-Emotions-Muster") eine erhöhtes Rückfallrisiko für den Erkrankten birgt (→ Kap. 5).
Weitere Bestandteile der Verhaltenstherapie sind das **Training sozialer Fertigkeiten, Vermittlung von Problemlösestrategien, kognitives Training** sowie **Selbstmanagement** (→ Kap. 5), die u. a. die soziale Wahrnehmung und das Lösen von konkreten Alltagsproblemen verbessern, aber auch Kontaktängste reduzieren. Defizite können durch den gezielten Aufbau sozialer Kompetenzen ausgeglichen werden. Bei noch bestehender Symptomatik kann die Therapie zur Realitätsprüfung und zum veränderten Umgang mit Wahnsymptomen oder Halluzinationen beitragen. Für eine tiefenpsychologische/psychoanalytische Therapie fehlt bisher ein Wirksamkeitsnachweis. Hier sollte auch beachtet werden, dass es durch die Analyse stark emotional belastender Themen zu einer Überforderung des Patienten und einem Wiedererkranken kommen kann.

Weitere Therapien

Die Ergotherapie (Arbeits-/Beschäftigungstherapie), die Unterstützung durch Soziotherapie, Hilfe im Wohnbereich (z. B. therapeutische WGs, Familienpflege), berufliche Rehabilitation, kreativ-künstlerische Angebote, Angehörigenarbeit und die Milieugestaltung spielen eine weitere tragende Rolle in der Behandlung. Es wird also versucht, mit dem Patienten ein soziales Milieu zu schaffen, um den Alltag weitgehend selbstständig zu meistern und zu seiner Lebenszufriedenheit beizutragen. Zu Beginn steht vor allem das Schaffen einer Tagesstruktur im Vordergrund, um den Patienten angemessen zu unterstützen. Die weiteren Therapieformen werden dabei von unterschiedlichen Institutionen angeboten (Krankenhäuser, sozialpsychiatrische Dienste, Tagesstätten, ambulante Therapeuten etc.), die im besten Fall eng miteinander vernetzt sind.

Elektrokonvulsionstherapie (EKT)

Ist nach sorgfältiger Überprüfung eine medikamentöse Therapieresistenz gegeben und leidet der Patient unter einer schweren Schizophrenie, kann eine EKT erwogen werden (→ Kap. 12). Auch die lebensbedrohliche perniziöse Katatonie und das maligne neuroleptische Syndrom stellen eine Indikation zur EKT dar.

Verlauf

Der Erstmanifestation der Krankheit geht meist eine **Prodromalphase** voraus, die Monate bis Jahre andauern kann. Sie wird durch unspezifische Symptome charakterisiert, wie durch sozialen Rückzug, schwindendes Engagement in allen Lebensbereichen, Konzentrationsstörungen, affektive Verflachung, Stimmungslabilität, mangelnde Körperhygiene und Apathie. Dies wird aufgrund des Ersterkrankungsalters häufig als „Adoleszenzkrise" fehlgedeutet.
Diese unspezifischen Symptome, die eher der Negativsymptomatik zuzurechnen sind, werden meist durch einen akuten psychotischen Krankheitsschub abgelöst, der den eigentlichen Krankheitsbeginn markiert und der durch ein Vorherrschen der Positivsymptomatik gekennzeichnet ist (→ Abb. 11.3). Nach Abklingen der Positivsymptomatik bestimmen häufig Minussymptome das klinische Bild. Stehen die depressiven Symptome dabei ausgeprägt im Vordergrund und sind noch Restsymptome der Schizophrenie vorhanden, kann es sich um eine postpsychotische Depression handeln.
Der weitere **Verlauf nach Ausbruch** ist unterschiedlich, wobei ein akuter Beginn und eine anschließende Vollremission (Heilung) prognostisch am günstigsten sind. Teilremissionen sind durch eine Residualsymptomatik gekennzeichnet, die in abgeschwächter Form den Symptomen der aktiven Phase gleicht. Dabei findet man meistens eine vorherrschende Negativsymptomatik. Besteht die Residualsymptomatik allerdings länger als 3 Jahre, ist die Prognose ungünstig.
Rückfälle kündigen sich oft mit sog. Frühwarnzeichen (→ Abb. 11.3) an, die dem Patienten schon durch vorhergehende Phasen bekannt sind. Dazu gehören z. B.:

- Ruhelosigkeit
- Schlafstörungen
- Nervosität, Licht- oder Geräuschempfindlichkeit
- Überforderungsgefühl
- Verlust der Freudfähigkeit, sozialer Rückzug

Es ist daher sinnvoll, mit dem Patienten nach Abklingen einer akuten Phase solche unspezifischen Krankheitszeichen rückbli-

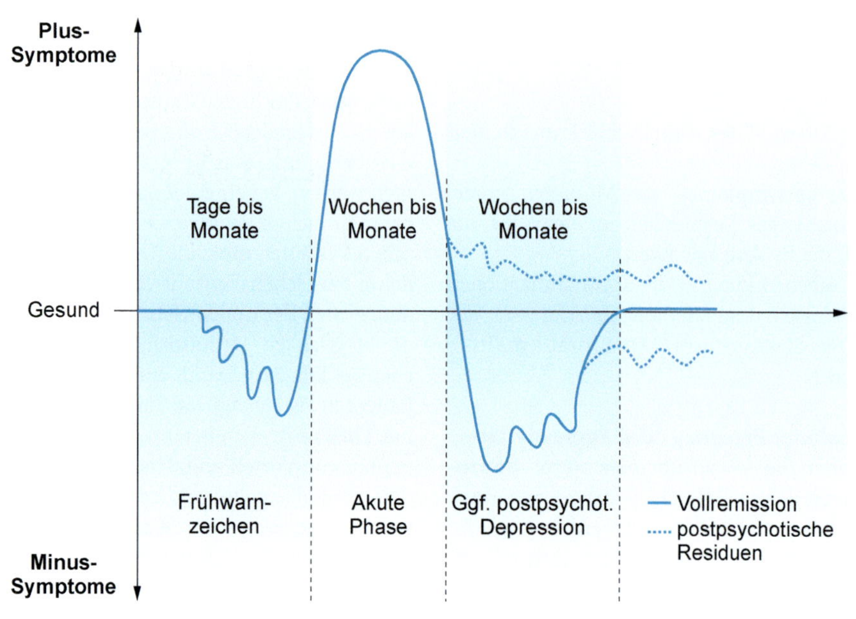

Abb. 11.3 Typischer Verlauf einer akuten schizophrenen Erkrankungsphase [E604]

ckend festzuhalten und einen Krisenplan mit ihm zu erstellen. Das erleichtert bei drohendem Rezidiv das rechtzeitige Aufsuchen eines Psychiaters und kann durch schnelle Intervention einen neuen Krankheitsschub verhindern.

Es gilt die Drittel-Regel:
- Zirka ein Drittel der Patienten erlebt eine vollständige Remission und keine oder nur wenige Rezidive.
- Bei ca. einem Drittel verläuft die Krankheit in Phasen unterschiedlich stark ausgeprägter Symptomremission.
- Bei einem Drittel finden sich schizophrene Residuen mit ausgeprägter Negativsymptomatik oder chronische Schizophrenien.

Die Prognose ist durch folgende Faktoren charakterisiert:
- Je früher die Therapie beginnt, desto besser die Langzeitprognose.
- Komorbidität mit Abhängigkeitserkrankungen verschlechtert die Langzeitprognose.
- Die Lebenserwartung ist um 20 % erniedrigt (entspricht 15 Jahre).
- Über die Hälfte der an einer Schizophrenie erkrankten Patienten ist nach Besserung der Symptomatik wieder erwerbsfähig.
- Prognostisch günstige Faktoren sind: verheiratet, gute soziale Kontakte, weibliches Geschlecht, kurze, wenige Episoden mit akutem Krankheitsbeginn, kontinuierliche Therapie.

Filmtipp
Das weiße Rauschen (2001)
Hirngespinster (2014)

Zusammenfassung

- Schizophrenie ist eine tief greifende psychische Störung, die das Denken, Fühlen und Handeln des Patienten beeinträchtigt.
- Positive Symptome sind von einem „Mehr“ an Erleben gekennzeichnet, wie Wahn, Halluzinationen oder Erregung. Negative Symptome drücken ein „Weniger“ an Erleben (sozialer Rückzug, Apathie, Initiativlosigkeit etc.) aus.
- Die Entstehung der Schizophrenie ist multifaktoriell bedingt. Genetik, neurobiologische Faktoren und Umweltfaktoren spielen beim Ausbruch der Erkrankung eine Rolle.
- Die Erkrankung verläuft meist in Schüben, es gibt aber auch Einmalerkrankungen und chronische Entwicklungen.
- Die Therapie der Schizophrenie hat drei Pfeiler: Pharmakotherapie, Sozio- und Psychotherapie.
- Entscheidend für den Therapieverlauf und die Rehabilitation des Patienten sind die frühzeitige antipsychotische Medikation und eine konsequente Rezidivprophylaxe.
- Psychotherapeutische Maßnahmen sollen den Patienten unterstützen, die Erkrankung akzeptieren zu lernen und mit ihr umzugehen. Häufig ist es Compliance-fördernd und für den Patienten entlastend, die Familie in den Therapieprozess einzubeziehen. Die Soziotherapie dient als Vorbereitung, sich im beruflichen oder sozialen Alltag außerhalb der Klinik zurechtzufinden. Verschiedene Rehabilitationseinrichtungen können dabei unterstützend sein.

Bei den affektiven Störungen handelt es sich um eine Gruppe von Erkrankungen, bei denen als Hauptsymptom die Affektivität verändert ist. Zusätzlich zu weiteren Psychopathologien wie Antriebsstörungen oder Denkstörungen können diverse körperliche Symptome auftreten. Unter den affektiven Störungen findet man **depressive Syndrome** mit reduzierter sowie **manische Syndrome** mit gehobener Stimmung. Bei der **bipolaren Störung** beschreiben Patienten sowohl depressive als auch manische Symptome zu verschiedenen Krankheitsepisoden oder in seltenen Fällen zur selben Zeit. Des Weiteren zählen die **anhaltenden affektiven Störungen** zu dieser Erkrankungsgruppe, bei der die Beschwerden chronisch, jedoch in geringerer Ausprägung vorliegen.

Einteilung und Symptomatik

Die Einteilung von affektiven Störungen variiert je nach Klassifikationssystem. Prinzipiell können – nach vorherrschender Symptomatik – uni- und bipolare Störungen unterschieden werden:

Unipolare Störungen Patienten erleben dabei nur depressive oder manische Phasen. Die Krankheit verläuft selten als einmalige Phase, sondern überwiegend in Schüben, zwischen denen eine vollständige Remission erreicht werden kann.

Bipolare Störungen Die Patienten erleben in aufeinanderfolgenden Phasen abwechselnd manische und depressive Episoden. Auch diese Patienten können zwischen den Phasen beschwerdefrei sein.

> Gelegentlich stößt man noch auf die Begriffe „endogen" und „reaktiv" im Zusammenhang mit der Entstehung affektiver Störungen. Diese sind heutzutage jedoch als überholt anzusehen. An ihre Stelle treten die rein deskriptiven Begriffe „depressive Episode" (ICD-10) und „Major Depression" (DSM-5).

Manische Episoden [F30.-]

Die Manie [F30.1] ist durch die folgenden Verhaltens- und Stimmungsänderungen charakterisiert:

- **Gehobene Stimmung:** Zu viel an Gefühl und Impuls, die Patienten wirken fröhlich, ausgelassen oder euphorisch, manchmal gereizt, anspruchsvoll, streitsüchtig.
- **Gesteigerter Antrieb:** erhöhtes Aktivitätsniveau, ständiger Bewegungsdrang, geringes bis aufgehobenes Ruhe- und Schlafbedürfnis, Erregungszustände, Logorrhö
- **Geändertes Denken:**
  - Formal: Ideenflucht, Gedankendrängen, assoziativ gelockert, weitschweifig, zerfahren
  - Inhaltlich: Größenideen bis zum Größenwahn (z. B. Unternehmen gründen, finanzielle Transaktionen, auserwählt sein)

Weitere Symptome können sein:

- Fehlende Krankheitseinsicht, fehlende Kritikfähigkeit, Distanzlosigkeit, Verlust des Schamgefühls
- Gesteigertes Vitalgefühl mit vermehrter Libido
- Leichtsinniges Verhalten durch Selbstüberschätzung (Gefährdung der eigenen Person und anderer Personen): Verkehrsdelikte/Unfälle, Promiskuität, unüberlegte Geldausgaben

Nach einer manischen Episode kommt es oft zu Beschämung über das gezeigte Verhalten, das erst dann als Ich-fremd erkannt wird. Unter Umständen sind finanzielle und/oder soziale Schäden entstanden. Es besteht die Gefahr der Suizidalität!

Es existieren auch bei Manien (wie bei der Depression) verschiedene Subtypen, so beispielsweise die Manie mit psychotischen Symptomen [F30.2], mit dem Auftreten von Wahninhalten und zuweilen sogar Halluzinationen. Außerdem gibt es **hypomanische Episoden** [F30.0], bei denen die Symptomatik weniger stark ausgeprägt ist.

Als Zeitkriterium für die Diagnosestellung einer Manie wird in der ICD-10 eine Woche angegeben.

Bipolare affektive Störung [F31.-]

Bei den bipolaren Störungen wechseln sich depressive und manische (bzw. hypomanische) Episoden ab. Daher ist diese Störung auch als manisch-depressive Erkrankung bekannt. Die Verläufe können sich stark unterscheiden und zwischen den Episoden ist es möglich, dass die Patienten vollkommen symptomfrei sind. Man unterscheidet nach DSM-5 zwischen **Bipolar-1** (Major-Depression und Manie) und **Bipolar-2** (Major-Depression und Hypomanie) (→ Abb. 12.1). Außerdem kann es **gemischte Episoden** geben, bei welchen gleichzeitig Symptome einer Depression und einer Manie vorliegen. Kommt es zu mehr als vier Krankheitsphasen innerhalb eines Jahres, spricht man von einem **„rapid cycling"** der bipolaren Erkrankung.

Als Komorbiditäten sind bipolare Störungen häufig mit Abhängigkeitserkrankungen, Angststörungen, Persönlichkeitsstörungen oder ADHS vergesellschaftet.

Depressive Episoden [F32.-]

Depressive Gefühle kennt jeder. Ob diese eine adäquate emotionale Reaktion darstellen oder als depressives Syndrom bzw. als eigenständige Krankheit (depressive Episode) auftreten, wird anhand der Dauer und Ausprägung der depressiven Symptome bestimmt.

Man unterscheidet drei Schweregrade der unipolaren Depression:

- Bei der leichten Episode [F32.0] liegen 2 Haupt- und 2 Zusatzsymptome vor.
- Bei der mittelgradigen Episode [F32.1] liegen 2 Haupt- und 3–4 Zusatzsymptome vor.
- Bei der schweren Episode [F32.2] liegen 3 Haupt- und ≥ 4 Zusatzsymptome vor.

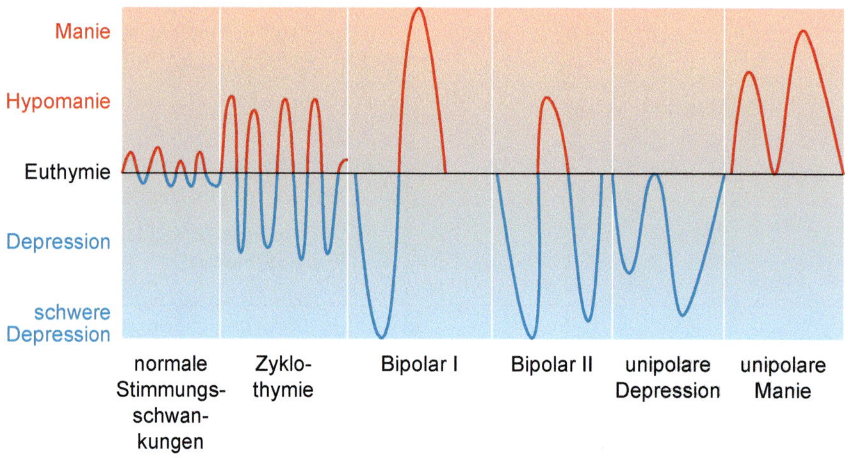

Abb. 12.1 Verlaufsformen affektiver Erkrankungen [L231]

Diagnosekriterien gemäß ICD-10

Hauptsymptome

- Depressive Stimmung
- Verlust von Interesse und Freude
- Antriebsverlust mit erhöhter Ermüdbarkeit bzw. Energieverlust

Zusatzsymptome

- Verminderte Konzentration und Aufmerksamkeit
- Vermindertes Selbstwertgefühl und Selbstvertrauen
- Schuldgefühle und Gefühle der Wertlosigkeit
- Negative oder pessimistische Zukunftsperspektive
- Suizidgedanken oder erfolgte Suizidhandlungen
- Schlafstörungen (Ein- und/oder Durchschlafstörungen)
- Verminderter Appetit

Zeitkriterium

≥ 2 Wochen

Fast die Hälfte aller depressiven Patienten leidet unter weiteren psychischen Störungen. Angst- und Panikstörungen sowie Abhängigkeitserkrankungen sind dabei die häufigsten Komorbiditäten.
Sehr häufig treten zusätzlich vegetative Symptome auf (→ Abb. 12.2).
In der Regel verlaufen depressive Episoden wiederkehrend. Sobald mehr als eine depressive Episode in der Geschichte vorliegt, spricht man daher von der rezidivierenden Depression [F33.-] (→ Abb. 12.5). Diese Diagnose ist die häufigste Diagnose unter den affektiven Störungen.

Mehr als 10 % der Patienten in einer Allgemeinarztpraxis leiden unter Depressionen!

Sonderformen

Wahnhafte Depression (Depression mit psychotischen Symptomen) [F32.3]

Das Realitätsempfinden von Patienten mit dieser Erkrankung kann durch Wahnideen, Halluzinationen und depressiven Stupor massiv beeinträchtigt sein. Wahninhalte, die bei diesen Depressionsformen besonders häufig auftreten, sind:

- **Hypochondrischer Wahn:** Krankheitsbefürchtungen, denen kein organisches Korrelat zugrunde liegt
- **Verarmungswahn:** feste Überzeugung, durch eigenes oder Fremdverschulden in den finanziellen Ruin getrieben zu werden
- **Schuldwahn:** Gefühl, an allem, was passiert, schuld zu sein und v. a. für negative Ereignisse die Verantwortung zu tragen
- **Versündigungswahn:** Überzeugung, schwere (moralische) Schuld auf sich geladen zu haben
- **Nihilistischer Wahn:** Vorstellung, dass die Realität, die ganze Welt, der Körper oder die Seele teilweise oder ganz inexistent sind

Postpartale Depression (Wochenbettdepression) [F53.0]

Etwa 10 % der Frauen entwickeln eine depressive Symptomatik nach der Entbindung. Diese hohe Zahl erklärt man sich durch hormonelle Umstellungen nach der Geburt des Kindes, auch Schlafmangel kann eine Rolle spielen. Aus psychologischer Sicht sehen sich die Mütter mit einer neuen Situation konfrontiert, die hohe Anforderungen an sie stellt.
Die **Wochenbettdepression** muss vom **„Baby Blues"** abgegrenzt werden. Diesen erlebt die Hälfte aller Mütter wenige Tage nach der Entbindung. Die getrübte Stimmung, die auch von Reizbarkeit, vermehrtem Grübeln und Schlafstörungen begleitet sein kann, klingt nach kurzer Zeit wieder ab. Als postpartale Depression bezeichnet man eine depressive Episode von mindestens 2-wöchiger Dauer. Sie kann sich aus einem „Baby Blues" entwickeln oder erst zeitversetzt nach einigen Wochen oder Monaten auftreten. Gekennzeichnet ist die Wochenbettdepression durch ausgeprägte Schuld- und Insuffizienzgefühle bezüglich der eigenen Kompetenzen als Mutter. Die Unfähigkeit sich zu freuen, verstärkt das Gefühl als Mutter zu versagen und unterhält die depressive Stimmung. Daher ist die Früherkennung einer Wochenbettdepression besonders wichtig, um einer gestörten Mutter-Kind-Bindung oder sogar dem Risiko eines Suizids bzw. erweiterten Suizids vorzubeugen. Neben einer intensiven psychotherapeutischen Begleitung ist ggf. die antidepressive Medikation indiziert (s. unten) und ein Abstillen muss dann individuell und behutsam geklärt werden. In schweren Fällen ist eine stationäre Aufnahme, eventuell auf einer Mutter-Kind-Station indiziert.
Weniger als 0,5 % der Entbundenen erleben eine **manische, schizophrene und schizoaffektive Psychose [F53.1]**, die als postpartale Psychose zusammengefasst werden. Wie bei der postpartalen Depression handelt es sich um ein multifaktorielles Geschehen. Neben einer Euphorie oder Erregung wie in der Manie, können sich wahnhafte Symptome und akustische Halluzinationen entwickeln.
Häufige Wahninhalte sind Sorgen um das Kind, dass es z. B. vor Verfolgern geschützt werden muss, aber auch imperative Stimmen, die zur Verletzung oder Tötung des Kindes auffordern. Wegen der potenziellen Gefährdung des Kindes werden oft stationäre Aufnahmen nötig und eine Behandlung mit Antipsychotika schließt sich an (→ Kap. 11).

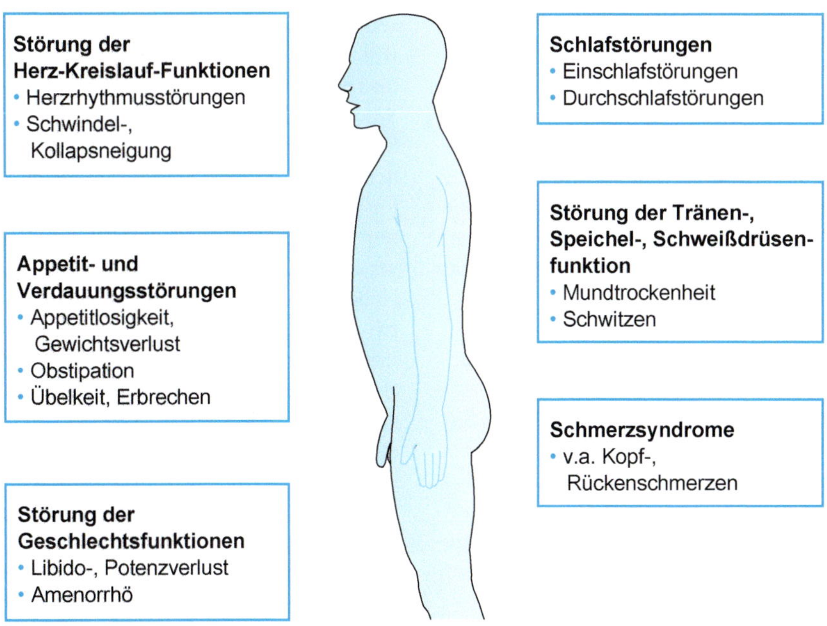

Abb. 12.2 Vegetative Symptome der Depression [L217]

Depression im Alter

Depressionen können in allen Lebensaltern auftreten. In Alters- und Pflegeheimen leiden allerdings bis zu 40 % der Bewohner an einer Depression. Hierbei tritt die Depression häufig als Komorbidität von chronischen Erkrankungen auf, z. B. von Rheuma oder kardiovaskulären Erkrankungen. Typischerweise präsentieren sich kognitive Störungen, welche als **Pseudodemenz** bezeichnet werden (→ Tab. 12.1). Anders als bei anderen Demenzen sind diese kognitiven Defizite nach Abklingen der Depression jedoch gänzlich reversibel.

Tab. 12.1 Unterscheidung Demenz und Pseudodemenz

Demenz	Pseudodemenz
Bagatellisieren der Defizite	Hervorheben der Defizite
Objektive Einschränkungen bei Alltagsaktivitäten	Subjektiv empfundene Einschränkungen schlecht objektivierbar
Langsamer, stetig verschlechternder Verlauf	Rascher, schwankender Verlauf
Orientierungsstörungen	Keine Orientierungsstörungen
Kein Ansprechen auf Antidepressiva	Ansprechen auf Antidepressiva

Saisonale Depression (seasonal affective disorder, SAD)

Bei dieser Form der Depression treten die Symptome überwiegend im Herbst und Winter innerhalb eines Zeitraums von 90 Tagen auf und bessern sich zum Frühjahr. Eine besondere Rolle scheint hierbei der Neurotransmitter Melatonin zu spielen, welcher für den biologischen Tagesrhythmus zuständig ist.

Anhaltende affektive Störungen [F34.-]

Zyklothymia [F34.0]

Die Zyklothymia ist folgendermaßen definiert: Stimmungslabilität, die wie bei der bipolaren Störung von Missstimmung in gehobene, expansive Stimmung umschlagen kann, die aber gemessen an Schwere und Intensität weder die Kriterien der Major Depression noch die der Manie erfüllt. Die Stimmungslabilität sollte mindestens 2 Jahre bestehen und kann in eine bipolare Störung übergehen. Die Erstmanifestation ist oft im frühen Erwachsenenalter. Außerdem sind häufig Verwandte von Patienten mit bipolarer Störung betroffen.

Dysthymia [F34.1]

Die chronische Form einer depressiven Verstimmung, die nicht den Schweregrad einer depressiven Episode erfüllen, nennt man Dysthymia. Sie muss mindestens 2 Jahre anhalten und kann auch von Tagen oder Wochen (jedoch nicht mehr als 2 Monate) normaler Stimmung unterbrochen sein. Sie entsteht meist früh im Erwachsenenalter. Sehr häufig entwickelt sich auf dem Boden der Dysthymia eine depressive Episode, dann spricht man von „double depression".

Epidemiologie

Die Lebenszeitprävalenz für eine monopolare Depression beträgt 16–20 %. Das durchschnittliche Erkrankungsalter liegt zwischen dem 35. und 45. Lebensjahr, wobei in neueren Untersuchungen die Tendenz zu einem deutlich früheren Krankheitsbeginn verzeichnet wird. Frauen erkranken doppelt so häufig wie Männer. Die Dauer einer unbehandelten monopolaren depressiven Phase dauert in der Regel 6–8 Monate.

Die Lebenszeitprävalenz für eine bipolare Störung beträgt ca. 3 %. Bipolare Störungen sind somit sehr viel seltener als monopolare depressive Störungen. Patienten, die unter bipolaren Störungen leiden, erkranken früher, zwischen dem 16.–18. Lebensjahr. Männer und Frauen erkranken etwa gleich häufig.

Ätiopathogenese

Für die Entstehung der **affektiven Störungen** gilt ein multifaktorielles Modell.

Als biologischer Faktor spielt die **Genetik** eine Rolle, denn es zeigt sich eine familiäre Häufung von affektiven Störungen. Kinder eines depressiv erkrankten Elternteils haben ein um 10–20 % erhöhtes Erkrankungsrisiko, bei eineiigen Zwillingen liegt das Risiko bereits bei mindestens 50 %. Bei bipolaren Störungen ist das genetische Risiko höher, die Konkordanzrate bei eineiigen Zwillingen liegt bei bis zu 80 %.

Außerdem gibt es das **neurobiochemische** Erklärungsmodell. Es existieren mehrere Hypothesen über eine **Störung im Regelkreis von Neurotransmittern.** Am bekanntesten ist wohl die **Monoaminmangelhypothese der Depression.** Unter den Monoaminen sind die relevantesten Neurotransmitter Serotonin und Noradrenalin, es werden jedoch auch Adrenalin, Dopamin und Histamin dazu gerechnet. Bei unipolar depressiv Erkrankten wird von einem Mangel an diesen Botenstoffen ausgegangen. Gestützt wird diese Hypothese durch den Wirkmechanismus verschiedener Antidepressiva (z. B. der SSRI oder SNRI), die Einfluss auf die Konzentration dieser Botenstoffe im synaptischen Spalt nehmen.

Es wird allerdings auch postuliert, dass das **Ungleichgewicht zwischen cholinergem und aminergem System** zu affektiven Störungen führt. Bei der Depression überwiegt das cholinerge bei der Manie das aminerge Transmittersystem.

Zudem scheinen **chronobiologische Faktoren** eine Rolle bei der Entwicklung von depressiven Störungen zu spielen. Hierfür spricht die Zunahme an Beschwerden nach dem Schlaf **(„Morgentief")**, was auch als Erklärung für die Wirksamkeit von Schlafentzugstherapien dient. Auch nimmt der oberflächliche Schlaf auf Kosten der Tiefschlafphasen zu, es kommt zu Durchschlafstörungen und dem typischen morgendlichen Früherwachen. In diese Kategorie fällt auch das gehäufte Auftreten der Erkrankung zu bestimmten Jahreszeiten (Häufung im Frühjahr und Herbst) bzw. das Vorliegen saisonaler depressiver Erkrankungen im Herbst und Winter.

Nicht zuletzt scheinen **neuroendokrinologische Veränderungen** ausschlaggebend für die Krankheitsentstehung zu sein. Bei Patienten mit Depressionen konnte eine Überaktivität des Hypothalamus-Hypophysen-Nebennierenrinden-Systems festgestellt werden. Hierbei treten Hyperkortisolismus und eine verminderte Ausschüttung von Wachstumshormonen auf.

Somatische Faktoren wie schwere Krankheiten oder hormonelle Umstellungen, z. B. im Wochenbett oder im Rahmen der Menopause, können ebenfalls Auslöser affektiver Erkrankungen sein.

Neben den biologischen werden aber auch **psychologische und soziale Faktoren** zur Erklärung der Krankheitsentstehung herangezogen. Das Vulnerabilitäts-Stress-Modell geht von auslösenden belastenden Lebensereignissen **(„life events")** aus. Hierzu zählen beispielsweise Verlust, Überforderung, Kränkungen, aber auch positiv bewertete aber stressreiche Situationen, wie größere Reisen oder Feierlichkeiten.

Als lernpsychologischer Faktor wird häufig die **erlernte Hilflosigkeit** aufgeführt, um die Entstehung einer Depression zu erklären. Hierbei wird angenommen, dass Erkrankte aus negativen Erfahrungen die falsche Überzeugung entwickelt haben, nicht mehr selbstständig schwierige Lebenssituationen bewältigen zu können. Außerdem glauben sie, selbst für die anstehenden Probleme verantwortlich zu sein.
Aus kognitiv-verhaltenstherapeutischer Sicht spielen typische negative Denkmuster, wie beispielsweise die **kognitive Triade** eine Rolle (→ Abb. 12.3). Die Depression wird als sich selbst verstärkendes und schwer zu unterbrechendes System angesehen (→ Abb. 12.4). Typische **dysfunktionale Kognitionen** sind Übergeneralisierung und Katastrophisieren. Aus psychodynamischer Sicht wiederum spielen frühkindliche Trennungserlebnisse und Störungen der Eltern-Kind-Interaktion eine Rolle.

Diagnostik

Neben einer ausführlichen Anamneseerhebung, idealerweise auch einer Fremdanamnese, erfolgt eine somatische Ausschlussdiagnostik mittels Laborkontrolle und ggf. zerebraler Bildgebung. Zur weiteren Diagnosestellung können neuropsychologische Testungen durchgeführt werden. Je nach Ausprägung der Symptomatik erfolgt eine Einteilung der Krankheitsschwere.

Differenzialdiagnosen

In jedem Fall müssen organische Erkrankungen ausgeschlossen werden (→ Tab. 12.2).

Tab. 12.2 Organische Differenzialdiagnosen affektiver Erkrankungen

Mögliche Ursache	Beispiele
Vaskulär	Schlaganfall
Infektiös	Meningitis, Enzephalitis
Neoplastisch	Tumore, Metastasen
Degenerativ	Morbus Alzheimer
Intoxikation	Drogen, Medikamente
Autoimmun	Multiple Sklerose, Kollagenosen
Traumatisch	Schädel-Hirn-Trauma
Endokrin	Bei Depression: Hypothyreose, Morbus Cushing Bei Manie: Hyperthyreose
Metabolisch	Urämie, Leberinsuffizienz

Es ist unbedingt eine Medikamenten- und Drogenanamnese erforderlich! Medikamente und Drogen, die Depressionen auslösen können, sind Antihypertensiva, Antibiotika, Benzodiazepine, Alkohol, Opiate, orale Kontrazeptiva und Antiarrhythmika.

Auch andere psychische Erkrankungen können ähnliche Symptome wie eine affektive Störung zeigen, beispielsweise Demenzen, Intoxikationen, Schizophrenien, Angst- und Zwangserkrankungen oder Suchterkrankungen.

Therapie

Grundsätzlich gilt eine **Kombinationstherapie aus Psycho- und Pharmakotherapie** als Therapie der Wahl. Bei leichtgradigen Depressionen ist oftmals eine alleinige Psychotherapie ausreichend. Bei schwergradigen Episoden ist eine medikamentöse Behandlung unverzichtbar.

Stationäre Aufnahme

Soll man einen depressiven Patienten stationär aufnehmen? Für diese Entscheidung sollten folgende Punkte abgeklärt werden:

- Besteht Suizidalität?
- Gibt es bei dem Patienten schwere familiäre Konflikte? Ist es ratsam, ihn erst einmal durch einen stationären Aufenthalt zu entlasten und ihn von dem Konflikt zumindest räumlich zu trennen?

Depressive Patienten erleben einen stationären Aufenthalt häufig als sehr entlastend, weil sie vorübergehend von privaten und familiären Aufgaben und beruflichen Pflichten entbunden werden.
Meist ist bei akut manischen Patienten eine stationäre Krankenhausaufnahme indiziert, nicht zuletzt wegen möglicher Selbst- und Fremdgefährdung. Ambulante Versuche scheitern auch an den Krankheitssymptomen, v. a. der oft fehlenden Krankheitseinsicht und Patienten neigen dazu, Termine nicht einzuhalten oder vergessen ihre Medikation.

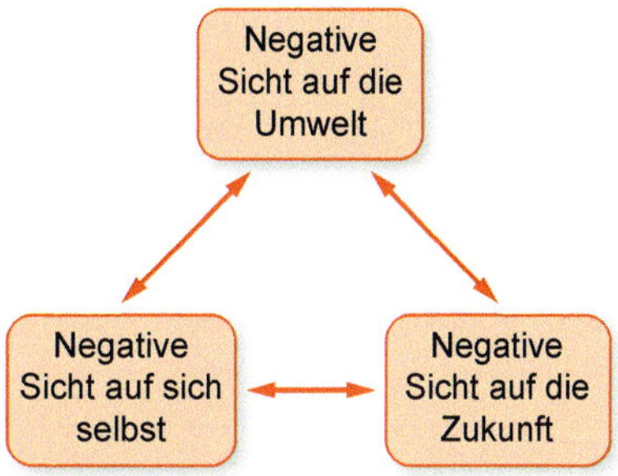

Abb. 12.3 Kognitive Triade [L231]

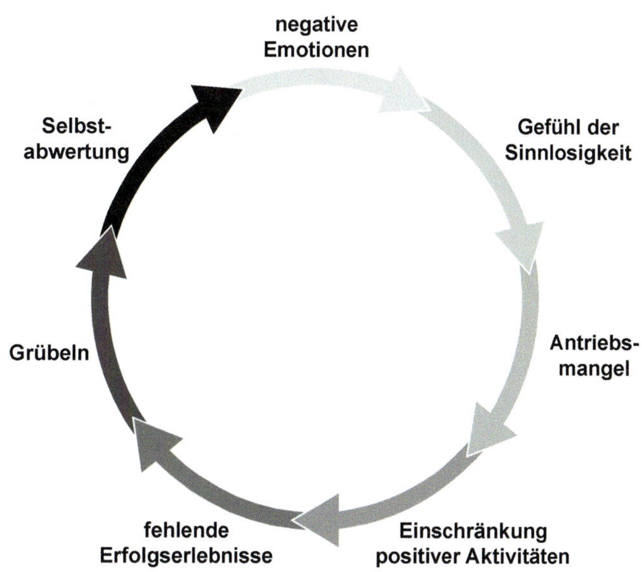

Abb. 12.4 Depressive Spirale [L231]

Pharmakotherapie

Die Pharmakotherapie einer affektiven Störung hat drei Grundpfeiler: die Akutbehandlung, die Erhaltungstherapie und die Rezidivprophylaxe (→ Abb. 12.5). Die Grundlage bildet das vertrauensvolle Arzt-Patient-Verhältnis, um gemeinsam entsprechend dem Wirk- und Nebenwirkungsprofil ein geeignetes Therapieregime auszuwählen.

Akuttherapie Die Auswahl des Medikaments zur Behandlung einer **unipolar depressiven Episode** muss sich auf die vorherrschende Symptomatik beziehen. So stehen bei einigen Präparaten Aktivierung und Antriebssteigerung im Vordergrund, bei anderen Sedierung und Schlafinduktion. Die Patienten sollten über den verzögerten Wirkungseintritt von **Antidepressiva** (Besserung meist erst nach ca. 2–3 Wochen) aufgeklärt werden. In etwa 70 % der Fälle kann unter Medikamenten eine Besserung erzielt werden, der volle Wirkungseffekt ist durchschnittlich nach ca. 6 Wochen erreicht.

Die Akuttherapie der **bipolaren Störung** erfolgt nach dem vorherrschenden Symptom. Antidepressiva kommen bei bipolarer Depression nicht zwingend zum Einsatz und es ist auf die Wahl des Präparats zu achten, da Patienten unter antidepressiver Therapie rasch von einer Depression in eine manische Phase umspringen können („Switch-Risiko"). Bei manischen Episoden werden in der Akutphase häufig **Antipsychotika** (z. B. Olanzapin, Risperidon, Quetiapin, Aripiprazol) gegeben. **Stimmungsstabilisierer** (Phasenprophylaktika, „mood stabilizer") sollten grundsätzlich in beiden Krankheitsphasen verordnet werden.

Erhaltungstherapie Wichtig ist, dem Patienten zu erklären, dass beim Nachlassen der Symptomatik die Medikation nicht abgesetzt werden sollte. Vielmehr soll sie nach erfolgter Remission noch in voller Dosierung (bzw. Erhaltungsdosis) 6–12 Monate bei erstmaliger Erkrankung fortgeführt werden. Dann kann mit einem langsamen Ausschleichen begonnen werden. Wichtig ist eine genaue Beobachtung der Patienten in dieser Phase, damit einem sich andeutenden Rückfall ggf. sofort mit einer Dosissteigerung entgegengewirkt werden kann.

Prophylaxe Bei **unipolarer Depression** sollte ab zwei oder mehreren depressiven Phasen in den letzten 5 Jahren eine längerfristige, ggf. auch lebenslange Rezidivprophylaxe diskutiert werden. Dabei wird die antidepressive Therapie fortgeführt oder ein Phasenprophylaktikum verabreicht.

Eine Phasenprophylaxe sollte bei **bipolarer Störung** direkt nach der ersten diagnostizierten Episode erfolgen. Die Wirkschwerpunkte der Stimmungsstabilisierer liegen nach derzeitigem Stand der Forschung wie folgt:

- Manie: Valproat, Lithium, Olanzapin, Quetiapin, Aripripazol, Carbamazepin
- Depression: Lamotrigin, Quetiapin, Lithium, Valproat
- Psychotische Symptome: Atypische Antipsychotika
- Suizidalität: Lithium

Lamotrigin zeigt eine Wirksamkeit auch bei einem „Rapid cycling"-Verlauf einer bipolaren Störung.

Psychotherapie

Es gibt verschiedene Optionen einer psychotherapeutischen Unterstützung bzw. Behandlung. Die Entscheidung für oder gegen eine solche muss sich nach der vorherrschenden Problematik und nach den Möglichkeiten des Patienten richten. Zur Auswahl stehen:

Tiefenpsychologisch orientierte oder psychoanalytische Therapie Hauptsächlich bei Patienten mit hoher Introspektionsfähigkeit ratsam.

Kognitive Verhaltenstherapie Negative, pessimistische Denkschemata sollen erkannt und abgebaut werden. Es werden alternative Wahrnehmungs- und Verhaltensmuster erarbeitet. Der Patient erlernt zudem Strategien, um mit für ihn scheinbar unlösbaren Problemen umzugehen (Konfliktbewältigung). Außerdem sollen positive Aktivitäten wieder aufgenommen und soziale Kompetenzen trainiert werden.

Psychoedukation In psychoedukativen Gesprächen, die als Einzel-, Gruppen- oder auch Angehörigengruppenarbeit stattfinden können, sollten der Patient und seine Angehörigen über die Erkrankung aufgeklärt und über Behandlungsmöglichkeiten informiert werden. Die Psychoedukation dient auch der emotionalen Entlastung, weil deutlich werden kann, dass es sich nicht um ein Einzelschicksal handelt, sondern auch andere Menschen ähnliche Schwierigkeiten durchlebt und gemeistert haben.

Systemische Therapie Hierbei steht der soziale Aspekt der affektiven Störung im Fokus und es werden Angehörige (bzw. Personen des sozialen Umfelds der Patienten) direkt oder indirekt in die Therapie mit einbezogen.

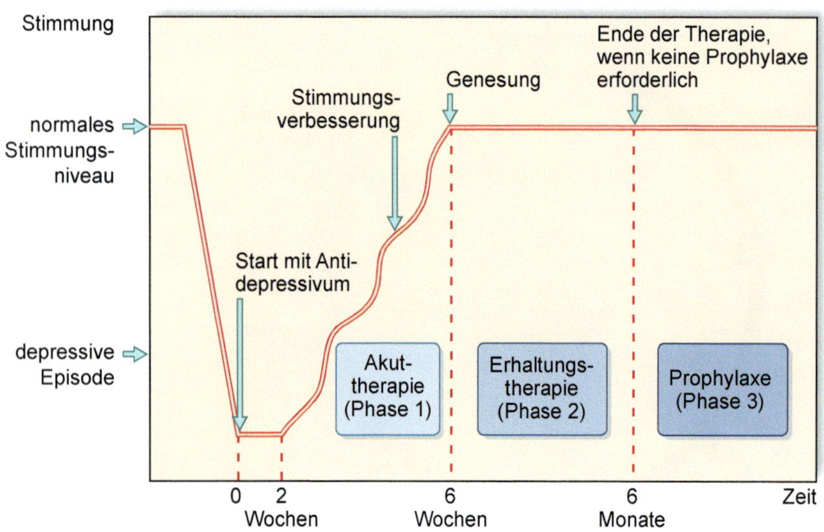

Abb. 12.5 Phasen der antidepressiven Therapie [L231]

Bei der **bipolaren Erkrankung** bietet die Psychotherapie für Intervallphasen ambulant wie stationär neben der Aufklärung über die Erkrankung Strategien zum rechtzeitigen Erkennen von Prodromalsymptomen, die Förderung der Selbstverantwortung sowie Maßnahmen zur Stressbewältigung und zur Psychohygiene (reizarme Umgebung, Zeitmanagement, Ordnungstherapie etc.) an. In akuten manischen Phasen ist es häufig nicht möglich, eine Psychotherapie zu beginnen und es sollte bis zum Abklingen dieser Symptomatik gewartet werden. Häufig entwickeln Patienten nach Abklingen der akuten Symptomatik Schuld- und Schamgefühle, die ebenfalls Thema der Psychotherapie sein sollten.

Somatische Therapieverfahren

Schlafentzugstherapie Patienten, die an einer Depression leiden und eine Nacht vollständig durchwachen (oder beim partiellen Schlafentzug die zweite Nachthälfte), erleben am nächsten Tag in 50–80 % der Fälle eine deutliche Besserung der Stimmung. Dieser Effekt dauert jedoch leider häufig nur kurz an, kann jedoch als nebenwirkungsarme Technik zum Entgegenwirken einer Depression erlernt werden. Bei **bipolaren Erkrankungen** ist diese Therapieform **kontraindiziert.** Aus psychohygienischer Sicht ist ausreichender **Schlaf** hier dringend erforderlich. In Studien konnte gezeigt werden, dass eine Schlafdauer von 6–7 Stunden antipsychotisch und antimanisch wirkt. Dazu verabreicht man Patienten, die unter extremem Schlafmangel leiden, Antipsychotika und/oder kurzzeitig Benzodiazepine zur Schlafinduktion.

Lichttherapie Diese Form der Therapie wird bei der saisonalen Depression angewandt. Dabei werden Patienten morgens und in der Dämmerung für ca. 30 min einer Lichtquelle ausgesetzt, die dem Sonnenlicht sehr ähnlich ist und mehr als der 5-fachen Lichtstärke von normalem Raumlicht entspricht. Die Symptome bessern sich dadurch oft innerhalb weniger Wochen.

Elektrokrampftherapie (EKT)

Indikationen: Angezeigt ist die EKT bei Versagen der medikamentösen Therapie, Depressionen mit psychotischen Symptomen, katatonen Zuständen oder hoher Suizidalität. Bei Patienten, die erfolglos medikamentös behandelt wurden, liegt die Ansprechrate auf EKT in manchen Studien bei bis zu 70 %, bei zuvor unbehandelten Patienten sogar bei ca. 80 %! Da man auch nach erfolgter EKT Rezidive beobachtet, sollte direkt im Anschluss eine medikamentöse Erhaltungstherapie begonnen werden.

Durchführung: Es wird ein generalisierter Krampfanfall mittels elektrischen Stroms erzeugt, der meist unipolar über der nichtdominanten Hirnhemisphäre appliziert wird. Der Patient wird vorher von einem Anästhesisten in Kurznarkose versetzt und muskelrelaxiert, um Verletzungsgefahr und Nebenwirkungen zu senken. Die Krampfschwelle ist individuell verschieden und wird je nach Alter und Anfalls-EEG variiert bzw. kontrolliert. In der Regel führen 6–12 Sitzungen im Abstand von 3 Tagen zu einer deutlichen Besserung der Symptomatik.

Nebenwirkungen: Als Hauptnebenwirkungen gelten kurz dauernde kognitive Beeinträchtigungen mit postiktaler Verwirrtheit. Das Langzeitgedächtnis wird nicht beeinträchtigt. Es entstehen keine strukturellen Hirnschäden! Weitere Nebenwirkungen sind häufig Muskel- und Kopfschmerzen. Bei Vorliegen einer koronaren Herzkrankheit oder Hypertonie ist besondere Vorsicht geboten, und oft sind eine medikamentöse Vorbehandlung sowie eine ernsthaftere Risiko-Nutzen-Abwägung nötig.

Soziotherapie

Als dritter Pfeiler neben Psycho- und Pharmakotherapie sollte jeder Patient soziotherapeutische Unterstützung erhalten. Hierbei wird sich um finanzielle, berufliche oder private Probleme gekümmert, z. B. Wohnmöglichkeiten, berufliche Rehabilitation. Außerdem gibt es zahlreiche Selbsthilfegruppen, die u. a. beim Wiederaufbau sozialer Kontakte helfen können. Ziel ist es, negative äußere Faktoren, welche die Erkrankung aufrechterhalten, zu beseitigen.

Filmtipp
Helen (2009)

Zusammenfassung

Unipolare Depression

- Die depressive Episode ist eine sehr häufige psychische Störung im Erwachsenenalter und betrifft Frauen doppelt so häufig wie Männer. Sie tritt überwiegend rezidivierend auf.
- Eine depressive Episode ist gekennzeichnet durch eine deprimierte Stimmung über mindestens 2 Wochen, negative oder auch suizidale Gedankeninhalte, Antriebsstörung und häufig zusätzliche vegetative Symptome wie Kraftlosigkeit, Schlafstörungen oder Appetitstörungen.
- Die Therapie depressiver Episoden beinhaltet:
  - Medikamentöse Akut- und Erhaltungstherapie sowie eine Rezidivprophylaxe (bei › 2 depressiven Phasen in den letzten 5 Jahren)
  - Psychotherapie und Soziotherapie
  - Ggf. additive Verfahren wie Licht-, Schlafentzugstherapie und Psychoedukation
- Zu den **anhaltenden affektiven Störungen** werden Dysthymia und Zyklothymia gerechnet, die abgeschwächte Formen der depressiven Episode bzw. bipolarer Störungen darstellen und in der Regel chronisch verlaufen.

Bipolare Erkrankung

- Bipolare Störung sind Erkrankungen, bei denen sich manische und depressive Phasen abwechseln.
- Eine manische Episode ist charakterisiert durch eine inadäquat gehobene Stimmung, gesteigerten Antrieb sowie ein verändertes Denken mit Ideenflucht und Größenideen, und zwar für länger als 1 Woche.
- Eine schnelle Intervention ist erforderlich, insbesondere um den Patienten vor den Folgen seiner Selbstüberschätzung zu schützen.
- Medikamentöse Akuttherapie und Phasenprophylaxe der bipolaren Störung erfolgen nach Symptomen und umfassen Stimmungsstabilisierer, atypische Antipsychotika und ggf. Antidepressiva. Die Phasenprophylaxe sollte im Gegensatz zu unipolaren Störungen wegen des erhöhten Rückfallrisikos gleich nach der Erstmanifestation beginnen.
- Psycho- und Soziotherapie beinhalten die Aufklärung des Patienten und seiner Umgebung über die Erkrankung, psychotherapeutische Maßnahmen zur Phasenprophylaxe sowie die Wiedereingliederung in den beruflichen und familiären Alltag.

Angststörungen [F40.-/F41.-]

Bei allen Störungen dieser Gruppe ist Angst das gemeinsame Symptom. Angst ist eine angeborene, äußerst wichtige Emotion, um Risiken und Gefahren rechtzeitig zu erkennen und zu vermeiden. Angst zeigt sich in körperlichen Reaktionen, wie z. B. Herzrasen, Schwitzen, Zittern oder Unruhe und bereitet den Organismus eigentlich auf eine Fluchtsituation bzw. eine Situation vor, bei der die Gefahrenquelle beseitigt werden soll. Wann aber ist Angst pathologisch? Dann, wenn sie ohne erkennbaren Außenreiz auftritt, übertrieben ist und das tägliche Leben so beeinträchtigt, dass gewöhnliche Tätigkeiten nicht mehr verrichtet werden können. Typisch ist Vermeidungsverhalten, bei welchem angstauslösende Situationen von den Betroffenen gemieden werden. Ängste können entweder situations- oder objektgebunden (phobische Ängste) auftreten oder sie sind unabhängig von der Umgebungssituation.

Einteilung und Symptomatik

Nach ICD-10 werden phobische Störungen, die an situative Auslöser (Agoraphobie mit oder ohne Panikstörung, soziale Phobie oder spezifische Phobie) gebunden sind, von attackenartigen (Panikstörung) oder frei flottierenden Angststörungen (generalisierte Angststörung) abgegrenzt. Verbindende Kennzeichen der Angststörungen sind **Erwartungsangst** (auch „Angst vor der Angst“ oder Phobophobie), **vegetative Symptome** und **Vermeidungsverhalten.**

Phobien [F40.-]

Agoraphobie [F40.0] Ursprünglich handelt es sich um eine unüberwindbare Furcht, einen freien Platz zu betreten. Heute umfasst der Begriff Situationen, in denen dem Patienten Fluchtwege fehlen und er glaubt, sich nicht in „Sicherheit“ begeben zu können. Dazu gehören z. B. auch Menschenmengen, Schlangestehen in Supermärkten oder lange Reisen ohne Begleitung. Betroffene haben Angst, bei akuten körperlichen Symptomen zu kollabieren und das Bewusstsein zu verlieren, die Situation nicht verlassen zu können, nicht ausreichend schnell Hilfe zu erhalten (z. B. im Fall eines Herzinfarkts oder bei Paniksymptomen) oder peinliches Aufsehen zu erregen. Sie entwickeln in der Folge eine „Erwartungsangst“ bereits **vor** dem Eintreten der Symptomatik und dies führt zur Vermeidung der angstauslösenden Situation. Im schlimmsten Fall verlassen Betroffene ihr Zuhause gar nicht mehr oder nur noch in Begleitung. Dadurch werden Familienangehörige oft in Mitleidenschaft gezogen, weil sie kompensatorisch zahlreiche Aufgaben (z. B. Einkäufe oder andere Hilfestellungen) übernehmen müssen. Im Rahmen der Agoraphobie treten häufig auch Panikattacken auf („Agoraphobie mit Panikstörung“).

Soziale Phobie [F40.1] Menschen, die unter einer sozialen Phobie leiden, haben Angst vor prüfender Betrachtung durch andere Menschen. Es ist also eine „Blickphobie“, mit dem Unbehagen anderen Menschen in die Augen zu schauen oder ihren Blicken ausgesetzt zu sein. Sie fühlen sich in sozialen Situation allgemein unwohl oder versuchen, bestimmte Situation, wie z. B. Essen in kleinen Gruppen, Sprechen vor Publikum oder den Besuch einer Feier zu vermeiden. Je nach Ausmaß kann das tägliche Leben also erheblich beeinträchtigt sein. Dabei hat der Patient Angst, durch ungeschicktes Verhalten eine peinliche Situation auszulösen, in der er im Mittelpunkt steht und negativ auffällt. Die Betroffenen leiden dabei u. a. unter Erröten, Händezittern, Übelkeit oder Harndrang. Sie haben meistens Furcht vor Kritik und ihr Selbstwertgefühl ist wenig ausgeprägt. Verstärkt wird die Symptomatik noch durch dauernde Selbstbeobachtung und eine überwiegend negative Selbstbeurteilung. In extremen Fällen kann die soziale Phobie zur sozialen Isolation führen.

Spezifische Phobie [F40.2] Darunter versteht man eine Angst vor bestimmten Situationen oder einem umschriebenen Objekt, z. B. vor Tieren (wie Spinnen oder Hunde), Naturereignissen (Gewitter), Höhe (Akrophobie), Dunkelheit, engen Räumen oder Blut und Spritzen. Bereits die Vorstellung des auslösenden Stimulus reicht, um Angst zu erzeugen (allerdings geringer als das reale Objekt oder die gefürchtete Situation). Im Extremfall kann die spezifische Phobie auch mit einer Panikattacke einhergehen. Das Ausmaß der Erkrankung hängt davon ab, wie leicht die Situation oder das Objekt im Alltag vermieden werden kann. Therapierelevant wird die Phobie erst, wenn sie das Berufsleben oder den Alltag stark beeinträchtigt.

Panikstörung [F41.0]

Diese Angststörung ist durch wiederholt auftretende schwere Panikattacken gekennzeichnet. Sie ist nicht an eine bestimmte Situation oder einen Auslöser geknüpft, sondern tritt unvorhergesehen und plötzlich auf. Die Patienten spüren u. a. plötzlich Herzklopfen, Brustschmerzen, Engegefühl, Atemnot und Schwindel. Diese Symptome lösen die Angst aus, die Kontrolle zu verlieren, „verrückt“ zu werden oder zu sterben. Die Panik entwickelt sich oft über wenige Minuten und dauert meist nicht länger als eine halbe Stunde. In der Regel verlassen die Patienten fluchtartig die Situation und meiden diese in der Zukunft. Oft werden sie mit vermeintlich organischem Leiden in einer Notaufnahme eingeliefert. Panikattacken können sich auch auf dem Boden einer phobischen Angststörung entwickeln.

Generalisierte Angststörung [F41.1]

Die generalisierte Angststörung ist durch übertriebenes „Sich-Sorgen-Machen“ gekennzeichnet, die sich auf fast alle Lebensbereiche erstrecken kann. Dabei bestehen dauerhaft Ängste, die nicht auf eine bestimmte Situation beschränkt sind. Die Betroffenen befürchten stattdessen, dass sie oder ein Angehöriger Schaden nehmen oder erkranken könnte. Sie sind in Gedankenketten gefangen, die als „Katastrophisierung“ bezeichnet werden und die von zukünftigem Unglück geprägt sind, häufig ausgehend von Kleinigkeiten. Die Patienten neigen dazu, sich bei anderen Menschen rückzuversichern (z. B. mehrfacher Anruf bei der Tochter, ob sie auch wirklich gut nach Hause gekommen sei). Sie leiden unter innerer Anspannung, Besorgnis und Befürchtungen in Bezug auf verschiedene Alltagssituationen. Auf vegetativer Ebene finden sich auch hier u. a. Benommenheit, Herzrasen, Schweißausbrüche oder Beklemmungsgefühle. Psychische Symptome sind erhöhte Schreckhaftigkeit, Unsicherheit, Konzentrations- und Schlafstörungen sowie Ruhelosigkeit und die Unfähigkeit, sich zu entspannen. Häufig ist die generalisierte Angststörung mit depressiven Symptomen vergesellschaftet. Die Kriterien für eine Phobie oder eine Panikstörung werden dabei nicht erfüllt. Die Betroffenen stellen sich meist erst spät und häufig wegen Schlafstörungen beim Arzt vor.

→

Epidemiologie

Behandlungsbedürftige Angststörungen treten sehr häufig auf. Für alle Angststörungen wurde eine 12-Monatsprävalenz von ca. 15 % in der deutschen Bevölkerung berechnet. Die Lebenszeitprävalenz schwankt weltweit zwischen 14–29 %. Es sind außer bei der sozialen Phobie deutlich mehr Frauen betroffen als Männer. Die Lebenszeitprävalenzen verschiedener Angststörungen und deren Erstmanifestationsalter zeigt → Tab. 13.1.

Komorbiditäten sind häufig. So erkranken Patienten, die an einer Angststörung leiden, oft an einer weiteren Angststörung. Außerdem haben Angstpatienten ein höheres Risiko, eine depressive Episode, somatoforme Störungen oder eine Suchterkrankung zu entwickeln. Auch Persönlichkeitsstörungen findet man gehäuft.

Tab. 13.1 Lebenszeitprävalenzen und Erstmanifestationsalter verschiedener Angststörungen (Anlehnung an Voderholzer, Therapie psychischer Erkrankungen)

	Phobien			Panikstörung	Generalisierte Angststörung
	Agoraphobie	Spezifische Phobie	Soziale Phobie		
LZP (%)	6,1	12,1	12,5	6,1	5,7
Erstmanifestationsalter	20.–30. Lj.	Kindheit	Pubertät	20.–30. Lj.	1. Altersgipfel: Adoleszenz 2. Altersgipfel: 40. Lj.
Geschlechtsverhältnis (w:m)	2,2:1	2,3:1	1,4:1	2,2:1	2:1

Ätiopathogenese

Angststörungen sind multifaktoriell bedingt. Die genetische Prädisposition führt zu einer erhöhten Angstanfälligkeit, die sich in einem Ungleichgewicht vor allem serotonerger und noradrenerger Neurotransmittersysteme zeigt. Neurobiologische Erklärungsmodelle gehen von einer Überaktivität des „Angstnetzwerkes" aus, eine Verschaltung von verschiedenen Hirnstrukturen, die Angst regulieren. Eine zentrale Rolle spielen dabei die Amygdala und deren Hemmung durch den präfrontalen Kortex.

Angst äußert sich auf verschiedenen Ebenen, die sich gegenseitig beeinflussen (→ Abb. 13.1): Die durch den Sympathikus in Gang gesetzte Reaktion, wie z. B. Herzklopfen, Schweißausbruch oder Schwindel, wird wahrgenommen. Der Betroffene bewertet diese Wahrnehmung als Gefahr und körperliche Bedrohung (z. B. „Es passiert etwas Schlimmes") und entwickelt Angst. Die Angst verstärkt die vegetative Reaktion, d. h., z. B. Herzschlag und innere Anspannung nehmen zu, was der Betroffene registriert und dies steigert wiederum seine Panik. Die Angst gipfelt in einer maximal bedrohlich erlebten Situation, in der der Angstpatient glaubt, „versterben zu müssen" oder die Kontrolle zu verlieren (→ Abb. 13.2). Auf der Verhaltensebene ist er dann motorisch „wie gelähmt" oder flüchtet aus der vermeintlich bedrohlichen Situation.

In Folge einer Angstepisode kommt es meistens zu einer ängstlichen und verstärkten Selbstbeobachtung. Bereits geringe vegetative Veränderungen können dann erneut zu Angstattacken führen. Die Patienten entwickeln eine **„Angst vor der Angst"**.

Lerntheoretisch spielen Modelllernen, d. h. ängstliche Bezugspersonen, deren Verhalten „kopiert" wird und Konditionierungsprozesse bei der Ausbildung von Angststörungen eine Rolle. Ein ursprünglicher neutraler Reiz (z. B. Schlangestehen an der Supermarktkasse) wird durch das gleichzeitige Erleben einer bedrohlichen Situation („Ohnmachtsgefühl") zum konditionierten Reiz. Das heißt, zukünftig kann schon das „Schlangestehen" an sich Angst auslösen, ohne dass eine bedrohliche Gefahr vorliegt. Diesen Lernvorgang nennt man **klassische Konditionierung.** Verlässt der Betroffene während einer Angstattacke die Situation (Supermarkt), lässt für gewöhnlich die Angst nach. Er lernt also, dass das Verlassen oder Meiden der konditionierten Situation, in diesem Fall „Supermarkt", die Symptome bessert und wird sich zukünftig nicht mehr in den Supermarkt begeben **(operante Konditionierung).** Das Vermeidungsverhalten verhindert aber, dass er eine Neubewertung der Situation oder eine Korrektur seines Erlebens vornehmen kann. Langfristig wird sich die Angst auf weitere Situationen ausweiten (Generalisierung), d. h., er wird grundsätzlich Supermärkte meiden oder das Einkaufen ganz aufgeben. Das Ineinandergreifen von klassischer und operanter Konditionierung wird nach Mowrer als **Zwei-Faktoren-Modell** der Angst bezeichnet.

> Vermeidungsverhalten führt zu einem Fortbestehen und Ausweitung der Angst, weil keine das Erleben korrigierenden Erfahrungen gesammelt werden können!

Oft zeigt sich eine Angststörung erst nach „life events", z. B. nachdem eine Beziehung zu Bruch gegangen ist, wenn ein Lebenspartner oder Familienmitglied verstirbt oder sich das soziale Umfeld oder die eigene soziale Rolle z. B. in Folge von Arbeitslosigkeit oder durch die Aufnahme der Arbeit nach einer Kinderbetreuungsphase ändert.

Erst das Zusammenspiel dieser unterschiedlichen Faktoren im Sinne eines **Vulnerabilitäts-Stess-Modells** machen die Entstehung einer Angststörung erklärbar.

Diagnostik

Zur Diagnosefindung ist eine ausführliche Anamnese unerlässlich, in der u. a. folgende Fragen geklärt werden sollten:

- Tritt die Angst spontan auf oder ist sie auf spezielle Situationen oder Objekte bezogen? Um welche Situationen handelt es sich?
- Wann ist eine solche Episode zum ersten Mal aufgetreten? Wie lange hat sie gedauert? Trat sie mehrmals auf?

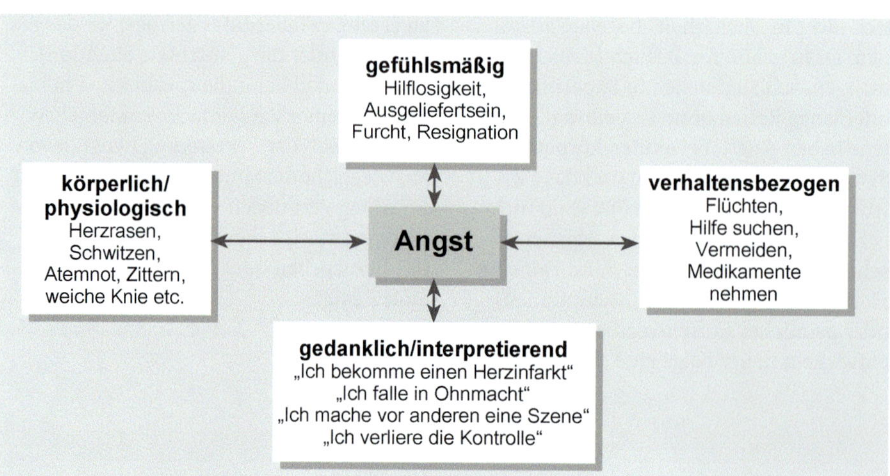

Abb. 13.1 Ebenen der Angst [L235]

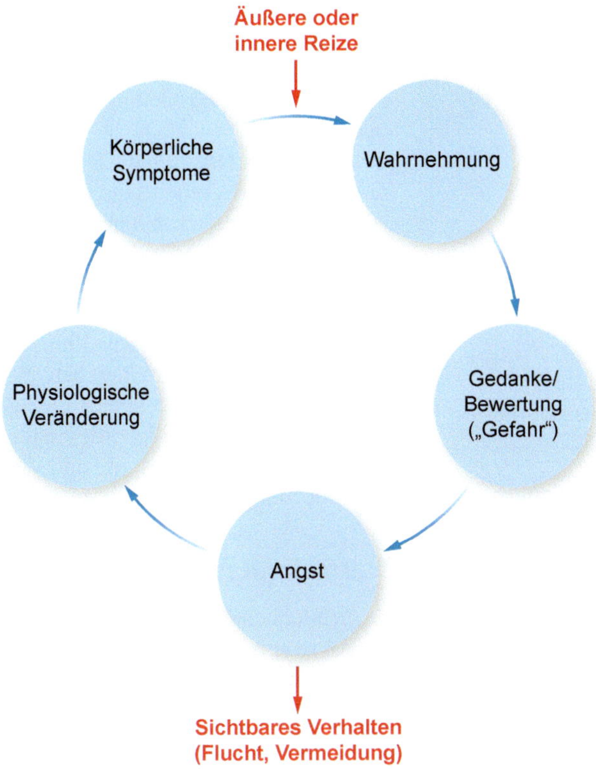

Abb. 13.2 Angstkreis [L231]

- Mit welchen Gefühlen, Gedanken und vegetativen Begleiterscheinungen geht die Angst einher?
- Wie wurde die Angstsituation beendet?
- Welche Umstände verbessern oder verschlechtern die Situation? Werden bestimmte Situationen oder Dinge vermieden?
- Werden Medikamente eingenommen, die Ängste erzeugen können (z. B. Schilddrüsenhormone, Bronchodilatatoren) oder besteht eine Suchterkrankung (z. B. Ängste im Entzug)?

> Angststörungen gehen häufig mit Suchterkrankungen einher. Dabei kann die Angst Ausdruck eines Entzugs sein und/oder Alkohol, Drogen oder Beruhigungsmittel wurden zunächst als Selbstmedikation eingesetzt.

Eine Fremdanamnese kann dabei helfen, die Ängste des Patienten zu objektivieren. Wichtig ist zudem die soziale Anamnese, die das familiäre Umfeld, die Arbeitssituation und die soziale Situation beinhaltet. Der Anamnese sollte eine ausführliche körperliche und neurologische Untersuchung folgen. Organische Ursachen (u. a. mittels Laboruntersuchungen, EKG und bildgebender Verfahren) müssen ausgeschlossen werden (→ Tab. 13.2). Danach ist ein möglichst frühzeitiges, behutsames Ansprechen von psychologischen Entstehungsfaktoren der Angst und deren Behandlungsmöglichkeiten sinnvoll, um eine „Überdiagnostizierung“ zu verhindern. Patienten, die unter einer Angststörung leiden, haben oft große Schwierigkeiten, die als körperliche Bedrohung erlebten Symptome als psychisch verursacht zu akzeptieren und neigen dazu, sich wiederholt medizinisch untersuchen zu lassen.

Tab. 13.2 Differenzialdiagnosen Angststörungen

Ursachen	Beispiele
Psychiatrische Erkrankungen	Depressive Störungen, Zwangsstörungen, Somatisierungsstörungen, Posttraumatische Belastungsstörungen, Schizophrene Störungen, Suchterkrankungen, Demenz
Neurologische Erkrankungen	Epilepsie, Multiple Sklerose, zerebraler Insult
Endokrine/metabolische Erkrankungen	Hyperthyreose, Hyperparathyreoidismus, Hyperglykämie, Cushing-Syndrom
Kardiale/pulmonale Erkrankungen	Angina pectoris, Herzrhythmusstörungen, Herzinsuffizienz, Herzinfarkt, Asthma bronchiale, COPD
Gastrointestinale Erkrankungen	Magenulzera, Colitis ulcerosa, Morbus Crohn

Therapie

Psychotherapie

Psychoedukation Patienten nehmen ihre Ängste in der Regel als bedrohliche Symptome einer noch nicht erkannten körperlichen Krankheit wahr. Deswegen ist die gemeinsame Erarbeitung eines Krankheitsmodells, die Erläuterung der Ursachen und Behandlungsmöglichkeiten der Angststörungen von zentraler Bedeutung. Erst dann sollte sich der Patient gemeinsam mit dem Therapeuten für eine Therapieform entscheiden.

Kognitive Verhaltenstherapie (KVT) Mittel der Wahl bei Angststörungen. Psychodynamische Therapieformen sind nur bei fehlendem Therapieerfolg oder auf Wunsch eines ausreichend informierten Patienten zu empfehlen, weil die Studienlage im Vergleich zur KVT unzureichend ist.

Die Basis der KVT bildet die Annahme, dass eine Angststörung letztendlich ein erlerntes Fehlverhalten ist. Durch gezielte Maßnahmen wird der Patient in die Lage versetzt, den Teufelskreis der Angst (s. o.) zu durchbrechen, um so neue Lernerfahrungen zu machen und zu einer Neubewertung der Situation zu kommen. Haben die Patienten bisher alles getan, um eine angstbesetzte Situation zu vermeiden, werden sie in der Therapie dagegen nach ausführlicher Vorbereitung mit der Situation konfrontiert, die sog. **Expositionstherapie.** Sie lernen mit den Reaktionen umzugehen. Diese kann als Flooding oder als gestufte Exposition stattfinden (s. u.).

Außerdem lernt der Patient in der Verhaltenstherapie, seine ängstliche Selbstbeobachtung abzubauen, die erhöhte vegetative Reaktionsbereitschaft zu vermindern und Denkverzerrungen oder Fehlinterpretationen körperlicher Wahrnehmungen zu korrigieren. Auch soziale Fehlanpassungen sollten Ziel der Therapie sein. Der Patient wird mit therapeutischer Unterstützung angehalten, sein Vermeidungsverhalten zu durchbrechen, um seinen ursprünglichen Bewegungsradius zurückzugewinnen und eine soziale Isolierung zu überwinden (z. B. Wiederaufnahme der Arbeit, Zurückgewinnung sozialer Kontakte).

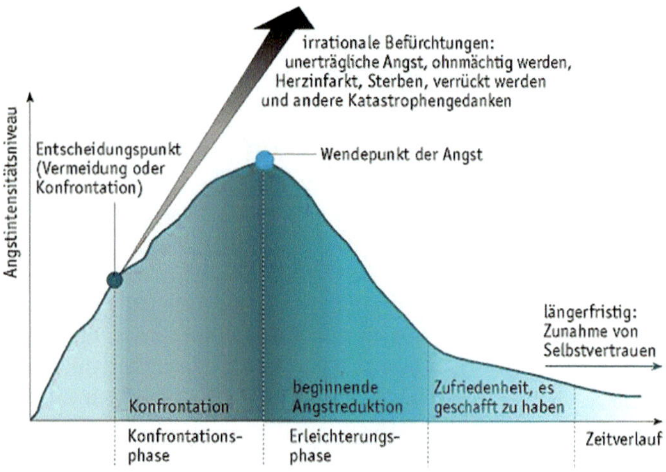

Abb. 13.3 Angstkurve [L190]

Flooding (Reizüberflutung) Das Flooding ist die Maximalvariante der Expositionstherapie. Dabei setzt sich der Patient der Situation gezielt aus, die mit der größten Angst verbunden ist (z. B. Fernsehturm, Kellerraum, Kinobesuch eines Blockbuster mit Sitz in der Mitte des Saals) und „durchlebt" dabei bewusst alle Angstsymptome. Diese Exposition kann bei der generalisierten Angststörung auch im Aushalten von „Sorgen" bestehen. Bei spezifischen Phobien kann das angstbesetzte Objekt oder die angstbesetzte Situation auch durch Computer oder Videobrillen simuliert werden (Virtual Reality). Der Therapeut leistet die notwendige Unterstützung und bereitet den Patienten in mehreren Sitzungen auf die Konfrontation vor. Wenn die Attacke vorüber ist, wird der Patient bemerken, dass er angstbesetzte Situation unbeschadet überstanden hat. Er erlebt also, dass die Angst selbst in der schlimmsten Situation abklingt und alle in der Fantasie befürchteten Folgen nicht eintreten (→ Abb. 13.3).
Das Flooding wird i. d. R. erst in Begleitung und in der Folge alleine geübt. Diese Art der Therapie führt zu einem besonders schnellen und langfristigen Erfolg.

Gestufte Exposition Diese Expositionstechnik stellt eine gute Therapiealternative zum Flooding für durch die Reizüberflutung überforderte bzw. schwer motivierbare Patienten dar. Der Patient erstellt eine Hierarchie angstauslösender Situationen. In den Sitzungen arbeitet der Therapeut gemeinsam mit dem Patienten die einzelnen Situationen mit ansteigendem „Schwierigkeitsgrad" bis hin zum „Worst Case" durch. Zunächst „in sensu" (d. h. in der Vorstellung des Patienten im Behandlungszimmer), später „in vivo" (also in der Realität) wird sich der Patient der Angst aussetzen und erleben, dass die Angst nicht ins Unermessliche steigt, sondern beim Verbleiben in der angstbesetzten Situation eine **Gewöhnung** (Habituation) mit anschließendem Abfall der Angst eintritt.

Systematische Desensibilisierung Ein weiteres, klinisch weniger relevantes Verfahren ist die **systematische Desensibilisierung.** Bei ihr steht nicht die Gewöhnung (Habituation) an die angstbesetzte Situation, sondern die reziproke Hemmung der Angst im Vordergrund. Gemeint ist damit, dass der Patient in erlernter Entspannung sich der angstbesetzen Situation oder dem Objekt in der Vorstellung aussetzt. Die Idee dahinter ist, dass eine tief greifende Entspannung einer Angstentwicklung entgegenwirkt und beide Zustände nicht gleichzeitig vorhanden sein können. Angst und Entspannung sich also gegenseitig ausschließen. Dieses Verfahren wird vor allem bei spezifischen Phobien eingesetzt.

Kognitive Techniken Der Patient wird in die Lage versetzt, kognitive Verzerrungen, automatische Gedanken und Fehlinterpretationen zu erkennen, die die Angst hervorrufen und aufrechterhalten können. Dazu gehören auch die gedanklichen Katastrophisierungen bzw. Sorgenketten der generalisierten Angststörung oder die falsche gedankliche Zuschreibung zu bestimmten Körpersensationen. Ein Panikpatient, der sein Herzrasen wahrnimmt, wird dies als Ausdruck einer Fehlsteuerung seines Herzens interpretieren und meist schießt ihm automatisch ein Gedanke durch den Kopf, der etwa so lautet: „Gleich setzt dein Herz aus, gleich bekommst du einen Herzinfarkt". Mithilfe kognitiver Techniken lernt er dagegen die Sensationen adäquat zu bewerten, z. B.: „Mein Herz schlägt schneller. Das ist eine Reaktion im Rahmen meiner Angst" oder „Mein Herz schlägt schneller, aber es bringt mich nicht um."

Entspannungsverfahren Zum Beispiel: PMR (Progressive Muskelrelaxation nach Jacobson). Die Entspannungsverfahren werden zur Reduktion der vegetativen Übererregung und als Grundlage der systematischen Desensibilisierung eingesetzt (s. oben). Sie sind ein Modul der Verhaltenstherapie.

Soziales Kompetenztraining Das Erlernen von sozialen Fertigkeiten kann z. B. bei sozialen Phobien zusätzlich hilfreich sein, wenn ein Mangel an Selbstbewusstsein an der Entstehung der Angstsymptomatik beteiligt ist. Selbstvertrauen und Selbstsicherheit sowie verschiedene soziale Kompetenzen, wie das Äußern von Wünschen, die Selbstbehauptung oder Abgrenzung gegenüber ungerechtfertigten Anforderungen, werden u. a. durch Rollenspiele und Videoarbeit vermittelt.

Pharmakotherapie

Die medikamentöse Therapie kann eine Psychotherapie unterstützen, ist aber nicht immer erforderlich. Entscheidend ist, dass der Patient durch spezifische Techniken lernt, seine Angst auch ohne Medikamente überwinden zu können.
Als Mittel der ersten Wahl kommen **moderne Antidepressiva** (v. a. SSRI oder SNRI) in Betracht, die ihre volle Wirkung im Allgemeinen erst nach 4–6 Wochen entfalten. Besonders in den ersten Behandlungswochen werden die vegetativen Nebenwirkungen (z. B. Unruhe, Herzrasen, Schlafstörungen) von Angstpatienten als sehr unangenehm erlebt. Sie müssen dementsprechend aufgeklärt werden. Die medikamentöse Therapie sollte bei Therapieerfolg 6–12 Monate fortgesetzt werden. Danach kann das Präparat versuchsweise ausgeschlichen werden.
Je nach Angststörung kommen bei Therapieresistenz auch **ältere Antidepressiva** (z. B. trizyklische AD, wie Imipramin), MAO-Hemmer, oder auch Pregabalin zum Einsatz (→ Tab. 13.3).
Stehen körperliche Symptome wie Tachykardien im Vordergrund, sind eventuell **Betablocker** wirkungsvoll. **Benzodiazepine** können zur akuten Krisenintervention eingesetzt werden, um den Patienten zu helfen, sich von ihren quälenden Ängsten zu distanzieren. Aufgrund der Gefahr der Abhängigkeit sollte eine Behandlung mit „Benzos" jedoch nur über einen kurzen Zeitraum erfolgen. Als Nebenwirkungen sind vor allem zu Beginn Sedierung und Konzentrationsschwierigkeiten zu nennen.

Tab. 13.3 Therapieempfehlungen (Anlehnung an S3-Leitlinien)

Therapie	Agoraphobie/Panikstörung	Generalisierte Angststörung	Soziale Phobie	Spezifische Phobie
SSRI	Citalopram/Escitalopram/ Paroxetin/Sertralin	Paroxetin/Escitalopram	Escitalopram/ Paroxetin/Sertralin	
SNRI	Venlafaxin	Venlafaxin/Duloxetin	Venlafaxin	
Trizyklische AD	Clomipramin/Imipramin	Imipramin		
Sonstige		Pregabalin (Kalziumkanalmodulator)	Moclobemid (rev. MAO-Hemmer)	
Psychotherapie	KVT	KVT	KVT	KVT

Verlauf

Angststörungen werden meist erst spät diagnostiziert und neigen unbehandelt zur Chronifizierung. Der Spontanverlauf, d. h. ohne therapeutische Intervention, zeigt nur in unter 20 % der Fälle eine Remission. Deshalb sind das frühe Erkennen einer behandlungswürdigen Angststörung und die fachgerechte Therapie entscheidend für den Verlauf und die Prognose. Ein optimales Behandlungsergebnis wird oft erst im Zusammenspiel von medikamentösen, psychotherapeutischen und supportiven Maßnahmen (z. B. Selbsthilfegruppen, Einbeziehung von Angehörigen) erreicht.

Zusammenfassung

- Angst ist eine normale und lebenswichtige Reaktion auf Gefahr.
- Angst ist dann pathologisch, wenn keine realen Risiken oder Gefahren bestehen, und sie das tägliche Leben beeinträchtigt oder das Denken beherrscht.
- Angst äußert sich auf verschiedenen Ebenen und beeinflusst das Denken, das Verhalten, die Gefühle und die körperlichen Reaktionen. Man kann hinsichtlich des Auslösers und der Dauer einer Krankheitsepisode Phobien und Panikattacken von generalisierten Angststörungen abgrenzen.
- Gemeinsame Kennzeichen der Angststörungen sind neben der Angst, vegetative Symptome, eine Erwartungsangst („Angst vor der Angst“) und das Vermeiden angstauslösender Situationen oder Objekte. Auffällig ist, dass Angststörungen häufig mit einer Reihe anderer psychischer Erkrankungen einhergehen.
- Angststörungen gehören zu den häufigsten psychischen Störungen. Eine frühzeitige Diagnose und fachgerechte Therapie können der sonst drohenden Chronifizierung vorbeugen. Die Kognitive Verhaltenstherapie (Expositionstherapie mit Reaktionsmanagement) ist u. U. in Kombination mit modernen Antidepressiva (SSRI/SNRI) Mittel der ersten Wahl.

Gedanken, Handlungen oder Impulse, die nicht unterdrückt werden können, obwohl der Betroffene ihre Unsinnigkeit erkennt, werden als **Zwänge** bezeichnet. Hauptsymptom der Zwangsstörung sind Zwangsgedanken oder -handlungen. Zwänge können aber auch Teil anderer psychischer Erkrankungen sein, z. B. bei Schizophrenie (→ Kap. 11) oder Depressionen (→ Kap. 12). Versucht ein Patient, den Zwang zu unterdrücken, entstehen massive **Ängste** und innere Spannungszustände.

Einteilung und Symptomatik

Je nach vorwiegender Symptomatik unterscheidet man Zwangsstörungen mit einem Überwiegen von Zwangsgedanken oder -handlungen.

Zwangsgedanken [F42.0] Es handelt sich um Vorstellungen, die sich aufdrängen und nicht unterdrückt werden können. Die Themen sind in der Regel schambehaftet. Oft handelt es sich um Ängste vor Verschmutzung (z. B. entsteht nach dem Berühren einer Türklinke die Vorstellung, sich dadurch kontaminiert zu haben) oder Vorstellungen aggressiver (z. B. andere mit einem Messer zu verletzen) oder sexuelle Gedanken. Daraus resultiert oft ein Handlungszwang (z. B. das Wegsperren aller im Haushalt befindlichen Messer oder der Waschzwang).

Inhalte von Zwangsgedanken können sein: aggressive Vorstellungen, Kontaminierungsängste, religiöse Vorstellungen, sexuelle Vorstellungen, Zweifel an Korrektheit ausgeführter Handlungen.

Zwangshandlungen [F42.1] Dies sind Aktionen, die ohne oder gegen den eigenen Willen ausgeführt werden müssen, um eine innere Spannung zu reduzieren oder zu vermeiden. Beispiele von Zwangshandlungen sind der häufige Kontrollzwang, bei dem die Patienten z. B. aus einem inneren Drang heraus immer wieder kontrollieren müssen, ob sie den Herd tatsächlich ausgeschaltet oder die Tür richtig zugesperrt haben. Die Kontrollen müssen mehrere Male und oft in einer bestimmten Reihenfolge erfolgen, bevor sich der Patient etwas anderem zuwenden kann. Die Zwangshandlungen sind also ritualisiert und neutralisieren Ängste und Befürchtungen. Zwangshandlungen können das Leben extrem beeinflussen, weil sie bei ausgeprägter Symptomatik viele Stunden des Tages beanspruchen. Am häufigsten treten Zwangsgedanken und Zwangshandlungen gemischt auf [F42.2]. → Abb. 14.1 zeigt Formen/Häufigkeiten von Zwängen.

Zwangshandlungen betreffen typischerweise folgende Bereiche: Kontrolle, Waschen/Säubern, Nachfragen/Wiederholen, Ordnen, Zählen, Sammeln, Berühren.

> **Zwangsimpulse** sind häufig sexueller oder aggressiver Natur. Obwohl der Handlungsdruck sehr hoch ist, werden sie aber nie tatsächlich ausgeführt!

Treten sowohl Zwangsgedanken als auch Zwangshandlungen auf, wird dies unter F42.2 verschlüsselt.

Epidemiologie

Die Zwangsstörung zeigt eine Lebenszeitprävalenz von 1–3 %. Männer und Frauen sind etwa gleich häufig betroffen.

Komorbiditäten: Häufig anzutreffende, gleichzeitig bestehende psychische Erkrankungen sind Depressionen bei über 50 % (→ Kap. 12) und Angststörungen (→ Kap. 13), dependente und selbstunsichere Persönlichkeitsstörungen (→ Kap. 21), Anorexie und Suchterkrankungen (häufig sekundär).

Ätiopathogenese

Es spielen genetische, lerntheoretische/psychodynamische und neurobiologische Faktoren bei der Entstehung der Zwangsstörung eine Rolle.

- Für eine **genetische Disposition** spricht das häufigere Vorkommen der Störung bei Verwandten 1. Grades als in der Allgemeinbevölkerung.
- **Neurobiologisch** geht man von einer Veränderung kortikostriataler Regelkreise aus, bei der die Filterfunktion der Basalganglien geschwächt wird und gleich bleibende Verhaltensmuster und Gedanken ungehindert wiederholt werden. Auch ein Ungleichgewicht des zerebralen Serotoninstoffwechsels wird für die Zwangssymptome verantwortlich gemacht, was die Wirksamkeit von selektiven Serotonin-Wiederaufnahmehemmern (SSRI) erklärt.
- Man kann den Zwang auch **lerntheoretisch** begründen: Patienten haben gelernt, Angst- und Spannungszustände mit der Ausführung von Zwangshandlungen erfolgreich zu reduzieren. Dadurch werden Zwangsphänomene verfestigt (erlerntes Fehlverhalten). Dabei wird, wie bei den Angststörungen (→ Kap. 13), das **Zwei-Faktoren-Modell** nach Mowrer als Erklärung zugrunde gelegt.
- **Tiefenpsychologisch** wird davon ausgegangen, dass eine Regression und Fixierung in der früheren Analphase stattgefunden hat. Dabei spielen ein rigider Erziehungsstil und eine übertriebene Sauberkeitserziehung eine Rolle. Als unzulässig empfundene Impulse werden durch Bildung von Zwangsgedanken und -handlungen abgewehrt und sind Ausdruck des Abhängigkeits-Autonomie-Konflikts.

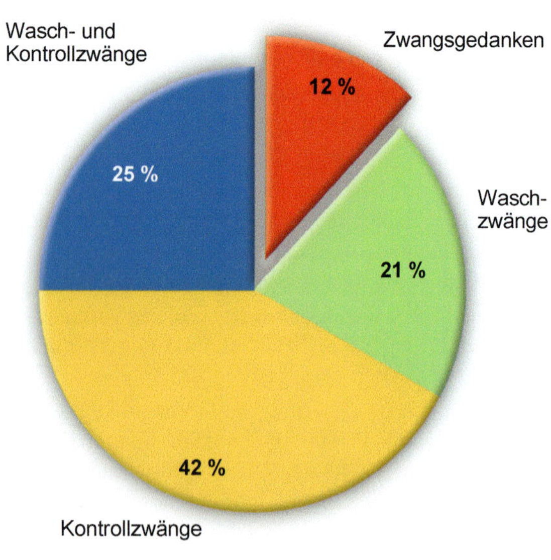

Abb. 14.1 Relative Häufigkeit verschiedener Zwangsformen [L141]

Diagnostik

Zwänge werden vom Patienten im Gespräch in der Regel nicht spontan berichtet. Er nimmt sie als unsinnig wahr und schämt sich dafür. Meistens haben die Patienten eine lange Leidensgeschichte hinter sich, bevor sie sich in Behandlung begeben oder kommen mit Begleitsymptomen wie Ängsten oder depressiver Stimmung zur Vorstellung.

Die diagnostischen Kriterien einer Zwangsstörung sind in → Tab. 14.1 zusammengestellt. Die Störung darf nicht bedingt sein durch andere psychische Störungen wie Schizophrenie oder Depression. Der Anamnese sollte eine ausführliche körperliche und neurologische Untersuchung folgen. Organische Ursachen (u.a. mittels Laboruntersuchungen und bildgebender Verfahren) müssen ausgeschlossen werden.

Tab. 14.1 Diagnostische Kriterien der Zwangsstörung nach ICD-10

Merkmale	Zwangssymptomatik besteht länger als 2 Wochen.
	Zwangssymptome werden als quälend empfunden
	Zwangsgedanken sind als eigene erkennbar
	Gedanken oder Impulse wiederholen sich in unangenehmer Weise
	Patient versucht, wenn auch erfolglos, mindestens einem Gedanken/Impuls Widerstand zu leisten.

Differenzialdiagnosen

Zwangssymptome können begleitend bei vielen psychiatrischen Störungen auftreten. Psychiatrische Differenzialdiagnosen sind:

- **Angststörung:** vor allem soziale Phobie und Panikstörung
- **Depression** mit im Vordergrund stehendem Zwangsdenken, Zwangsgrübeln („anankastische Depression"); andererseits kann sich im Verlauf einer Zwangsstörung auch eine depressive Episode ausbilden.
- **Schizophrenie:** Sie kann initial (im Jugendalter) mit einem Zwangssyndrom, zunächst ohne schizophrenietypische Symptome beginnen. Zwänge werden in der Schizophrenie meist als von „außen gemacht" erlebt.
- **Zwanghafte Persönlichkeit:** wobei hier die Symptome als „Ich-synton", d.h. zur eigenen Persönlichkeit gehörend, erlebt werden. Zwangserkrankungen werden hingegen als störend, also „Ich-dyston" wahrgenommen.
- **Frühkindlicher Autismus**

Im Unterschied zum Zwang ist der **Wahn** für den Patienten inhaltlich richtig und unkorrigierbar. Der Zwangskranke leidet dagegen unter seinem Zustand und ist krankheitseinsichtig. Im Verlauf der Erkrankung kann jedoch die Distanzierung zur Sinnlosigkeit der Zwänge verlorengehen. Eine Therapie wird häufig aus Scham erst spät oder gar nicht in Anspruch genommen.

Aber auch neurologische Ursachen können einer Zwangssymptomatik zugrunde liegen. **Neurologische Differenzialdiagnosen:** Chorea Sydenham (Chorea minor bei Kindern nach rheumatischem Fieber), Enzephalitiden, Epilepsie, Traumen, vaskuläre Demenzen und Tumoren. Tourette-Syndrom: Tic-Erkrankung, die oft schon im Kindesalter beginnt, mit unwillkürlichem Ausstoßen obszöner Worte und wiederkehrenden motorischen Tics (z.B. Naserümpfen, Augenblinzeln).

Therapie

Ziel der Therapie ist, eine Reduktion der Zwangshandlungen und -gedanken. Eine völlige Symptomremission ist meist schwer zu erreichen. Entscheidend ist, dass der Patient lernt, mit seinen Zwängen umzugehen, sich Freiräume zu schaffen und ein erfülltes, selbstbestimmtes Leben zu führen. Bereits eine symptomatische Besserung wird als Behandlungserfolg gewertet.

Psychotherapie

Als Verfahren der Wahl gilt die **kognitive Verhaltenstherapie.** Dadurch lässt sich in bis zu 70 % der Fälle eine Symptombesserung erreichen.
Zunächst stehen die Schaffung eines gemeinsamen Krankheitsmodells und die Förderung einer Änderungsbereitschaft im Vordergrund der Therapie. Dabei wird auf **psychoedukative Elemente** zurückgegriffen, ggf. unter Einbeziehung der Angehörigen.
In Symptomtagebüchern kann der Patient die mit den Zwängen verbundenen Ängste und Befürchtungen sammeln, die anschließend mit dem Therapeuten analysiert werden. Dabei sind besonders das Erkennen von **dysfunktionalen Annahmen** und der Umgang mit ihnen Inhalte der Therapie. Konfrontative Techniken (Expositionstraining) müssen gut vorbereitet werden, damit der Patient die zugrunde liegenden Therapieprozesse versteht. Unter anderem erlernt er in der Vorbereitungsphase auch Entspannungstechniken.
Im Expositionsverfahren wird der Patient mit dem auslösenden Reiz (z.B. verschmutzte Türklinke) konfrontiert und gehindert, die Neutralisierungshandlung (z.B. Händewaschen) auszuführen. Er lernt dabei, die einsetzende Angst und Spannung auszuhalten und erlebt einen Abfall der inneren Anspannung, ohne die Zwangshandlung ausüben zu müssen (→ Abb. 14.2). Das Verfahren wird als **graduierte Reizkonfrontation mit Reaktionsmanagement** bezeichnet, weil der auslösende Reiz gestuft angeboten werden kann (z.B. zunächst kurze Berührung der Türklinke, später mehrminütiges Berühren oder Berühren von offensichtlich verschmutzten Türklinken).
Das Expositionstraining sollte an mehreren Tagen in Folge und zunächst in Begleitung des Therapeuten durchgeführt werden.
Damit eine Therapie erfolgreich ist, muss auch die Funktionalität des Zwangs beachtet werden. Bestehende Machtverhältnisse können über die Zwangsstörung aufrechterhalten werden, indem z.B. Familienangehörige in die Zwangsrituale miteinbezogen werden. Eine **Funktionsanalyse** (Zwangserkrankung verhindert z.B., dass sich ein Partner vom Patienten trennt oder entlastet ihn von ungeliebter Arbeitstätigkeit) ist entscheidend, um aufrechterhaltende Bedingungen der Erkrankungen zu erkennen und mit dem Patienten zu bearbeiten.
Weitere Therapiebestandteile sind kognitive Techniken (Umgang mit Fehlbewertungen), Achtsamkeitsübungen und die Bearbeitung auslösender Emotionen.

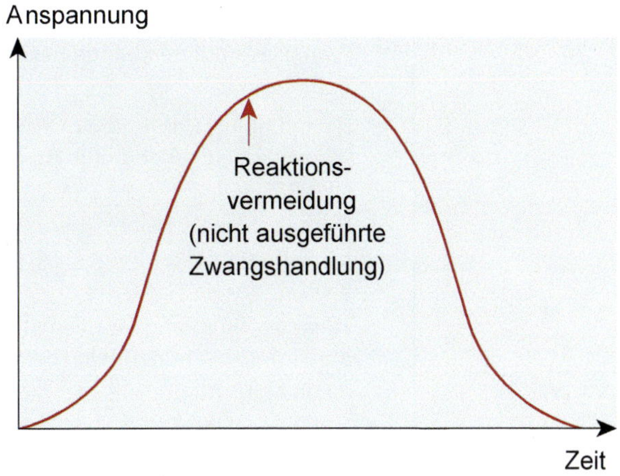

Abb. 14.2 Anspannung während der Reaktionsvermeidung [L231]

Pharmakotherapie

Eine Kombination von Psychotherapie mit Psychopharmaka ist besonders bei reinen Zwangsgedanken, fehlendem Therapieerfolg oder begleitenden depressiven Gedanken sinnvoll. Mittel der Wahl sind SSRI (z. B. Escitalopram, Sertralin, Paroxetin), aber auch trizyklische Antidepressiva mit überwiegend serotonerger Komponente (Clomipramin) (→ Kap. 6). Die Antidepressiva müssen höher dosiert werden (z. T. dreifache antidepressive Dosis) und die Wirkung tritt in der Regel später ein als bei depressiven Episoden (erst nach ca. 6–12 Wochen).

Verlauf

Erste Symptome bilden die Betroffenen häufig bereits vor dem 18. Lebensjahr aus. Es vergehen im Schnitt aber bis zu 10 Jahre nach dem Auftreten der ersten Symptome bis zur Einleitung einer gezielten Therapie. Unbehandelt verläuft die Zwangsstörung fast immer chronisch. Da Zwangsgedanken und -handlungen sich meist ausbreiten und immer mehr den Alltag bestimmen, sind die Patienten häufig sozial isoliert. Hobbys und später auch der Beruf können aufgrund der zeitlichen Beanspruchung durch die Zwänge oft nicht mehr ausgeführt werden. Daher ist eine frühzeitige Intervention wichtig, um der Generalisierung der Zwänge entgegenzuwirken.

Filmtipp
Aviator (2004)

Zusammenfassung

- Im Vordergrund der Zwangsstörung stehen sich ständig aufdrängende, als sinnlos empfundene und quälende Gedanken und/oder Handlungen, denen der Patient keinen Einhalt gebieten kann.
- Ritualisierte Zwangshandlungen neutralisieren Ängste und innere Spannungszustände.
- Häufige Zwangshandlungen sind der Kontrollzwang und der Waschzwang. Zwangssymptome können begleitend bei vielen psychiatrischen Störungen auftreten.
- Patienten berichten oft aus Scham nicht spontan über ihre Zwänge und bleiben deshalb lange ohne adäquate Therapie. Die Zwangsstörung neigt zur Chronifizierung.
- Die kognitive Verhaltenstherapie ist Mittel der Wahl bei Zwangsstörungen. Eine Exposition erfolgt häufig als graduierte Reizkonfrontation mit Reaktionsmanagement.
- Eine Kombinationstherapie mit serotonergen Antidepressiva (SSRI oder Clomipramin) ist bei fehlendem Therapieerfolg oder begleitender depressiver Symptomatik indiziert.
- In der Regel lässt sich eine symptomatische Besserung, aber keine vollständige Heilung erreichen.

Belastungs- und Anpassungsstörungen [F43.-]

Einteilung und Symptomatik

Belastungs- und Anpassungsstörungen haben gemeinsam, dass sie als direkte Folge eines schweren Traumas oder einer kontinuierlichen Belastung auftreten. Dies bedeutet, dass ohne Trauma oder ohne Belastungsfaktoren diese Störungen nicht entstehen können. Erfolgreiche Bewältigungsmechanismen konnten nicht greifen und dementsprechend leiden die Betroffenen unter Symptomen und eingeschränkter sozialer Leistungsfähigkeit.
Zu den Störungen zählen:
- Akute Belastungsstörung [F43.0]
- Posttraumatische Belastungsstörung [F43.1]
- Anpassungsstörung [F43.2]

Akute Belastungsstörung [F43.0]

Bei einer akuten Belastungsstörung handelt es sich um die direkte Reaktion auf ein schweres traumatisches Ereignis (z. B. Unfall, Naturkatastrophe, Krieg, Vergewaltigung) oder die plötzliche, bedrohliche Veränderung der sozialen Situation (z. B. unerwarteter Tod von Familienangehörigen, Brand). Sie wird umgangssprachlich auch als „Nervenzusammenbruch" oder psychischer Schock bezeichnet. Die akute Belastungsreaktion tritt während oder kurz nach dem Ereignis auf und klingt innerhalb von Tagen ab. Die Betroffenen fühlen sich zunächst wie im „Schock" oder wie betäubt und zeigen Symptome wie verminderte Aufmerksamkeit oder Desorientierung. Begleitet werden diese Symptome häufig von panischer Angst, Depression und einer erhöhten vegetativen Aktivität (z. B. Herzrasen, Schwitzen). Die Patienten können sich in der Folge vermehrt zurückziehen oder sie reagieren mit Überaktivität bis hin zur Flucht. Psychiater oder Psychotherapeuten werden selten mit akuten Belastungsreaktionen konfrontiert, eher treffen Ersthelfer oder Notärzte auf diese Störungen.

Posttraumatische Belastungsstörung [F43.1]

Die Posttraumatische Belastungsstörung (PTBS) ist eine mögliche **Folgereaktion** eines oder mehrerer traumatischer Ereignisse, die an der eigenen Person oder als Zeuge erlebt werden können. Das Störungsbild äußert sich erst mit einer Verzögerung von Wochen oder Monaten, in der Regel aber nicht später als **6 Monate nach** dem Ereignis. Es kommt zum Gefühl der Hilflosigkeit und zu Erschütterung des Selbst- und Weltverständnisses.
Als Trauma wird dabei ein Erlebnis definiert,
- das von den meisten Menschen als extrem belastend und katastrophal erlebt werden würde,
- das als lebensbedrohlich wahrgenommen, deren Folge schwere Verletzungen, Tod oder die Zerstörung der psychischen Integrität bedeuten würde.

Beispiele für solche Erlebnisse sind Naturkatastrophen, Kampfhandlungen, schwere Unfälle, gewaltsamer Tod anderer, Folter, Terrorismus oder Vergewaltigung. Die Patienten zeigen folgende **Symptome:**
- Wiedererinnern des Traumas:
  - Wiederkehrende, aufdrängende Erinnerungen (Intrusionen)
  - Szenisches Wiedererleben des Traumas (Flashbacks)
  - Albträume
  - Erinnerungslücken
- Vermeiden von Situationen, Personen oder Aktivitäten, die eine Erinnerung an das Trauma hervorrufen können, was die Störung im Sinne eines Teufelskreises aufrechterhält (s. Angststörungen, → Kap. 13).
- Emotionale Taubheit („numbness") mit Schuldgefühlen, Selbstvorwürfen:
  - Derealisation/-personalisation
  - Sozialer Rückzug, Interessenverlust, Teilnahmslosigkeit, Grübeln
  - Erhöhtes Erregungsniveau (Arrousal): z. B. Schreckhaftigkeit, Reizbarkeit, Schlafstörungen, Konzentrationsstörungen, Wut, Hypervigilanz („auf der Hut sein")

> Ein akutes Trauma (z. B. Unfall, Vergewaltigung) oder chronische Belastungssituationen (wie Naturkatastrophen oder Krieg) haben Auswirkungen auf emotionaler, somatischer und kognitiver Ebene (→ Abb. 15.1). Belastungsstörungen treten nicht zwangsläufig nach einem traumatisierenden Ereignis auf. Natürlich spielen viele verschiedene individuelle Faktoren eine Rolle: z. B. mit welchen Coping-Mechanismen ein Mensch ausgestattet ist, ob er vortraumatisiert ist, ob er in einem intakten sozialen Umfeld lebt, das ihn unterstützt oder ob bereits psychische Erkrankungen im Vorfeld bestanden.

Anpassungsstörungen [F43.2]

Auch bei den Anpassungsstörungen spielen belastende Lebensereignisse eine Rolle, wobei deren Schwere – im Gegensatz zur akuten Belastungsreaktion und zur PTBS – meist nicht so ausgeprägt ist. Die Auslöser sind sehr variabel und häufig über einen längeren Zeitraum vorhanden, es kann sich z. B. um den Verlust einer geliebten Person handeln, Arbeitsplatz- oder Eheprobleme, den Eintritt in das Berufsleben oder die Konfrontation mit der Diagnose einer Erkrankung. Die Symptomatik tritt sofort, meist innerhalb von Wochen, auf und klingt spätestens 6 Monate nach Ende der Belastung ab.
Im Gegensatz zu den anderen Belastungsstörungen spielt bei der Entwicklung einer Anpassungsstörung die individuelle Disposition bzw. die Fähigkeit, mit belastenden Situationen umzugehen, eine größere Rolle. Anpassungsstörungen können sich in Form von Angst, Schlafstörungen und Depressionen ausdrücken. Die Betroffenen haben das Gefühl, unmöglich zurechtzukommen, unmöglich in der gegebenen Situation fortzufahren oder kurz vor einem dramatischen

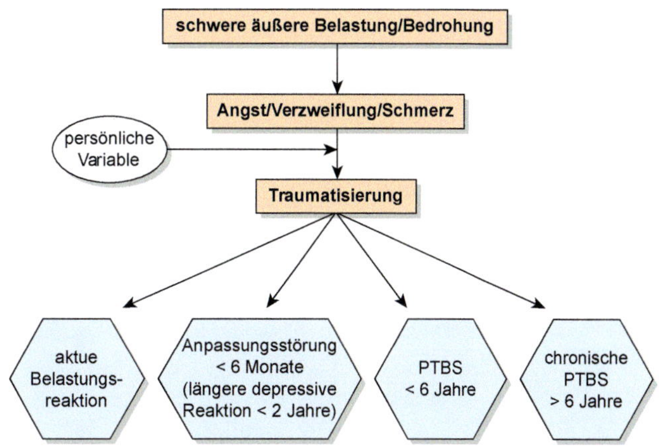

Abb. 15.1 Traumafolgen [L231]

Verhalten zu stehen. Die Symptome ähneln häufig denen einer leichten depressiven Episode oder einer Angststörung, entsprechend unterscheidet man verschiedene Subtypen: z. B. „depressive Reaktion", „Angst und depressive Reaktion gemischt" oder im Fall dissozialen Verhaltens „mit Störung des Sozialverhaltens".

Epidemiologie

Die Lebenszeitprävalenz der PTBS beträgt in Europa ca. 2 %. Zu den Anpassungsstörungen und den akuten Belastungsstörungen gibt es keine verlässlichen Lebenszeitprävalenzdaten. 5–20 % der Hauptdiagnosen im ambulanten psychiatrisch-psychotherapeutischen Setting sind Anpassungsstörungen. Sowohl bei der PTBS als auch bei der Anpassungsstörung ist der weibliche Anteil der Betroffenen höher, bei der PTBS doppelt so hoch wie der Männeranteil. Dabei ist die Art des Traumas entscheidend für die Entwicklung der PTBS (z. B. 50–80 % nach Vergewaltigung, 35 % nach Kriegseinsätzen, 5 % nach Naturkatastrophen). Häufige Komorbiditäten der PTBS sind Depression, Substanzabusus, Angst- oder Somatisierungsstörung und Borderline-Persönlichkeitsstörung. Sowohl die Anpassungsstörung als auch die PTBS gehen mit einer erhöhten Suizidalität einher.

Ätiopathogenese

Ob sich nach einer akuten schweren oder chronischen belastenden Situation eine Störung entwickelt, hängt neben den biografischen, genetischen und sozialen Faktoren von den individuellen Bewältigungsmechanismen ab. Spielen bei der PTBS vor allem die Art des Traumas und die Dauer der Einwirkung eine Rolle, ist die individuelle Prädisposition bei der Anpassungsstörung von besonderer Bedeutung für die Entwicklung der Störung. Bei allen Störungen ist aber das Vorhandensein einer ursächlichen externen Belastung Voraussetzung.

Diagnostik und Differenzialdiagnosen

Ist eine organische Grunderkrankung ausgeschlossen, erfolgt die weitere Differenzialdiagnostik.

Akute Belastungsstörung Da diese Störung in unmittelbarer zeitlicher Nähe zum Stressor auftritt, ist die Diagnosestellung meist nicht schwierig. Differenzialdiagnostisch abzuklären sind dieselben Störungen wie bei der PTBS.

PTBS Die Diagnosestellung ist häufig schwierig, weil viele Patienten erst nach längerem Bestehen der Erkrankung Hilfe suchen und oft auch eher wegen der körperlichen Begleiterscheinungen wie Schlaflosigkeit oder Erschöpfung den Arzt aufsuchen. Nicht selten besteht ein Schuldgefühl, z. B. als einer der wenigen überlebt zu haben oder jemand anderem in der Situation nicht adäquat geholfen zu haben. Deshalb ist es wahrscheinlich, dass der Betroffene zu Beginn einer Therapie nicht mit dem eigentlichen Trauma vorstellig wird. Differenzialdiagnostisch müssen z. B. die generalisierte Angststörung, eine depressive Episode oder eine Panikstörung mit oder ohne Agoraphobie abgegrenzt werden. Außerdem müssen Folgen komorbider Erkrankungen wie Alkohol- oder Tablettenmissbrauch berücksichtigt werden.

Anpassungsstörungen Nach ICD-10-Kriterien muss eine Auslösesituation sicher erkennbar sein, die – im Gegensatz zur PTBS – kein katastrophenähnliches Ausmaß haben muss. Die Symptome ähneln häufig einer affektiven Störung (depressive Episode oder Dysthymie), Angst-, Verhaltensstörung oder einer Mischung dieser Störungen erfüllen aber in ihrer Ausprägung nicht die Kriterien einer anderen psychiatrischen Störung. Entsprechend sind die wichtigsten Differenzialdiagnosen depressive Störung, Angst-, Verhaltensstörung und akute Belastungsreaktion.

Therapie und Verlauf

Akute Belastungsstörung

Personen mit einer akuten Belastungsstörung sollten nicht alleine gelassen werden und ggf. aus der belastenden Situation weggeführt werden (z. B. Unfallort). Es ist auf hohe vegetative Erregung, Fluchttendenzen oder Suizidalität zu achten. Gegebenenfalls ist eine stationäre Einweisung zur **Krisenintervention** erforderlich. Ansonsten ist eine vorübergehende ambulante psychologische Unterstützung anzubieten.
Die Symptome klingen in der Regel rasch ab; ist nach 4 Wochen immer noch eine bedeutende depressive oder ängstliche Symptomatik vorhanden, muss differenzialdiagnostisch an andere Störungen gedacht werden. Wichtig ist dann ein frühzeitiger Behandlungsbeginn.

PTBS

Die Therapie der Wahl bei der posttraumatischen Belastungsstörung ist die **kognitive Verhaltenstherapie,** bei der die Konfrontation mit dem Trauma im Vordergrund steht. Für eine erfolgreiche Therapie ist es zunächst wichtig, dem Patienten die Zusammenhänge zwischen den körperlichen Reaktionen und Gefühlen auf ein traumatisierendes Ereignis zu erklären. Gemeinsam mit dem Therapeuten kann der Patient in der Folge das traumatische Ereignis nochmals durchleben, wobei ihm entlastende Informationen gegeben werden, die ihm helfen, die Erlebnisse neu kognitiv zu bewerten. Ziel der Therapie ist also eine Integration des Traumas in das eigene Leben und das Erlernen von Möglichkeiten, mit diesem umzugehen. **Antidepressiva** können ggf. unterstützend verordnet werden. SSRI sind für diese Indikation zugelassen. Studien ergaben, dass ein recht hoher Anteil der Allgemeinbevölkerung im Laufe seines Lebens mindestens einem erheblichen Trauma ausgesetzt ist. Die Mehrzahl (ca. zwei Drittel) kann diese Erlebnisse bewältigen, ohne Symptome einer PTBS auszubilden. Ein Drittel jedoch leidet unter gravierenden Symptomen. Unter den Betroffenen gibt es ca. ein Drittel Spontanremissionen, ein Drittel kann gut von einer Therapie profitieren und ein Drittel leidet auch nach 10 Jahren noch an den Symptomen.

Anpassungsstörung

Eine Psychotherapie ist bei der Anpassungsstörung indiziert. Die Aussprache bietet dem Patienten eine emotionale Entlastung und sollte ihm neue Wege aufzeigen, mit belastenden Situationen umzugehen. Dabei können z. B. Entspannungstechniken, Selbstsicherheitstraining, Aktivierung von Ressourcen und kognitive Strategien Anwendung finden. Die Einbeziehung von Angehörigen oder eines Sozialdienstes kann zusätzlich nötig werden. An eine **medikamentöse Therapie** ist in schweren Fällen oder bei bestehender Suizidalität zu denken, ggf. auch an eine stationäre Aufnahme. Therapeutisch werden eventuell Benzodiazepine zur Beruhigung und Anxiolyse gegeben oder sedierende Antidepressiva.
Anpassungsstörungen bestehen in der Regel nicht länger als 6 Monate nach Ende der Belastung. Sollten die Schwere der Belastungssituation oder die fehlenden Bewältigungsstrategien dies erfordern, kann auch eine längerfristige Psychotherapie sinnvoll sein.

Zusammenfassung

- Reaktionen auf schwere Belastungen und Anpassungsstörungen treten nur nach einer gravierenden äußeren Belastung auf. Sie ist zwingend notwendig, um die Symptome der Störungen hervorzurufen.
- Zu den Belastungen gehören lebensbedrohliche Situationen oder Katastrophen, aber auch individuelle Verlusterlebnisse oder einschneidende Lebensveränderungen.
- Ob und in welchem Ausmaß ein Mensch auf Traumata mit Erlebens- oder Verhaltensauffälligkeiten reagiert und in der Folge gesundheitlich oder in seinen sozialen Bezügen beeinträchtigt ist, hängt von seiner individuellen Disposition und bisherigen Lebenserfahrung ab. Sie ist bei der Anpassungsstörung von größerer Bedeutung.
- Akute Belastungsstörungen bilden sich nach wenigen Tagen zurück, während PTBS erst nach einiger Zeit symptomatisch werden.
- Bei der PTBS und der Anpassungsstörung ist die Psychotherapie Mittel der Wahl. Ziel der Therapie ist es, das Trauma in das eigene Erleben zu integrieren und Lösungswege zu finden, im Alltag mit den Ereignissen zurechtzukommen bzw. chronische Belastungen durch geeignete Coping-Strategien zu minimieren.

Einteilung und Symptomatik

Hinter dem Begriff der Dissoziation verbirgt sich der Pathomechanismus der „Abspaltung bestimmter Erlebnisanteile aus dem Bewusstsein“ (Janet, 1907). Dabei sind die integrativen Funktionen des Bewusstseins, des Gedächtnisses, des Körpers oder der Wahrnehmung der eigenen Person und der Umwelt gestört. Entsprechend entziehen sich Funktions- oder Vorstellungssysteme, welche unbewusst erlebt werden, auch der willkürlichen Kontrolle. Zugrunde liegen häufig schwerste seelische Konflikte, problematische Beziehungen oder Traumatisierungen, die ins Unbewusste verdrängt wurden und dem Patienten somit nicht mehr zugänglich sind. Die Störung kann sich in Form psychischer (z. B. Derealisation, Trance) oder körperlicher bzw. pseudoneurologischer Symptome (z. B. Bewegungsstörung, Krampfanfall) äußern. Sie stellen im psychoanalytischen Sinne einen suboptimalen Lösungsversuch für einen Konflikt dar. Wie bei somatoformen oder hypochondrischen Störungen liegt also auch hier bei den Betroffenen meist ein echter Leidensdruck vor. Es handelt sich also nicht um Simulation. Dissoziative Störungen wurden früher auch als Hysterie bezeichnet; heutige Synonyme sind Konversionsneurose und **Konversionsstörung.**
Nach ICD-10 lassen sich folgende dissoziative Störungen unterscheiden:

- Dissoziative Amnesie [F44.0], dissoziative Fugue [F44.1], dissoziativer Stupor [F44.2]
- Dissoziative Trance- und Besessenheitszustände [F44.3]
- Dissoziative Bewegungsstörungen [F44.4], Krampfanfälle [F44.5], Sensibilitäts- und Empfindungsstörungen [F44.6]
- Andere dissoziative Symptome, wie z. B. das Ganser-Syndrom oder die Multiple Persönlichkeitsstörung

Pseudoneurologische Symptome Die Vielfalt an Symptomen ist groß. Häufig kommt es zu folgenden pseudoneurologischen Symptomen:

- Plötzliche Erblindung/Ertaubung
- Sensibilitätsstörungen/Paralyse von Extremitäten
- Krampfanfälle, die häufig untypisch ablaufen. Folgende Merkmale sind typisch für psychogene Krampfanfälle:
  - Meist kein postiktaler Bewusstseinsverlust
  - Kein Einnässen oder Zungenbiss mit erhaltener Pupillenreaktion
  - Zusammenkneifen der Augen bei passivem Öffnen

Dissoziative Amnesie Der Patient erleidet einen teilweisen oder kompletten Gedächtnisverlust (DD: Commotio cerebri, postiktaler Zustand).

Dissoziative Fugue (Weglaufen) Sie ist gekennzeichnet durch eine plötzliche, unerwartete Ortsveränderung des Patienten über seinen täglichen Radius hinaus. Scheinbar zielgerichtet und nach außen geordnet, verreist der Patient und nimmt teilweise an anderen Orten eine andere Identität an. Einfache Selbstversorgung (Essen, Ankleiden etc.) und einfache soziale Kontakte (Einkaufen, Tanken etc.) kann der Betroffene noch erfüllen. Meist „wacht“ er jedoch irgendwo auf, ohne sich daran zu erinnern, wie er dort hingelangt oder wo er überhaupt ist.
Daneben treten auch folgende Störungen auf:

- **Derealisation:** Die Betroffenen erleben ihre Umwelt als irreal, „wie auf einer Bühne“, fremd und unecht.
- **Depersonalisation** bedeutet gestörtes Einheitserleben der eigenen Person, die Patienten sehen und beobachten sich z. B. selbst aus einem Abstand oder von oben.

Ganser-Synrom Diese komplexe Störung entsteht als Reaktion auf eine unerträgliche Situation mit dem Gefühl der eigenen Hilflosigkeit. Sie ist durch ein „Vorbeiantworten“ und Vorbeihandeln gekennzeichnet und wurde im 19. Jahrhundert von S. Ganser beschrieben. Andere dissoziative Symptome können das „Vorbeireden“ begleiten. Das Ganser-Syndrom wirkt wie eine Störung kognitiver Funktionen, weil sie mit falschem Handeln und scheinbarem Nichtwissen einhergeht (z. B. 3 + 3 = 7). Die Störung ist sehr selten.

Multiple Persönlichkeitsstörung Man versteht sie als eine Aufspaltung der Persönlichkeit in zwei oder mehrere Identitäten, die nichts voneinander wissen und völlig getrennt voneinander existieren. Die Entstehung solcher Persönlichkeiten soll durch extremste Traumen in der Kindheit bedingt sein (schwerster Missbrauch, Brutalität, Sadismus). Ein Wechsel zwischen diesen Persönlichkeiten wird durch belastende Ereignisse hervorgerufen. Die Diagnose ist umstritten.

Epidemiologie

Die Datenlage für dissoziative Störungen ist sehr uneinheitlich, in nicht westlichen Ländern und bei Frauen tritt die Störung häufiger auf als in der westlichen Allgemeinbevölkerung und bei Männern. 20–30 % der stationär psychiatrischen Patienten sollen unter dissoziativen Störungen leiden. Das Haupterkrankungsalter liegt zwischen 17 und 32 Jahren. Häufige Komorbiditäten sind PTBS und Persönlichkeitsstörungen (insbesondere Borderline-Persönlichkeitsstörung).

Ätiopathogenese

Dissoziation kann als Schutzmechanismus des Organismus verstanden werden, unerträgliche traumatisierende Ereignisse aus der Wahrnehmung auszublenden, um ein entsprechendes Ereignis zu überleben bzw. zu ertragen. Aus lerngeschichtlicher Sicht führt das Beenden eines unerträglichen Erlebnisses durch Dissoziation dazu, dass das Verhalten in ähnlichen Situationen im Sinne einer operanten Konditionierung erneut auftritt oder im Rahmen einer Generalisierung auch bei weniger belastenden Ereignissen oder Konflikten reaktiviert wird. Bei der Aufrechterhaltung der Störung spielen eine Rolle:

- **Primärer Krankheitsgewinn:** „Flucht“ aus dem Trauma, Verhinderung psychischer oder physischer Schmerzen, stellvertretendes Ausleben eines Konflikts
- **Sekundärer Krankheitsgewinn:** z. B. Zuwendung durch Bezugspersonen, Entlastung von Verpflichtungen

Aus psychoanalytischer Sicht wird Dissoziation als misslungene Abwehr verstanden, bei der körperliche Symptome symbolhaften Charakter haben.
Ob jemand in extremen Konfliktsituationen oder unter Belastungen mit einer Dissoziation reagiert (→ Abb. 16.1), hat auch genetische oder soziokulturelle Ursachen.

Zusatzinfo: Dissoziation kann als normalpsychologisches Phänomen auch in anderen Zusammenhängen, wie z. B. Meditation, auftreten.

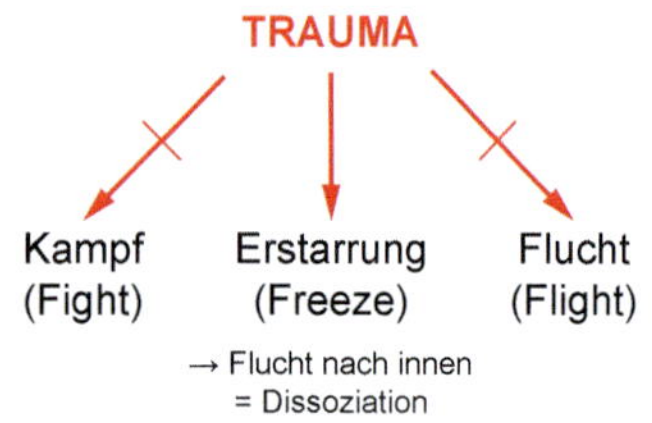

Abb. 16.1 Reaktionen auf traumatische Ereignisse [L231]

Diagnostik und Differenzialdiagnosen

Die Diagnostik ist aus verschiedenen Gründen schwierig:

- Die Patienten kommen oft nicht eigenmotiviert in Behandlung, sondern sind fremdmotiviert, was die Bildung eines Vertrauensverhältnisses zwischen Therapeut und Patient erschweren kann.
- Körperliche Krankheiten, die die entsprechenden Symptome verursachen kön-

nen, müssen zunächst ausgeschlossen werden. Allerdings muss beachtet werden, dass bei zu viel Diagnostik eine (iatrogene) Fixierung auf eine körperliche Genese der Erkrankung verstärkt werden kann.

- Durch eingehende Anamnese soll festgestellt werden, ob es einen zeitlichen Zusammenhang zwischen dem Auftreten der Beschwerden und einem einschneidenden Erlebnis gibt. Hilfreich kann dabei auch eine ausführliche Fremdanamnese sein.
- Des Weiteren existieren standardisierte Interviews, die bei der Diagnosefindung helfen können, z. B. das halb standardisierte Interview SKID-D.

Folgende Differenzialdiagnosen sollten beachtet werden:

- Somatische, vor allem neurologische oder hirnorganische Erkrankungen
- Simulation oder artifizielle Störungen
- Andere psychiatrische Erkrankungen (wie z. B. Persönlichkeitsstörungen, somatoforme oder schizophrene Störungen)

Therapie

Die Behandlung einer dissoziativen Störung sollte überwiegend **psychotherapeutisch** erfolgen. Dabei ist ein phasenorientiertes Vorgehen, schulenübergreifendes Konzept Mittel der Wahl.
In einer ersten Phase wird mittels Psychoedukation ein Krankheitskonzept erarbeitet, durch das der Patient Auslöser und Frühwarnzeichen erkennen lernt. Die antidissoziativen Fertigkeiten werden in der Therapie gestärkt (z. B. Skills-Training), damit der Patient mehr Kontrolle über seine Symptome erlangt. Außerdem werden Techniken zur Emotions- und Spannungsregulation vermittelt sowie Problemlösestrategien gestärkt bzw. aufgebaut. Somit kommt es insgesamt zu einer **Stabilisierung** und **Symptomreduktion.** Um den Verstärkungsprozess (z. B. durch erhöhte Aufmerksamkeit und Fürsorge) zu durchbrechen, kann auch die Einbeziehung von Angehörigen oder des Pflegepersonals in die Therapie sinnvoll sein.

> Patienten mit dissoziativen Störungen haben in der Regel ein somatisches Krankheitskonzept. Der Therapieplan muss darauf abgestimmt werden, damit sich der Patient angenommen fühlt und Missverständnisse und Kränkungen in der Therapie vermieden werden können.

In einer zweiten Phase steht ein **graduiertes, traumafokussiertes Vorgehen** im Vordergrund der Therapie. Ziel ist es, dem Patienten zu helfen, den zugrunde liegenden Konflikt oder das Trauma in sein Erleben zu integrieren. Dazu muss der Patient jedoch bereits über ausreichende Fähigkeiten zur Gefühlsregulation und antidissoziative Fertigkeiten verfügen, um eine Retraumatisierung zu vermeiden.
Der Therapeut sollte den Patienten behutsam an ein psychologisches Krankheitsmodell heranführen. Vorschnelle Deutungen können ihn überfordern und das Vertrauensverhältnis zerstören. Es kann hilfreich sein, zunächst eine symptomorientierte Therapie einzuleiten, z. B. **Physiotherapie** bei gelähmten Beinen, um Atrophien oder Kontrakturen vorzubeugen, und damit der Patient sich in seinen „körperlichen Symptomen" ernst genommen fühlt.

Zusammenfassung

- Dissoziative Störungen können sich in Form psychischer oder körperlicher (pseudoneurologischer) Symptome äußern.
- Integrative Funktionen des Bewusstseins, des Gedächtnisses, des Körpers oder der Wahrnehmung der eigenen Person und der Umwelt sind gestört.
- Dissoziative Störungen ersetzen den historischen Begriff der „Hysterie" bzw. der Konversionsneurose.
- Zugrunde liegen meistens schwere seelische Konflikte, problematische Beziehungen oder Traumatisierungen, die dem Betroffenen nicht mehr erinnerlich sind.
- Dissoziation wird als Schutzmechanismus des Organismus verstanden, unerträgliche Ereignisse oder Konflikte aus dem Bewusstsein „abzuspalten".
- Da dissoziative Störungen fast jede Form eines organischen Leidens imitieren können, müssen letztere sicher ausgeschlossen werden.
- Psychotherapie ist das Mittel der Wahl bei dissoziativen Störungen, wobei ein phasenhaftes, graduiertes Vorgehen empfohlen wird. Die erste Phase dient der Stabilisierung und Symptomreduktion, in der zweiten Phase kann eine traumafokussierte Behandlung erfolgen.

Somatoforme Störungen [F45.-]

Somatoforme Störungen sind durch unklare körperliche Symptome unterschiedlicher Art und Ausprägung gekennzeichnet, denen keine organische Ursache zugeordnet werden kann.

Einteilung und Symptomatik

Nach ICD-10 zählen zu den somatoformen Störungen [F45.-] u. a.:
- Somatisierungsstörung [F45.0]
- Hypochondrische Störung [F45.2]
- Somatoforme autonome (vegetative) Funktionsstörung [F45.3]
- Anhaltende somatoforme Schmerzstörung [F45.4]

Somatisierung
Von Somatisierung spricht man, wenn Patienten über körperliche Symptome klagen, für die auch bei wiederholten Untersuchungen kein ausreichendes organisches Korrelat gefunden werden kann.
Beispiel: Ein Manager klagt wiederholt über Druck- und Engegefühl im Brustkorb. Weder das angefertigte EKG noch Parameter im Blut (Herzenzyme) noch das durchgeführte Herzecho zeigen einen pathologischen Befund. Zudem beschreibt der Patient wiederkehrende Magenbeschwerden, Aufstoßen und Blähungen, ohne dass endoskopische oder andere Diagnosetechniken die Beschwerden hinreichend erklären können.

Somatisierungsstörung [F45.0]

Betroffene klagen über verschiedene und häufig wechselnde Beschwerden wie Störungen der Verdauungs-, Ausscheidungs- und Genitalfunktionen oder unspezifische Schmerzen. Die Beschwerden bestehen meist chronisch mit wechselnder Ausprägung.

Diagnosekriterien nach ICD-10
- Multiple Beschwerden über einen Zeitraum von mehr als **2 Jahren:**
  - Gastrointestinal: Bauchschmerzen, Übelkeit, Blähungen, Durchfall, schlechter Geschmack im Mund
  - Kardiovaskulär: Dyspnoe, Brustschmerzen
  - Urogenital: Dysurie, genitale Missempfindungen
  - Andere: Glieder- oder Gelenkschmerzen, Parästhesien
- Eine vorliegende somatische Krankheit erklärt nicht die Schwere, das Ausmaß oder die Dauer der Beschwerden (ebenso wenig wie Drogeneinfluss oder Medikamentenwechselwirkungen).
- Patienten können nicht akzeptieren, dass für die vorliegenden Beschwerden keine organische Ursache gefunden wurde.
- Soziale und familiäre Folgen sind durch die Symptome erkennbar.

Hypochondrische Störung [F45.2]

Bei hypochondrischen Störungen sind Patienten davon überzeugt, an einer lebensbedrohlichen oder fortschreitenden Krankheit zu leiden. Körperliche Symptome werden dementsprechend interpretiert und die Patienten suchen wiederholt Ärzte auf, um sich die zugrunde liegende ernsthafte Krankheit bestätigen zu lassen. Sie können nicht akzeptieren, dass den Symptomen keine organische Diagnose zugrunde liegt. Bei der **dysmorphophoben Störung** sind die Patienten überzeugt, körperlich entstellt zu sein, obwohl diese Selbsteinschätzung nicht in angemessenem Verhältnis zur objektiven äußeren Erscheinung steht. Ist diese Einschätzung wahnhaft ausgeprägt, wäre sie den wahnhaften Störungen [F22.0] zuzuordnen.

Bei einer somatoformen Störung sucht der Patient Ärzte vorrangig auf, um seine körperlichen Symptome behandeln zu lassen. Der hypochondrische Patient sucht eine Bestätigung für seine Überzeugung, an einer ernsthaften Krankheit zu leiden.

Somatoforme autonome Funktionsstörung [F45.3]

Bei der somatoformen autonomen Funktionsstörung leidet der Patient unter einer erhöhten vegetativen Erregung (Herzklopfen, Schwitzen, Zittern etc.). Zusätzlich ordnet er unbestimmte Symptome (fließende Schmerzen, Brennen oder Engegefühle) einem ausschließlich vegetativ innervierten Organ, wie dem kardiovaskulären, respiratorischen oder gastrointestinalen System zu. Im Gegensatz zum Hypochonder hat er keine genaue Vorstellung, um welche Erkrankung es sich handelt. Dazugehörige Begriffe sind z. B. „Herzneurose", Hyperventilationssyndrom oder Colon irritable.

Somatoforme Schmerzstörung [F45.4]

Bei der anhaltenden somatoformen Schmerzstörung herrschen quälende, schwere Schmerzen vor, die durch organische Befunde nicht ausreichend erklärt werden können. Es sollte ein erkennbarer Zusammenhang mit emotionalen Konflikten oder psychosozialen Stressoren erkennbar sein. Die Schmerzen bestehen **länger als 6 Monate** und können von anderen Symptomen begleitet sein, die aber nicht vorrangig sind. Beträchtliche persönliche und medizinische Zuwendung resultieren meist aus den Schmerzen.

Schmerzen, die im Rahmen einer somatoformen Schmerzstörung geschildert werden, sind meist vage, von wechselhaftem Charakter und werden dramatisch vorgetragen. Sie lassen sich häufig nicht den nervalen Versorgungsgebieten zuschreiben oder durch therapeutische Maßnahmen (wie z. B. Analgetika oder Physiotherapie) lindern.

Den somatoformen Störungen verwandte Syndrome

„Burn-out-Syndrom" Im Vordergrund steht die emotionale Erschöpfung und ein Überforderungsgefühl, meist als Folge chronischen Stresses oder psychosozialen Belastungen. Davon sind vor allem Menschen in pflegenden oder helfenden Berufen betroffen. Es handelt **sich nicht um eine eigenständige Diagnose,** sondern wird in der ICD-10 nur als Zusatz klassifiziert. Ein Burn-out kann aber in eine Depression übergehen.

Fibromyalgiesyndrom Ein Begriff aus der Rheumatologie: Im Vordergrund stehen Schmerzen des Bewegungsapparats (Muskeln, Sehnen, Ligamente, gelenknahe Strukturen), die durch Berührung von Schmerzpunkten (Tenderpoints) ausgelöst werden können.

Neurasthenie (Erschöpfungssyndrom) Ist gekennzeichnet durch Klagen über vermehrte Müdigkeit nach geistiger Anstrengung, mit abnehmender Effektivität bei der Bewältigung täglicher Aufgaben, erhöhte Ablenkbarkeit, Konzentrationsschwäche und allgemein ineffektives Denken. Die körperliche Schwäche und Erschöpfung nach nur geringer Anstrengung ist begleitet von muskulären und anderen Schmerzen.

Dazu kommt eine Unfähigkeit, sich zu entspannen. Es finden sich andere unangenehme körperliche Empfindungen wie Schwindelgefühl, Spannungskopfschmerz und die Sorge über abnehmendes geistiges und körperliches Wohlbefinden, Reizbarkeit, Freudlosigkeit, Depression und Angst.

Epidemiologie

Somatoforme Störungen kommen sehr häufig unter Patienten in Allgemeinarztpraxen und Allgemeinkrankenhäusern vor. Frauen sind mindestens doppelt so häufig betroffen wie Männer und die somatoforme Schmerzstörung tritt am häufigsten auf. Die Symptome zeigen sich oftmals nach einem „life event" wie Trennung oder Scheidung, können aber auch Folge chronischer Stressoren (z. B. Überforderung am Arbeitsplatz, Integrationsschwierigkeiten bei Migration) sein. Die Somatisierungsstörungen beginnen häufig schon in der Pubertät, während sich die somatoforme autonome Störung und die anhaltende somatoforme Schmerzstörung oft erst in späteren Lebensjahren manifestiert. Die Patienten verursachen durch ihre multiplen, unspezifischen, oft schwer einzuordnenden Beschwerden und dem daraus resultierenden diagnostischen Aufwand meist hohe Kosten. Zudem zeichnen sich Menschen, die unter somatoformen Beschwerden leiden, durch hohe Arbeitsunfähigkeitszeiten aus.

Komorbidität **Depressionen** sind häufig mit somatoformen Erkrankungen vergesellschaftet. Vegetative Beschwerden (z. B. Magenschmerzen, Übelkeit, Herzrasen) können hier auch Teil der Depression sein („larvierte Depression"), genauso wie sexuelle Funktionsstörungen oder Krankheitsängste, die von einer somatoformen Störung abgegrenzt werden müssen. Weitere komorbide Störungen sind:

- **Angststörungen**
- **Persönlichkeitsstörungen** (z. B. histrionische)
- **Abhängigkeitserkrankungen**

Ätiopathogenese

Die Entstehung somatoformer Störungen ist ein multikausales Geschehen, bei dem u. a. genetische Faktoren, psychosoziale Belastungsfaktoren, Vorerkrankungen, soziokulturelle Einflüsse, aber auch die Wahrnehmung von Körpersensationen eine Rolle spielen. Die höhere Sensibilität gegenüber Körperempfindungen (Konzept des „interozeptiven Wahrnehmungsstils") und eine rasche Interpretation als bedrohlich, tragen zur Entstehung und Aufrechterhaltung der Erkrankung bei. Die normalerweise als irrelevant eingeschätzten Empfindungen werden nicht abgeblockt, sondern ins Bewusstsein weitergeleitet und dort fehlbewertet (z. B. „gefährliche Symptome"). Dies wiederum erhöht die physiologische Erregung, verstärkt die Symptomatik und engt die Aufmerksamkeit auf die Beschwerden ein („somatosensorische Verstärkung"). Charaktereigenschaften wie Selbstunsicherheit, Ängstlichkeit, hohes Wettbewerbsverhalten oder Feindseligkeit sowie die Art der Stressbewältigung sind weitere Faktoren, die die Reizverarbeitung beeinflussen. Es wird auch diskutiert, ob hinter einer vermehrten Aufmerksamkeit auf körperliche Prozesse ein Defizit im Emotionsausdruck stehen kann (Alexithymie, also „Lesestörung für Gefühle").

Diagnostik

Neben einer ausführlichen Anamnese, die die soziale Situation, das familiäre Umfeld, die Arbeitssituation und weitere psychosoziale Stressoren beinhaltet, sollte eine ausführliche körperliche und neurologische Untersuchung erfolgen. Organische Ursachen (u. a. mittels Laboruntersuchungen, EKG und bildgebender Verfahren) müssen ausgeschlossen werden. Entscheidend ist, den Patienten mit seinen körperlichen Beschwerden ernst zu nehmen, aber keine „Überdiagnostizierung" zu betreiben und den Patienten nicht in den pathologischen Denkmustern zu verstärken. Daher sollten Vorbefunde eingeholt und ggf. Gespräche mit beteiligten Kollegen geführt werden, wenn der Patient diesem Vorgehen zustimmt.

Differenzialdiagnosen

Folgende **psychiatrische Störungen** sollten ausgeschlossen werden:

- Depressionen
- Angststörungen
- Dissoziative Störungen
- Schizophrenie

Organische Krankheiten, die sich durch multiple, oft unspezifische und mehrere Organsysteme betreffende Symptome äußern können, sind z. B. Myasthenia gravis, SLE, neurogene Tumorerkankungen oder Multiple Sklerose.

> Wenn sich somatoforme Beschwerden im Charakter oder Intensität ändern, sollte nicht vorschnell auf eine psychische Genese geschlossen werden. Es kann sich auch eine neu aufgetretene organische Erkrankung dahinter verbergen. Ein sorgfältiges Abwägen diagnostischer Maßnahmen ist dann sinnvoll.

Therapie

Patienten mit somatoformen Störungen gelten häufig als schwierig, weil ihre Beschwerden über längere Zeit chronifizieren. Entsprechend drängen sie häufig auf somatische Behandlungsmaßnahmen und sind einem psychotherapeutischen Vorgehen gegenüber wenig aufgeschlossen, da dieses nicht in ihr Krankheitskonzept passt. Deshalb sollte beim ersten Arztkontakt versucht werden, alle körperlich erlebten Beschwerden zu erfassen und diese ernst zu nehmen. Mit zunehmendem Vertrauensverhältnis zwischen Arzt und Patient kann versucht werden, die Blickrichtung des Patienten auf einen möglichen psychischen Hintergrund zu lenken, ohne seine Beschwerden abzuwerten. So wird die unverhältnismäßige Inanspruchnahme von medizinischen Diensten („doctor hopping") reduziert. Psychosoziale Konflikte und Stressoren sollten identifiziert und alternative Lösungsstrategien erarbeitet werden. Des Weiteren können mithilfe von Entspannungstechniken (Biofeedback, PMR) sowie körperlichen und sozialen Aktivierungsprogrammen eine Verbesserung der Lebensqualität erreichet werden.

Für Psychopharmaka liegt nur für Opipramol (Anxiolytikum) eine Zulassung vor. Allerdings kann versucht werden, bei einer komorbid vorliegenden Depression oder bei im Vordergrund stehenden Schmerzen ein schmerzmodulierendes Antidepressivum, z. B. Duloxetin oder das trizyklische AD Amitriptylin einzusetzen.

Patienten mit somatoformen Störungen können im Gegensatz zu Simulanten ihre körperlichen Symptome und Schmerzen nicht selbst kontrollieren.

Buchtipp
Molière: Der eingebildete Kranke

Zusammenfassung

- Unter somatoformen Störungen fasst man Krankheiten zusammen, die sich in Form körperlicher Symptome äußern, für die aber kein oder kein die Beschwerden ausreichend erklärendes organisches Korrelat vorliegt.
- Der Anteil der somatoformen Störungen in Allgemeinpraxen oder auch Allgemeinkrankenhäusern ist erheblich. Ebenfalls hoch sind die durch z. T. aufwendige (apparative) Diagnostik verursachten Krankheitskosten.
- Eine verhaltenstherapeutisch orientierte Behandlung soll dem Patienten helfen, den Zusammenhang zwischen seinen Symptomen und psychologischen Faktoren zu erkennen und über alternative Lösungswege, psychosoziale Konflikte und Stressoren zu reduzieren und damit überflüssige medizinische Untersuchungen zu vermeiden.
- Nicht einfach kann die Abgrenzung zu komorbid vorliegenden Erkrankungen wie Depressionen oder Angststörungen sein.
- Psychopharmakotherapie sollte möglichst nur zum Einsatz kommen, wenn zusätzliche psychiatrische Störungen vorliegen.

Essstörungen [F50.-]

Einteilung und Symptomatik

Essstörungen sind durch ein krankhaft verändertes Essverhalten gekennzeichnet. Dazu gehören die Anorexia nervosa (Magersucht), die Bulimia nervosa (Heißhungerattacken mit nachfolgendem Erbrechen oder anderen gegensteuernden Maßnahmen) und das Binge-Eating. Charakteristische Kennzeichen der Bulimie und Anorexie betreffen Veränderungen im Essverhalten mit dem Ziel der Gewichtskontrolle (Gewicht zu verlieren oder ein bereits niedriges Gewicht zu erhalten) aufgrund einer Angst vor dem Dicksein und einem verzerrten Körperbild. Immer mehr Jugendliche, überwiegend Mädchen und junge Frauen, erkranken an Anorexie oder Bulimie. Bei der Binge-Eating-Störung erfolgt eine unkontrollierbare Nahrungsaufnahme ohne kompensatorische Mechanismen. Innerhalb der Essstörungen kommt es im Verlauf häufig auch zu einem Diagnosenwechsel, z. B. können zunächst anorektische Patientinnen im Verlauf eine Bulimie entwickeln. Komorbide Störungen sind: affektive Störungen, Angst- und Zwangsstörungen, Persönlichkeitsstörungen und Substanzmissbrauch bzw. -abhängigkeit.

Anorexie [F50.0]

Die Betroffenen entwickeln eine ungeheure Willensstärke, ihr selbst definiertes Zielgewicht zu erreichen. Sie teilen dazu Nahrungsmittel in die Kategorien „erlaubt“ und „unerlaubt“ ein, wobei Fett und bestimmte Kohlenhydrate meist nicht erlaubt sind. Ihr Denken kreist ununterbrochen um das Essen, sie wissen typischerweise genau über den Kaloriengehalt einzelner Speisen Bescheid. Gereiztheit oder Aggressivität können eine Folge sein. Sie gewöhnen sich ein seltsames Essverhalten an, wie beispielsweise das Zerteilen der Nahrung in kleine Stückchen und das ewige Herumkauen an solchen. Essen in der Gemeinschaft wird meist abgelehnt. Die Betroffenen leiden unter einer **Körperschemastörung,** d. h., sie nehmen sich als „zu dick“ wahr, auch wenn ihr BMI (s. u.) weit unter der Norm liegt (→ Abb. 18.1). Häufig betreiben sie zusätzlich exzessiven Sport.

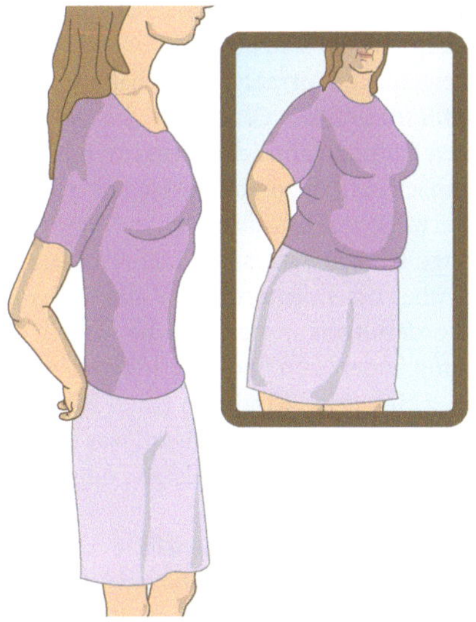

Abb. 18.1 Körperschemastörung [L231]

Man kann bei der Anorexie zusätzlich einen restriktiven Typ von einem bulimischen Typ unterscheiden: Bei Letzterem findet man zusätzlich den Gebrauch von „gegensteuernden Maßnahmen“, zu denen Erbrechen und Abusus von z. B. Laxanzien, Diuretika, Schilddrüsenhormonen zählen. Es kommt zu körperlicher Symptomatik mit Bradykardie, Hypotonie und Hypothermie, Mangelernährung und Elektrolytstörungen, Ausbleiben der Periode (sekundäre Amenorrhö). Beim gegenregulatorischen Typ finden sich häufig auch Nebenwirkungen der eingesetzten Medikamente.

Bulimie [F50.1]

Diese Patienten sind meist normal- oder übergewichtig. Dies liegt an den häufigen „Fressanfällen“ oder „Heißhungerattacken“, die sich nach einer Nahrungskarenz einstellen. Wegen der extremen Schamgefühle sowie der Angst vor einer (weiteren) Gewichtszunahme mit entsprechender innerer Spannung, von denen die Patienten nach solchen „willensschwachen“ Attacken geplagt sind, führen sie Erbrechen herbei oder steuern auf andere Weise dagegen. Als Folge des Erbrechens zeigt sich auch eine körperliche Symptomatik (→ Abb. 18.2).
Bei der Bulimie kann man nach DSM-5 einen „purging type“ (mit z. B. Erbrechen, Laxanzien, Schilddrüsenhormon- oder Diuretikaabusus) von einem „non-purging type“ unterscheiden, bei dem die gegensteuernden Maßnahmen auf Heißhungerattacken hin ausschließlich Fasten, Diät oder exzessiven Sport umfassen. Das Insulin-Purging wird häufig von Patientinnen mit bestehendem Diabetes eingesetzt: Durch Reduzierung der Insulindosis wird die Glukoseaufnahme in die Zellen vermindert und dadurch eine Gewichtsabnahme angestrebt.

Binge-Eating-Störung

Diese Störung wird in der DSM-5-Klassifikation als eigenes Krankheitsbild aufgeführt und wird auch in der ICD-11 als eigene Krankheitsentität kodiert. In der ICD-10 wird das Störungsbild noch unter nicht näher bezeichneten Essstörungen geführt. Die Störung ist durch unkontrollierbare Essattacken gekennzeichnet, bei denen es aber nicht – im Gegensatz zur Bulimie – zu kompensatorischem Verhalten kommt. Es entwickelt sich in der Folge daher Übergewicht bzw. eine Adipositas.

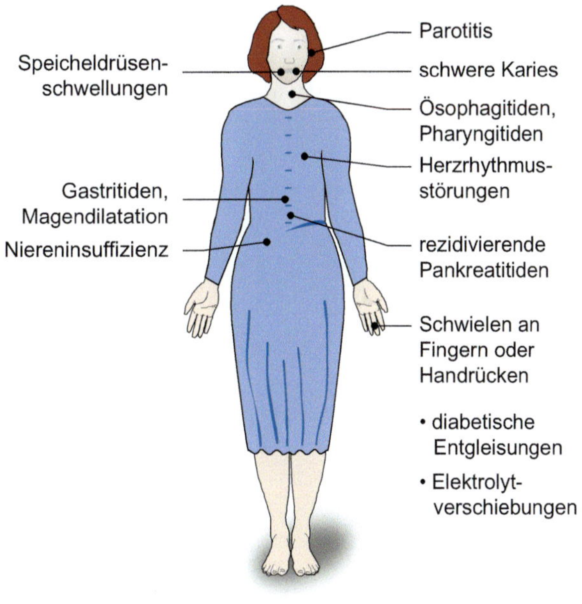

Abb. 18.2 Körperliche Folgen der Bulimia nervosa [L141]

Epidemiologie

Essstörungen treten bei Frauen deutlich häufiger auf als bei Männern. Im Gegensatz dazu zeigt die Binge-Eating-Störung ein ausgeglichenes Geschlechtsverhältnis. Bulimie ist etwas häufiger als die Anorexie (Lebenszeitprävalenz: ca. 1,5 % Bulimie bzw. 1 % Anorexie), wobei die Prävalenzen in Ländern (Lateinamerika, Afrika) mit einem anderen Körperideal niedriger ausfallen.
Die Lebenszeitprävalenz der Binge-Eating-Störung liegt bei 1–3,5 %.
Die Störungen beginnen meist in der Pubertät oder im frühen Erwachsenenalter, höhere gesellschaftliche Schichten sind häufiger betroffen. Bestimmte Berufsgruppen haben ein erhöhtes Erkrankungsrisiko, z. B. Kunstturnerinnen, Tänzerinnen, Models, Skispringer.

Ätiopathogenese

Das Zusammenspiel vieler Faktoren gilt als Auslöser für die Anorexie und die Bulimie:
Genetische Prädisposition Zwillingsuntersuchungen haben eine genetische Prädisposition für die Entwicklung einer Anorexie und Bulimie bestätigt. Die familiäre Häufung der Binge-Eating-Störung legt einen genetischen Faktor ebenfalls nahe.
Soziokulturelle Gründe Ein Schönheitsideal für Frauen ist in der westlichen Welt derzeit „die Schlankheit". Dünnsein ist nicht nur ein äußerliches Merkmal, zuweilen werden mit einem entsprechenden Körper auch Charaktereigenschaften wie Erfolg und Willensstärke verbunden. Durch TV-Formate (z. B. Germany's Next Topmodel) oder die Selbstdarstellungstendenzen in den sozialen Medien gewinnen Äußerlichkeiten, wie das „Schlanksein", eine ungeahnte Bedeutung. Dem stehen einerseits das steigende Nahrungsangebot in unserer Gesellschaft und andererseits die mangelnde Bewegungsnotwendigkeit gegenüber, was das Erreichen eines solchen „verzerrten Ideals" noch schwieriger macht. Viele Frauen erleben sich als „zu dick", obwohl sie eigentlich Normalgewicht haben.
Familiäre Gründe Oft zeigen sich in betroffenen Familien ähnliche Strukturen bzw. Kennzeichen, die man inzwischen typischerweise mit Essstörungen in Verbindung bringt: strenge Erziehung, Liebesbezeugungen über Essen, emotionale Kälte und hohe Anforderungen an sich und die Kinder. Häufig finden sich familiäre Verstrickungen, z. B. werden Kinder in einen Paarkonflikt der Eltern miteinbezogen, was sie überfordert und in einer Essstörung münden kann.
Unbewusste seelische Konflikte Dabei handelt es sich aus tiefenpsychologisch-analytischer Sicht oft um eine sehr kritische Auseinandersetzung mit dem eigenen Körper im Sinne eines „Nicht-Erwachsen-werden-Wollens" oder eines „Nicht-Annehmen-Wollens" der Rolle als Frau. Oft finden sich auch Autonomie-Abhängigkeits-Konflikte (also eine Suche nach dem rechten Maß zwischen Bindung und Freiheit). Außerdem leiden Magersüchtige und Bulimikerinnen oft an einem unzulänglichen Selbstwertgefühl, was sie mit der Essstörung zu kompensieren versuchen.
Life event Häufig tritt eine Essstörung nach einem einschneidenden Ereignis ein. Dazu gehören Trennung, Tod oder eine schwere Krankheit einer nahe stehenden Person, aber auch eine Adoleszenzkrise.

Diagnostik

BMI

Als relativ objektive Maßzahl für das Gewicht hat sich der BMI (Body-Mass-Index; → Tab. 18.1) durchgesetzt.
Errechnet wird er nach folgender Formel:

$$\text{BMI (kg/m}^2\text{)} = \frac{\text{Körpergewicht (kg)}}{[\text{Körpergröße (m)}]^2}$$

Tab. 18.1 Klinische Einteilung des Körpergewichts (BMI) [W203]

BMI	Entspricht klinisch
‹ 14	Hochgradiges Untergewicht
16–18	Untergewicht
18–26	Normalgewicht
26–30	Übergewicht (Grad I)
30–40	Übergewicht (Grad II)
› 40	Adipositas permagna (Grad III)

ICD-10-Kriterien

Anorexia nervosa
- Gewichtsverlust von bis zu 15 % unter der Norm für entsprechendes Alter und Größe oder BMI < 17,5 kg/m²
- Der Gewichtsverlust ist selbst herbeigeführt durch Vermeidung bestimmter Speisen, induziertes Erbrechen oder Abführen, übertriebene körperliche Aktivität.
- Körperschemastörung, der Körper wird nach wie vor als „zu dick" empfunden, die Betroffenen leiden unter einer ständigen Furcht, dick zu werden.
- Endokrine/körperliche Störungen wie Amenorrhö, Impotenz

Bulimia nervosa
- Essattacken über einen längeren Zeitraum, in denen große Nahrungsmengen in kurzer Zeit aufgenommen werden
- Gier oder Essenszwang, starke Einengung des Denkens auf das Essen
- Gewichtsabnahme mittels folgender Hilfsmittel: selbst induziertes Erbrechen, Laxanzien- oder Diuretikamissbrauch, Appetitzügler, Schilddrüsenhormone und/oder Fasten/Diäten

Differenzialdiagnosen

Es ist für den behandelnden Arzt wichtig herauszufinden, ob es sich um eine primäre oder sekundäre Essstörung handelt, da dies einen großen Einfluss auf die Art der Therapie hat. Ursachen einer **sekundären Essstörung** sind:

- **Somatisch:** hypothalamische Dysfunktion, Hyper-/Hypothyreose, Infektionskrankheiten, Tumoren
- **Psychisch:** Substanzmissbrauch, Angst- oder Zwangsstörungen, affektive Störungen (z. B. Depression). Diese treten auch oft gemeinsam mit einer Essstörung auf.

Therapie

- Gewichtsnormalisierung in akuten Fällen mittels Magensonde, ansonsten kontrollierte Gewichtszunahme im psychotherapeutischen Rahmen. Dies basiert oft auf einem Vertrag, in dem festgelegt wird, wie viel Gewicht pro Woche zugenommen werden muss. Verstärker können zum Erreichen des Therapieerfolgs eingesetzt werden (z. B. Ausgang, Sport bei Erreichen des vereinbarten Gewichts). Therapiemotivation seitens des Patienten ist unabdingbar.

Anorexie kann bei starker Ausprägung aufgrund der Mangelernährung eine **lebensbedrohliche Krankheit** werden, die eine angeordnete stationäre Unterbringung und Zwangsernährung notwendig macht!

- Vermittlung eines normalen Essverhaltens mittels Ernährungsberatung und -schulung, regelmäßiges Kochen und Essen in der Gruppe
- Behandlung körperlicher Folgen, z. B. Elektrolyt- und Flüssigkeitsausgleich
- Psychoedukation: Den Patienten sollte ein entsprechendes Wissen über ihre Erkrankung vermittelt werden. Dies ist wichtig, damit sie aufrechterhaltende Faktoren und Rezidive erkennen und diesen ggf. vorbeugen können.
- Verbesserung des Selbstwerts sowie Gefühls- und Emotionsmanagement
- Behandlung der „Körperschemastörung“ sowie ggf. der Probleme mit der Akzeptanz der Rolle als Frau (mithilfe verhaltenstherapeutischer oder analytischer Methoden)
- Familientherapie bzw. Miteinbeziehung des sozialen Umfelds, da oft gewisse Familienstrukturen zur Aufrechterhaltung des pathologischen Essverhaltens beitragen
- Medikamentös: Allein Fluoxetin (SSRI) hat sich zur Regulation der Heißhungerattacken bei der Bulimie bewährt, ansonsten werden Psychopharmaka nur zur Behandlung komorbider Störungen eingesetzt.

Verlauf

Alle Essstörungen sind mit einem deutlich erhöhten Mortalitätsrisiko verbunden, wobei die Anorexie mit 15,6 % die höchste Mortalitätsrate aller psychischen Störungen aufweist. Ein Patient mit Anorexie hat demzufolge ein mehr als 5-faches Risiko, in den Folgejahren zu versterben im Vergleich zu einer Person gleichen Alters und Geschlechts in der Allgemeinbevölkerung. Neben den organischen Folgeerkrankungen der Mangelernährung bzw. der Adipositas bei Bulimie und Binge-Eating-Störung, spielen Suizide eine Rolle. Komorbide Erkrankungen wirken sich ungünstig auf den Verlauf aus. Die Gefahr von Rückfällen und die Chronifizierung der Störungen bestimmen den Verlauf von Essstörungen. Die Höhe des Übergewichts und die Impulsivität verschlechtern die Prognose der Bulimie bzw. der Binge-Eating-Störung. Prädiktoren für einen ungünstigen Krankheitsverlauf bei Anorexie sind ein sehr frühes Erkrankungsalter (< 12 Jahre) oder ein spätes Erkrankungsalter (nach der Adoleszenz), BMI < 13 kg/m^2 und der bulimische Typ.

Zusammenfassung

- Essstörungen sind durch ein krankhaft verändertes Essverhalten gekennzeichnet. Bei der Anorexie dominiert der Wunsch, Gewicht abzunehmen. Bei der Bulimie stehen Heißhungerattacken und die unwiderstehliche Gier nach Essen im Vordergrund.
- Betroffen sind besonders Mädchen und jungen Frauen. Kulturelle Faktoren („Schlankheitswahn“) und seelische Konflikte bilden den Boden für Essstörungen. Die Krankheitseinsicht ist meist gering und die Patienten kommen erst nach Auftreten von körperlichen Komplikationen zur Therapie.
- Essstörungen können in lebensbedrohlichen Zuständen enden. Deswegen ist es wichtig, Patienten zur Therapie zu gewinnen.
- Neben einem Training des normalen Essverhaltens sollte eine begleitende Psychotherapie begonnen und ggf. das familiäre Umfeld einbezogen werden. Häufig verlaufen Essstörungen chronisch.

Schlafstörungen [F51.-]

Der physiologische Schlaf

Im Schlaf entspannen sich Körper und Seele. Das vegetative Nervensystem reagiert mit einer Verlangsamung der Herz- und Atemfrequenz, Blutdruck und Muskeltonus sinken. Regenerative Stoffwechselprozesse finden statt, Somatotropin wird vermehrt ausgeschüttet, das Immunsystem wird vermutlich gestärkt und es gibt Hinweise, dass auch Gedächtnis- und Lernleistungen durch den Schlaf beeinflusst werden. Insgesamt „verschlafen" wir ca. ein Drittel unseres Lebens.
Der Schlaf lässt sich am besten in einem Schlaflabor beurteilen, wo eine **Polysomnografie** durchgeführt wird. Hierbei finden üblicherweise die folgenden Messungen statt, je nach Indikation lässt sich das Spektrum der Messungen jedoch erweitern. Zur Bestimmung der Schlafphase sind **EEG, EOG** (Elektrookulografie) und **EMG** nötig. Zusätzlich werden Vitalparameter anhand von **EKG, Pulsoxymetrie** und **Temperaturmessung** bestimmt. Außerdem werden **Luftfluss, Atmungs- und Beinbewegungen** und die **Körperlage** aufgezeichnet (→ Abb. 19.1).
Grundsätzlich lässt sich der Schlaf in zwei Schlafarten, den **Non-REM-Schlaf** und den **REM-Schlaf,** unterteilen. REM steht hierbei für „rapid eye movement" und beschreibt die für diese Schlafart typischen, schnellen Augenbewegungen.

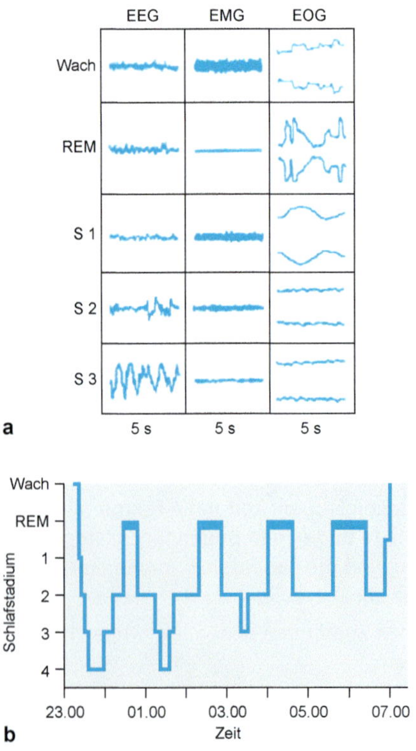

Abb. 19.1 Polysomnografie [L106]

Beim Non-REM-Schlaf werden, je nach Schlaftiefe, drei Stadien unterschieden. Gelegentlich findet man noch die Unterteilung in vier Stadien, diese gilt heutzutage jedoch als weitgehend überholt. Je tiefer der Schlaf, desto weiter nimmt der Muskeltonus ab und desto niedriger sind die abgeleiteten Frequenzen im EEG.
Die REM-Schlafphasen werden auch **paradoxer Schlaf** genannt, da das Vegetativum aktiviert wird und Parameter wie Herz- und Atemfrequenz und Blutdruck zunehmen. Die Weckschwelle bleibt hierbei so hoch wie im Tiefschlaf. In den REM-Phasen finden die meisten und intensivsten **Träume** statt (→ Tab. 19.1).
Die Tiefschlafphasen treten hauptsächlich in der ersten Nachthälfte auf, in der zweiten Nachthälfte nimmt der REM-Schlaf zu. Mit **zunehmendem Alter** verschieben sich die Schlafphasen mehr und mehr zugunsten des Leichtschlafs, also Stadium 1 und 2. Tief- und REM-Schlaf nehmen hingegen ab. Außerdem sinkt die gesamte Schlafdauer kontinuierlich, bei ausgeprägten interindividuellen Schwankungen (Säugling: ca. 16 h, Erwachsener: ca. 5–8 h).

Der gestörte Schlaf

Einteilung und Symptomatik

In der ICD-10 werden Schlafstörungen in organische oder nichtorganische Schlafstörungen unterteilt. Dieses Kapitel widmet sich hauptsächlich den (primären) nichtorganischen Insomnien. Auf die organisch bedingten Erkrankungen Schlafapnoe-Syndrom (SAS), Narkolepsie und extrapyramidale Bewegungsstörungen im Schlaf wird in einem Exkurs jedoch eingegangen.
Schlafstörungen können in Form von Dyssomnien oder Parasomnien auftreten.
Unter **Dyssomnien** fasst man Syndrome zusammen, welche mit **nicht erholsamen Schlaf** einhergehen. Hierunter fallen Schlafstörungen (Ein- und/oder Durchschlafstörungen), Hypersomnien und Störungen des Schlaf-wach-Rhythmus. **Parasomnien** sind Syndrome, welche aus dem Schlaf heraus auftreten (→ Tab. 19.2).
Schlafstörungen selbst können auch als Symptom von anderen psychischen Erkrankungen auftreten (sekundäre Schlafstörungen). Hierzu zählen beispielsweise:

- Major Depression/depressive Episode (→ Kap. 12): Hierbei werden Schlafstörungen als quälend erlebt (Grübeln, Gedankenkreisen, verminderte Leistungsfähigkeit am nächsten Tag).
- Manie: vermindertes Schlafbedürfnis, subjektiv hohe Leistungsfähigkeit
- Schizophrenie
- Persönlichkeitsstörungen
- Demenz
- Missbrauch von psychotropen Substanzen oder Alkohol

> Schlafstörungen im Rahmen einer psychiatrischen Erkrankung, wie z. B. der Depression, werden in der Regel als Symptom der Erkrankung gewertet.
> Ob es sich um ein eigenständiges Krankheitsbild handelt, sollte anhand der Klinik, des Verlaufs sowie therapeutischer Konsequenzen entschieden werden.

Nichtorganische Insomnie [F51.0]

Bei der primären Insomnie handelt es sich um die häufigste nichtorganische Schlafstörung. Die Diagnose wird anhand der folgenden ICD-10-Kriterien gestellt.

> **Diagnosekriterien gemäß ICD-10**
> - Es liegt eine Einschlafstörung, Durchschlafstörung oder eine schlechte Schlafqualität vor.
> - Die Betroffenen denken vor allem nachts viel an ihre Schlafstörung und machen sich während des Tages übertriebene Sorgen über deren negative Konsequenzen.
> - Die unbefriedigende Schlafdauer oder -qualität verursachen entweder einen deutlichen Leidensdruck oder wirken sich störend auf Alltagsaktivitäten aus.
> - Zeitkriterium: Die Schlafstörung tritt wenigstens dreimal pro Woche über einen Zeitraum von mindestens einem Monat auf.

Primäre Hypersomnien [F51.1]

Die primären Hypersomnien sind eine Gruppe sehr seltener Erkrankungen. Patienten leiden unter einer übermäßigen Schlafneigung, Schlafattacken oder verlängerter Schlaftrunkenheit mit Beeinträchtigung der sozialen oder beruflichen Kompetenzen. Eine organische Ursache muss ausgeschlossen sein.

Störungen des Schlaf-wach-Rhythmus [F51.2]

Typisch für diese Krankheitsbilder ist das Abweichen vom gesellschaftlich erwünschten Muster aus Schlafen und Wachen. Hier werden vorübergehende (transiente) Störungen vom **Jetlag**-Typ und vom **Schichtarbeiter**-Typ von chronischen Störungen des Schlaf-wach-Rhythmus unterschieden. Patienten klagen häufig über sowohl Schlaflosigkeit als auch über Hypersomnie.

Parasomnien [F51.3 bis F51.5]

Bei den Krankheitsbildern Schlafwandeln (Somnambulismus), Pavor nocturnus und Albträume handelt es sich um Störungen,

Tab. 19.1 Die verschiedenen Schlafphasen [V492]

Schlafart	Schlafstadium	Qualität	Anteil an Gesamtschlafdauer	EEG	Weckschwelle
Non-REM	1	Leichtschlaf	5 %	θ-Wellen	Gering
	2	Stabiler Schlaf	45–55 %	θ-Wellen, Schlafspindeln, K-Komplexe	
	3	Tiefschlaf	15–25 %	δ-Wellen	Hoch
REM		Paradoxer Schlaf	20–25 %	θ-, α- und β-Wellen	

die aus dem Schlaf heraus entstehen. Schlafwandeln und Pavor nocturnus treten nur in Tiefschlafphasen, nicht im REM-Schlaf auf. Somit finden sie in der ersten Nachthälfte statt. Nach Albträumen erwacht man in der Regel aus dem REM-Schlaf und somit eher in der zweiten Nachthälfte. Für nähere Informationen zu diesen Störungsbildern wird auf das BASICS Kinder- und Jugendpsychiatrie verwiesen.

Epidemiologie

Schlafstörungen sind häufige Erkrankungen. Subjektiv sind bis zu 41 % der Bundesbürger mindestens einmal pro Woche betroffen von Ein- oder Durchschlafstörungen, darunter überwiegend Frauen und ältere Menschen. Durchschlafstörungen liegen häufiger vor als Einschlafstörungen. 5,7 % der Erwachsenen leiden an einer nichtorganischen Insomnie. 1–4 % der Erwachsenen leiden an einer Parasomnie. Primäre Hypersomnien sind sehr selten.

Tab. 19.2 Verschiedene Schlafstörungen (nach ICD-10) [W906-001]

Primäre (nichtorganisch bedingte) Schlafstörungen	
Dyssomnie	Insomnie [F51.0]
	Hypersomnie [F51.1]
	Störung des Schlaf-wach-Rhythmus [F51.2]
Parasomnie	Schlafwandeln (Somnambulismus) [F51.3]
	Pavor nocturnus [F51.4]
	Albträume [F51.5]
Sekundäre (organisch bedingte) Schlafstörungen	
Bei internistischer Grunderkrankung	Nächtliches Asthma bronchiale
	Gastroösophagealer Reflux
	Rheumatische Erkrankungen
	Malignome
Bei neurologischer Grunderkrankung	Epilepsie mit nächtlichen Anfällen
	Multiple Sklerose
	(Schlafbezogene) Kopfschmerzen
Organisch bedingte Hypersomnien	Schlafapnoesyndrom [G47.3]
	Narkolepsie [G47.4]
	Periodic limb movement disorder (PLMD) [G25.80]
	Restless-Legs-Syndrom (RLS) [G25.81]

Ätiopathogenese

Wie bereits erwähnt, können Schlafstörungen sekundär als Folge oder Symptom anderer organischer oder psychischer Erkrankungen auftreten.
Treten Schlafstörungen nicht im Rahmen anderer psychischer Erkrankungen auf oder lassen sich durch diese nicht ausreichend erklären, dient auch hier das biopsychosoziale Modell als Erklärung. Abgesehen von genetischen Faktoren ist hier dysfunktionales Denken und Handeln (z. B. Grübeln, Wut über Schlaflosigkeit, oder unzureichende Schlafhygiene) zu nennen. Eine Rolle spielt auch das Hyperarousal. Hiermit ist eine generelle Übererregbarkeit und -aktivität des zentralen Nervensystems gemeint.

Diagnostik

- Zentraler Bestandteil für die Diagnosestellung einer Schlafstörung ist die **ausführliche Anamnese.** Der Untersucher sollte die folgenden Punkte stets erfragen:
  - Art der Schlafstörung (z. B. Ein- und/oder Durchschlafstörung, morgendliches Früherwachen, Dauer des Schlafes, Tagesmüdigkeit, Schlafattacken)
  - Umgebungsbedingungen (z. B. Licht- und Lärmpegel, Umgebungstemperatur, Bettpartner)
  - Schlafgewohnheiten (z. B. Mittagsschlaf, Abendgestaltung und Abendrituale, Tagesroutine)
  - Schlaf-wach-Rhythmus (z. B. bei Schichtarbeitern, Vielreisenden)
  - Medikamentenanamnese (z. B. aktuelle Medikation, Selbstversuche)
  - Somatische Anamnese
- **Körperliche Untersuchung**
- **Psychiatrische Untersuchung** mit Erhebung des psychopathologischen Befunds
- **Apparative Diagnostik** (z. B. Polysomnografie, weiterführende somatische Ausschlussdiagnostik)

Häufig existiert eine Diskrepanz zwischen der subjektiven Belastung durch die Schlafstörungen und objektivierbaren Parametern. Hierfür ist es häufig praktisch, wenn der Patient ein Schlaftagebuch führt, in dem beispielsweise Schlafdauer, Einschlafdauer, Zeitpunkt des Erwachens, Anzahl der Wachphasen und Abendroutine festgehalten werden können.

Therapie

Grundsätzlich gibt es medikamentöse und psychotherapeutische Therapieoptionen bei Schlafstörungen.

Psychotherapie

Zu den psychotherapeutischen Behandlungsmöglichkeiten zählen:

Kognitive Verhaltenstherapie Im Rahmen einer kognitiven Verhaltenstherapie können schlafbehinderte Denkmuster identifiziert und beispielweise durch eine kognitive Umstrukturierung umformuliert werden. Auch können individuelle Probleme oder Konflikte bearbeitet werden, welche sich negativ auf den Schlaf auswirken.

Entspannungsverfahren Das Erlernen eines Entspannungsverfahrens wie progressive Muskelrelaxation oder autogenes Training, aber auch Imaginationsverfahren und Biofeedback können beim Einschlafen hilfreich sein.

Schlafhygiene Hierzu zählt das Aufklären über und das Einüben von Maßnahmen, die optimale Bedingungen für das Ein- und Durchschlafen schaffen:

- „Das Bett ist nur zum Schlafen da" → kein Lesen, Essen, Arbeiten, Fernsehen, Handy im Bett
- Keine koffein- oder alkoholhaltigen Getränke und keine schweren Mahlzeiten vor dem Schlafengehen
- Keine sportliche Betätigung vor dem Schlafengehen
- Tagsüber kein Mittagsschlaf oder abendliches Einschlafen vor dem Fernseher
- Schaffen einer kühlen, geräusch- und lichtarmen Schlafumgebung
- Herausarbeiten individueller Einschlafrituale
- Erstellen eines Einschlafplans mit festen Bettzeiten

Schlafrestriktion Ein Einschränken der Schlafdauer mit festgelegten Schlafzeiten hat über die Zeit einen schlafanstoßenden Effekt.

Pharmakotherapie
Die Therapiemöglichkeiten mit schlafanstoßenden Medikamenten (Hypnotika) sind vielfältig:
- **Pflanzliche Präparate** aus Baldrian, Hopfen oder Melisse können bereits ausreichend sein, haben in Studien bisher jedoch keine den Placeboeffekt überschreitende Wirkung zeigen können.
- **Melatonin** in retardierter Form ist bei Patienten über 55 Jahren zur Therapie einer primären Insomnie zugelassen. Eine weitere Indikation ist die Störung des Schlaf-wach-Rhythmus, hier gibt es jedoch bisher eine uneindeutige Datenlage.
- Je nach Indikation, Nebenwirkungsspektrum und Komorbidität werden **sedierende Antidepressiva** (z. B. Mirtazapin, Trizyklika vom Amitriptylin-Typ), **Antipsychotika** (Promethazin, Pipamperon, Quetiapin) oder **Antihistaminika der ersten Generation** (z. B. Diphenhydramin) verschrieben. Einige dieser Präparate sind jedoch nicht offiziell für die Behandlung von Schlafstörungen zugelassen (Off-label-Verordnung).
- Schlussendlich sind die **Benzodiazepine** mit kurzer bis mittellanger Halbwertszeit (z. B. Lormetazepam) sowie die **Nicht-Benzodiazepin-Agonisten** (z. B. Zopiclon) zu nennen. Diese Substanzen sind jedoch aufgrund der Entwicklung einer Abhängigkeit nicht zur Langzeittherapie geeignet.
- Bei Hypersomnien können unter Umständen medikamentöse Stimulanzien (z. B. Amphetamine) zum Einsatz kommen. Eine psychotherapeutische Behandlung ist jedoch vorzuziehen.

Lichttherapie
Bei Störungen des Schlaf-wach-Rhythmus findet als zusätzliches Verfahren die Lichttherapie ihren Einsatz. Hier kann mit speziellen Tageslichtlampen eine Resynchronisation an den erwünschten Rhythmus erleichtert werden.

Exkurs: Sekundäre Hypersomnien

Hierunter fallen das Schlafapnoesyndrom, die Narkolepsie sowie die verwandten Syndrome Periodic Limb Movment Disorder und Restless-Legs-Syndrom. Wenngleich es sich hierbei um neurologische Krankheitsbilder handelt, wird aufgrund der Bedeutung als Differenzialdiagnose kurz darauf eingegangen.

Schlafapnoesyndrom (SAS) [G47.3]

Symptomatik
Das SAS ist durch nächtliches Schnarchen sowie Atempausen, die 10–60 s anhalten, gekennzeichnet. Folge der Atempausen (die sich pro Nacht bis zu 300-mal wiederholen können) ist eine vegetative Weckreaktion mit verstärktem Luftholen und Anstieg der Herzfrequenz. Dadurch wachen die Patienten mehrmals auf oder gelangen erst gar nicht in Tiefschlafstadien. Folge dieses nicht erholsamen Schlafs ist eine erhöhte Tagesmüdigkeit, die zur Einschränkung der Reaktionsfähigkeit oder der beruflichen Leistungsfähigkeit führen kann. Gefährdet sind die Patienten einerseits durch ein Einschlafen bei monotonen Tätigkeiten (z. B. Autofahren) und andererseits durch ein erhöhtes Risiko für kardiovaskuläre Komplikationen. Dazu gehören:
- Schlaganfall
- Myokardinfarkt
- Herzrhythmusstörungen
- Verschlechterung einer arteriellen Hypertonie
- Respiratorische Insuffizienz

Epidemiologie
Meistens sind Männer über 40 Jahre, insgesamt 0,2–2 % der Bevölkerung, betroffen.

Ätiopathogenese
In über 90 % der Fälle liegt ein **obstruktives SAS (OSAS)** vor, das durch eine muskuläre Hypotonie im Pharynx bedingt ist. Dadurch kommt es zu einem Kollaps der oberen Atemwege und zu vergeblichen Versuchen von Zwerchfell und thorakaler Atemhilfsmuskulatur, einen Atemzug durchzuführen. Begünstigt wird das OSAS durch Adipositas, Alkoholgenuss, die Einnahme von Tranquilizern mit einer entsprechenden Reduktion des Muskeltonus sowie durch bestehende Obstruktionen im Nasen-Rachen-Bereich. Sehr viel seltener ist das **zentrale SAS (ZSAS).** Dabei werden, aufgrund von Schäden im zentralen Nervensystem, das Zwerchfell und die Atemhilfsmuskulatur für die Dauer der Apnoe nicht aktiviert.

Diagnostik
Eine HNO-ärztliche Vorstellung ist zu veranlassen. Vor der Überweisung in ein schlafmedizinisches Zentrum kann eine Untersuchung anhand eines kompakten Screening-Geräts erfolgen. Die letztendliche Diagnosestellung erfolgt jedoch in der Regel anhand der Polysomnografie.

Therapie
Zu den Allgemeinmaßnahmen gehören Gewichtsreduktion, Alkohol- und Nikotinkarenz, Meiden von Rückenlage (besser: Seitenlage), regelmäßige Schlaf-wach-Rhythmen.
In schweren Fällen ist das Tragen einer CPAP-Maske („continuous positive airway pressure") erforderlich. Der Patient trägt dabei eine Maske, die an einen Respirator angeschlossen ist. Je nach Gerätetyp sorgt dieser für einen kontinuierlichen positiven Druck in den oberen Atemwegen, was einen Kollaps der Pharynxmuskulatur verhindert. Durch eine Verbesserung der Schlafqualität und das Vermeiden von Hypoxien werden auch die oben genannten kardiovaskulären und sonstigen Risiken gesenkt.

Narkolepsie [G47.4]

Symptomatik
Diese Erkrankung ist gekennzeichnet durch einen anfallsweise auftretenden Schlafzwang am Tag, der unüberwindlich ist und für 1–30 min anhält. Zudem tritt typischerweise ein muskulärer Tonusverlust auf, der **Kataplexie** genannt wird. Diese wird emotionsbedingt ausgelöst (z. B. bei Lachen, Weinen, Erschrecken), das Bewusstsein bleibt völlig unbeeinträchtigt. Umgekehrt kommt es nachts zu Wachanfällen mit plötzlichem Erwachen aus dem Schlaf. Auch können kurz dauernde, lebhafte, meist visuelle Halluzinationen auftreten – typischerweise beim Einschlafen. Hierbei spricht man von hypnagogen Halluzinationen.

Epidemiologie
Die Narkolepsie ist selten, Männer sind geringfügig häufiger betroffen.

Ätiopathogenese
Ursächlich scheint eine Dysfunktion in den Hirnregionen, welche für den Schlaf-wach-Rhythmus zuständig sind (v. a. im Hypothalamus und im Nucleus suprachiasmaticus). Hier scheinen vorwiegend solche Zellen betroffen, die das Neuropeptidhormon Orexin bilden. Wegen des familiär gehäuften Auftretens werden auch genetische Faktoren angenommen.

Diagnostik

Für die Diagnosestellung ist eine ausführliche Anamneseerhebung notwendig. Gesichert wird die Diagnose mittels Polysomnografie. Falls weiterhin Unklarheit besteht ist die Bestimmung des Orexin-Spiegels im Liquor möglich, welcher bei Narkolepsie erniedrigt ist.

Therapie

Es werden schlafhygienische Maßnahmen sowie Alkohol- und Nikotinkarenz empfohlen. Medikamentös wird als erste Wahl mit Modafinil behandelt. Kataplexie und hypnagoge Halluzinationen können medikamentös mit SSRI oder trizyklischen Antidepressiva reduziert werden. Deren Wirkung erklärt man sich durch eine Unterdrückung des REM-Schlafs.
Bei stark ausgeprägten Schlafanfällen kann durch eine intermittierende Gabe von Stimulanzien versucht werden, die Symptomatik zu lindern. Infrage kommen Amphetaminderivate, z. B. Methylphenidat, das auch beim Aufmerksamkeitsdefizit-Hyperaktivitätssyndrom zur Anwendung kommt (dazu näheres in BASICS Kinder- und Jugendpsychiatrie).

Extrapyramidale Krankheiten und Bewegungsstörungen [G25.8-]

Bei dieser Gruppe von Erkrankungen unterscheidet man zwischen dem Periodic limb movement disorder (PLMD) [G25.80] und dem Restless-Legs-Syndrom (RLS) [G25.81]. Hauptunterschied zwischen den beiden sehr verwandten Symptomen ist, dass PLMD nur nachts auftritt und RLS auch tagsüber fortbesteht.

Symptomatik

Beim RLS leiden die Patienten unter Missempfindungen in den Beinen, die durch aktive Bewegung der betroffenen Extremität kurzzeitig nachlassen. Typischerweise treten diese Dys- oder Parästhesien in den Füßen, Beinen und auch Armen auf. Registriert werden können (z. B. bei einer polysomnografischen Aufzeichnung) rhythmische Bewegungen, die periodisch wiederkehren. Darunter fallen beispielsweise die Extension im Großzehengelenk oder die Flexion im Fuß-, Knie- oder Hüftgelenk. Die stereotypen Bewegungen dauern bis zu 5 s an, gehen mit einer Aufwachreaktion einher und können durch eine Schlaffraktionierung zu erheblichen Schlafstörungen führen. Dadurch resultiert ein erhöhtes Schlafbedürfnis mit ebenfalls erhöhter Schlafneigung.

Klassifikation

- **Primäres RLS:** in 50 % Hinweise auf einen autosomal-dominanten Erbgang, da das RLS familiär gehäuft vorkommt
- **Sekundäres RLS:** geht mit einem Eisen-, Vitamin-B_{12}- bzw. Folsäuremangel einher und kommt auch bei Niereninsuffizienz vor.

Epidemiologie

Die Prävalenz von RLS liegt zwischen 5–10 %. PLMD tritt schätzungsweise bei 3,9 % der Gesamtbevölkerung auf. Genaue epidemiologische Daten liegen für diese Erkrankung aber nicht vor.

Ätiopathogenese

Ursächlich ist wahrscheinlich eine Dysfunktion in dopaminergen Systemen, die wiederum eine gesteigerte Erregbarkeit von Reflexbögen auf Hirnstamm- und Rückenmarksebene zur Folge hat. Durch diese Enthemmung erklärt man sich sowohl die Parästhesien als auch die motorischen Phänomene. Unterstützt wird diese Hypothese durch die gute therapeutische Wirksamkeit von L-Dopa.

Diagnostik

Auch bei diesen Erkrankungen ist eine gründliche Anamneseerhebung entscheidend. Polysomnografische Untersuchungen sind bei PLMD notwendig und können bei RLS ergänzend hinzugezogen werden.

Therapie

Beim primären RLS haben sich L-Dopa oder lang wirkende Dopaminagonisten etabliert. Die Gabe erfolgt abends, bei schwerer Symptomatik kann eine zusätzliche nächtliche Gabe erforderlich sein. Bei sekundären Formen steht die Behandlung der Grundkrankheit im Vordergrund. Für PLMD gibt es bisher keine Therapieempfehlung, häufig wird jedoch ebenso mit L-Dopa oder Dopaminagonisten behandelt.

Filmtipp
Narkolepsie: My own private Idaho (1991)
Insomnie: Insomnia – Schlaflos (2002)

Zusammenfassung

- Schlafstörungen sind in der Bevölkerung weitverbreitet. Sie können Ausdruck organischer und psychiatrischer Grunderkrankungen sein. Bei diesen sekundären Schlafstörungen sollte das Grundleiden entsprechend therapeutisch angegangen werden.
- Bei den primären Schlafstörungen stehen die Anwendung schlafhygienischer Maßnahmen, das Erlernen von Entspannungsübungen sowie medikamentöse Maßnahmen zur Verfügung. Bei der Gabe von Benzodiazepinen gilt es, unbedingt auf Nebenwirkungen zu achten und eine Kurzzeittherapie anzustreben.
- Zu den Hypersomnien zählen Störungen, die aufgrund eines gestörten und nicht erholsamen Schlafs zu einem vermehrten Schlafbedürfnis führen. Relevante organische Hypersomnien sind Narkolepsie, Schlafapnoesyndrom und extrapyramidale Bewegungsstörungen.

Sexualstörungen [F52.-/F64.-/F65.-]

Sexualität ist ein Grundbedürfnis des Menschen und wird durch dessen Entwicklung, dessen Erziehung und durch Erfahrungen geprägt. Die Grenze von „normaler" zu gestörter Sexualität ist oft fließend, sie kann nur unter der Berücksichtigung der Persönlichkeitsanteile, des Alters, der sexuellen Entwicklung, aber auch der gesellschaftlichen und der Erziehungsnormen gesehen werden.
Der Geschlechtsakt gliedert sich bei beiden Geschlechtern in mehrere sexuelle Phasen:

- Appetenzphase (sexuelles Verlangen)
- Erregungsphase (vaginale Lubrikation [Befeuchtung], männliche Erektion)
- Plateauphase
- Kohabitation (Penetration)
- Orgasmus
- Entspannung

Die meisten Sexualstörungen betreffen als Funktionsstörungen diese Phasen.

Einteilung

In der ICD-10 werden die Sexualstörungen in drei Syndromenkomplexe eingeteilt:

- **Sexuelle Funktionsstörungen [F52.-]**
  - Störungen der sexuellen Appetenz oder Störungen in einer der sexuellen Phasen
  - Störungen mit Schmerzen beim Verkehr
  - Postorgastische Verstimmung
- **Störungen der Geschlechtsidentität [F64.-]**
  - Transsexualismus [F64.0]
  - Transvestitismus unter Beibehaltung beider Geschlechtsrollen [F64.1]
- **Störungen der Sexualpräferenz [F65.-]** (auch: Paraphilien)
  - **Fetischismus [F65.0]:** Bestimmte Objekte oder Gegenstände (die einer bestimmten Person gehören) ersetzen das Liebesspiel und führen zu sexueller Erregung.
  - **Fetischistischer Transvestitismus [F65.1]:** Tragen gegengeschlechtlicher Kleidung zur sexuellen Erregung
  - **Exhibitionismus [F65.2]:** meist zwanghafte Zurschaustellung der eigenen Geschlechtsteile, mit oder ohne Masturbation
  - **Voyeurismus [F65.3]:** ein mit sexueller Erregung verbundener Zwang, Nacktheit oder sexuelle Handlungen bei Fremden zu beobachten
  - **Pädophilie [F65.4]:** sexuelles Interesse und Befriedigung an Kindern
  - **Sadomasochismus [F65.5]:** Erregung durch Verschmelzung von Schmerz und Lust. Bei Sadismus kann sexuelle Lust nur durch Quälen und Demütigung des Partners entstehen, bei Masochismus ist man selbst der Gequälte.
  - **Sodomie:** sexuelle Neigung zu und Handlungen an Tieren

Da die sexuellen Funktionsstörungen mit Abstand zu den häufigsten Sexualstörungen gehören, werden diese im Folgenden näher beschrieben. Die übrigen Störungen werden am Ende des Kapitels stichwortartig abgehandelt.

Sexuelle Funktionsstörungen [F52.-]

Symptomatik

Die sexuellen Dysfunktionen können je nach ihrem Vorkommen den einzelnen Phasen der sexuellen Erregung zugeordnet werden:

- Appetenzphase: fehlendes oder reduziertes sexuelles Verlangen [F52.0]
- Erregungsphase: vaginale Trockenheit, erektile Dysfunktion (Unfähigkeit der Erektion) [F52.2]
- Plateauphase: Die sexuelle Erregung kann nicht aufrechterhalten werden.
- Kohabitation (Penetration): Vaginismus (Scheidenkrampf) [F52.5], Dyspareunie (Schmerzen beim Eindringen und während des Akts) [F52.6]
- Orgasmus:
  - Anorgasmie (Unfähigkeit, einen Orgasmus zu erleben, trotz erfolgter Erektion) [F52.3]
  - Orgastische Dysfunktion: verspätete oder retrograde Ejakulation oder Ejaculatio praecox (vorzeitige Ejakulation) [F52.4]
- Entspannung: postorgastische Gereiztheit, Traurigkeit

Epidemiologie

Bei Frauen finden sich häufiger Appetenzstörungen oder Störungen in der Erregungsphase, während Männer häufiger über eine zu frühe Ejakulation oder fehlende Erektion klagen. Verlässliche Prävalenzdaten zu sexuellen Funktionsstörungen fehlen bisher. In klinischen Studien sind sie deutlich höher als in der Allgemeinbevölkerung.

Ätiopathogenese

Sexuelle Funktionsstörungen sind häufig durch das Zusammenspiel von psychischen und körperlichen Faktoren bedingt. Wobei die psychische Komponente bei jungen Männern im Vergleich zu älteren Männern im Vordergrund steht.

Psychische Faktoren Partnerschaftsprobleme, Versagensängste, Persönlichkeitsfaktoren, beruflicher oder sonstiger Stress, negative oder fehlende sexuelle Vorerfahrungen, soziokulturelle Faktoren.

Somatische Faktoren Vaskuläre, neurogene, endokrinologische Störungen, Operationen im Genitalbereich, toxische Einflüsse (Alkohol, Drogen) oder pharmakologische Nebenwirkungen (→ Abb. 20.1).

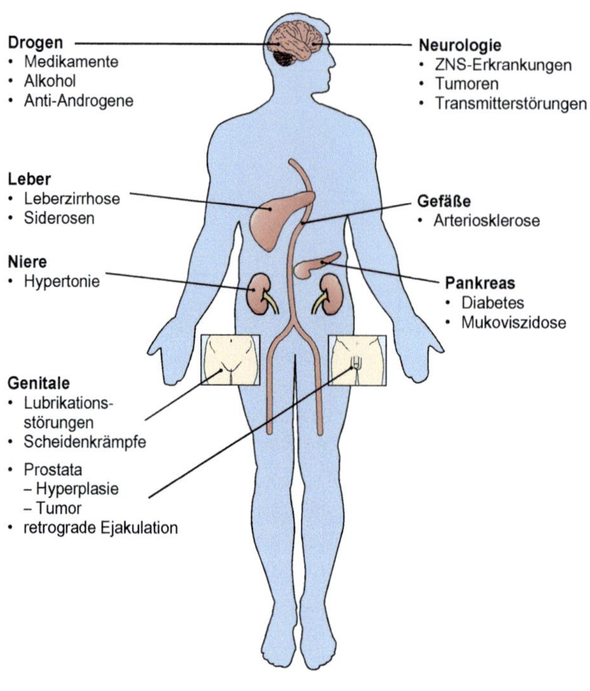

Abb. 20.1 Organische Störungen, die einer sexuellen Dysfunktion zugrunde liegen können [E905]

Sexuelle Funktionsstörungen sind häufig **Nebenwirkungen von Psychopharmaka** (z. B. antidopaminerge Antipsychotika, serotonerge Antidepressiva).

Diagnostik

Da viele Patienten nicht gewohnt sind, über ihr Sexualleben zu sprechen, fällt ihnen dies oft schwer. Deshalb sollte eine vertrauensvolle Atmosphäre geschaffen werden, um die Sexualanamnese zu erheben. Zunächst sollte über Screeningfragen (z. B. ob sich die Sexualität in letzter Zeit verändert hat oder ob sie ein Problem für den Patienten oder Partner darstellt) geklärt werden, ob eine sexuelle Problematik vorliegt. Wenn ja, sollte in der Folge die Exploration vertieft werden. Dazu können auch mehrere Gesprächstermine nötig sein. Der Therapeut muss sicherstellen, dass der Patient ihn versteht: Dazu sollten Ausdrücke wie Erektion und Ejakulation erklärt oder umschrieben werden.
Anamnestisch müssen die Art des Problems, dessen Dauer und Zusammenhänge mit anderen Faktoren wie Arbeitsprobleme, Partnerschaftskonflikte, Schmerzen o. Ä. erörtert werden.
Differenzialdiagnostisch muss eine organische Abklärung der Symptomatik (ggf. internistisch, urologisch oder neurologisch) erfolgen. Eine andere psychische Erkrankung, die die Störung bedingen könnte, z. B. eine Depression, muss ausgeschlossen werden. Außerdem muss geklärt werden, ob Medikamente eingenommen werden, welche die Libido bzw. sexuelle Funktionen beeinträchtigen können. Bilden Partnerschaftsprobleme den eigentlichen Hintergrund der Problematik, sollte der Partner in die Behandlung einbezogen werden.

Therapie

Beratung

Viele sexuelle Probleme können im Rahmen einer Sexualberatung geklärt werden. In einem aufklärenden und beratenden Gespräch kann auf fehlendes Wissen, Fehlbewertungen oder inadäquate Erwartungen eingegangen und die beteiligten Personen entlastet werden.

Psychotherapie

Bei sexuellen Dysfunktionen, die nicht durch eine Beratung gebessert werden, können störungsspezifische Interventionen, die verhaltenstherapeutische und psychodynamische Aspekte vereinen, eingesetzt werden.
Das Prinzip der **Sexualtherapie** besteht darin, korrigierende emotionale Erfahrungen zu sammeln. Dabei wird nach der Analyse des bestehenden sexuellen Verhaltens, eine Änderung des Verhaltens unter Anleitung des Therapeuten und durch sexualtherapeutische „Hausaufgaben" initiiert. Die Nachbesprechung und Analyse der neuen Erfahrung führen zu weiteren therapeutisch strukturierten und angeleiteten Übungen.
Da die Funktionsstörungen oft sehr eng mit partnerschaftlichen Problemen verknüpft sind, erfolgt die Sexualtherapie häufig als Paartherapie. Die spezifisch sexualtherapeutischen Interventionen werden durch edukative, kommunikationstherapeutische, kognitive und psychodynamische Elemente ergänzt.
Sexualtherapeutische Interventionen sind z. B.:

- Sensualitätstraining: Austausch von Zärtlichkeiten
- Bei Vaginismus: mehrmaliges Einführen von Hegar-Stiften mit zunehmendem Durchmesser zur Dehnung und Gewöhnung an den Reiz
- Bei Ejaculatio praecox: Verhinderung der frühzeitigen Ejakulation durch Fingerdruck auf den Penis

Besonders bekannt ist die Sexualtherapie für Paare nach Masters und Johnson, die zwischenzeitlich modifiziert und auch durch weitere Therapieaspekte ergänzt wurde. So wurden im **PLISST**-Konzept (**P**ermission/**L**imited **I**nformation/**S**pecific **S**uggestion/**I**ntensive **T**herapy) nach Annon verhaltenstherapeutische Ansätze ergänzt. Neuere Ansätze sind **Somatopsychotherapien,** insbesondere bei älteren Männern, bei denen Medikamente mit einer Sexualtherapie kombiniert werden.

Pharmakotherapie

In einzelnen Fällen und nach sorgfältiger Indikationsprüfung können bei Erektionsstörungen Phosphodiesterase-V-Hemmer (PDE-5-Hemmer) eingesetzt werden oder Schwellkörperautoinjektionen sinnvoll sein.

Störung der Geschlechtsidentität [F64.-]

Der **Transsexualismus** [F64.0] ist eine Störung der Geschlechtsidentität. Die betroffene Person kann sich nicht mit ihrem angeborenen Geschlecht identifizieren. Die Ätiologie ist weitgehend unbekannt. Der Mann-zu-Frau-Transsexualismus findet sich häufiger. Die Betroffenen fühlen sich fremd in ihrem Körper, sie tragen Kleidung des anderen Geschlechts (Cross-dressing) und treten auch entsprechend in der Öffentlichkeit auf. Dies dient nicht der eigenen sexuellen Befriedigung, sondern stellt ein Grundbedürfnis dar.
Bei **Transvestitismus** [F64.1] tragen Betroffene zwar auch die Kleider des entgegengesetzten Geschlechts, haben jedoch nicht den Wunsch, dauernd diese Rolle zu übernehmen.

Der Transsexualismus ist im Gegensatz zum **fetischistischen Transvestitismus** keine „sexuelle Perversion". Das Tragen gegengeschlechtlicher Kleidung dient beim fetischistischen Transvestitismus der sexuellen Erregung.

Eine Behandlung der Transsexualität geschieht durch psychotherapeutische Betreuung und Beratung mit eventueller Hormonbehandlung und operativer Geschlechtsumwandlung als Therapie der letzten Wahl.

Störungen der Sexualpräferenz [F65.-]

Wie oben bereits aufgeführt, ist die Liste der Paraphilien lang. Es gibt verschiedene Versuche, die Entstehung von Paraphilien zu erklären: Der tiefenpsychologische Ansatz geht von einer Traumatisierung oder einem seelischen Konflikt aus, der zu einer Perversion führt. Oftmals ist ein Konflikt oder eine fehlende Ablösung von einer Primärperson, meist der Mutter, in der Biografie der Betroffenen zu finden. Dabei hat das deviante (abweichende) sexuelle Verhalten eine Ich-stabilisierende Aufgabe und dient der Konfliktvermeidung. Es gibt verschiedene therapeutische Ansätze: So kann versucht werden, medikamentös eine bessere Impuls- bzw. eine Appetenzkontrolle herzustellen. Psychotherapeutische Verfahren sind oft schwierig durchzuführen und sollten erfahrenen Psychotherapeuten vorbehalten sein.

Zusammenfassung

- Sexualität ist ein Grundbedürfnis des Menschen und wird durch dessen Entwicklung, dessen Erziehung und durch Erfahrungen geprägt.
- Es gibt verschiedene Sexualstörungen, wobei sexuelle Funktionsstörungen in unserer Gesellschaft am häufigsten vorkommen. Für ihre Entstehung sind sowohl körperliche als auch psychische Faktoren verantwortlich. Körperliche Ursachen müssen vor der Therapie gründlich abgeklärt und entsprechend behandelt werden.
- Hinter sexuellen Funktionsstörungen verbergen sich häufig partnerschaftliche Konflikte, die die Störung bedingen und aufrechterhalten. Zudem suchen die Betroffenen wegen Angst und Scham nur selten Rat und Hilfe bei einem Arzt.
- Neben der Aufklärung der Bevölkerung kann dabei ein offenes und verständnisvolles Gespräch über sexuelle Probleme bei der ärztlichen Untersuchung entscheidend sein. Die Behandlung sollte nach einer gründlichen Beratung in eine Sexualtherapie, ggf. unter Einbeziehung des Partners übergehen.

→ 21 Persönlichkeitsstörungen [F60.-]

Die **Persönlichkeit** eines Menschen ist sowohl genetisch bedingt als auch von Umwelteinflüssen geprägt. Die Persönlichkeit bestimmt, wie ein Mensch denkt, fühlt und handelt und wie er sich in Beziehungen verhält. Sie ist individuell und unverwechselbar. Die Grundzüge unserer Charakterstruktur sind im frühen Erwachsenenalter zum größten Teil entwickelt, die Reifung einer Persönlichkeit erstreckt sich aber über die gesamte Lebensspanne.

Von einer **Persönlichkeitsstörung** spricht man, wenn Denken, Fühlen und Handeln und damit die Gestaltung von sozialen Beziehungen stark von der gesellschaftlichen Norm abweichen. Die Verhaltens- und Denkmuster sind dabei überdauernd und starr. Sie entwickeln sich bereits in der Kindheit und Jugend. Die starren Muster **verhindern** eine erfolgreiche Problembewältigung und führen zu **persönlichem Leid, gestörter sozialer Funktionsfähigkeit** und/oder zum **Leid der Umgebung.**

Einteilung und Symptomatik

Je nach Schwerpunkt der Abweichung werden unterschiedliche Persönlichkeitsstörungen unterschieden. Die ICD-10 geht dabei von bestimmten „Prototypen" aus, die im Folgenden kurz skizziert werden.

Paranoide Persönlichkeitsstörung [F60.0] Betroffene haben einen tiefen Argwohn und die ungerechtfertigte Neigung, in Handlungen anderer eine absichtsvolle Erniedrigung oder Bedrohung zu sehen. Ihre Grundüberzeugung entspricht der Vorstellung: „Anderen kann man nicht trauen, sie wollen mir Böses."

Schizoide Persönlichkeitsstörung [F60.1] Betroffene sind durch eine Gleichgültigkeit gegenüber sozialen Beziehungen und eine eingeschränkte emotionale Erlebnis- und Ausdrucksfähigkeit gekennzeichnet. Ihre Grundüberzeugung entspricht der Vorstellung: „Enge Beziehungen sind lästig, alleine komme ich besser zurecht."

Dissoziale/antisoziale Persönlichkeitsstörung [F60.2] Betroffene zeigen ein rücksichtsloses, impulsives Verhalten unter Missachtung von Normen und Regeln. Ihre Grundüberzeugung entspricht der Vorstellung: „Hilf dir selbst, sonst hilft dir niemand."

Emotional-instabile Persönlichkeitsstörung [F60.3]

- **Impulsiver Typ [F60.30]:** Betroffene leiden unter einer emotionalen Instabilität und reagieren impulsiv auf Kritik, häufig mit Ärger und bedrohlichem Verhalten. Ihre Grundüberzeugung entspricht der Vorstellung: „Ich bin meinen Gefühlen hilflos ausgeliefert."
- **Borderline-Typ [F60.31]:** Neben der emotionalen Instabilität leiden die Betroffenen unter einem unklaren Selbstbild, und sind sich ihrer Ziele und inneren Präferenzen (auch sexuelle) nicht sicher. Ein Gefühl der inneren Leere und unbeständige Beziehungen mit selbstschädigendem Verhalten bestimmen das klinische Bild.

Ihre Grundüberzeugung entspricht der Vorstellung: „Ich bin schuldig und nichts wert, Böses kann mich treffen, ich kann mich nicht schützen."

Histrionische Persönlichkeitsstörung [F60.4] Betroffene zeigen eine dramatische Selbstdarstellung mit der Suche nach Aufmerksamkeit. Ihre Grundüberzeugung entspricht der Vorstellung: „Ich bin unerwünscht, ich muss andere für mich begeistern."

Anankastische (zwanghafte) Persönlichkeitsstörung [F60.5] Betroffene zeigen ein pedantisches, regelkonformes, eigensinniges Verhalten. Ihre Grundüberzeugung entspricht der Vorstellung: „Wenn ich kein System habe, bricht das unbeherrschbare Chaos auf mich ein."

Ängstlich-vermeidende/selbstunsichere Persönlichkeitsstörung [F60.6] Betroffene haben Angst vor Ablehnung und vermeiden dementsprechend Aktivitäten, die zwischenmenschliche Kontakte voraussetzen. Ihre Grundüberzeugung entspricht der Vorstellung: „Ich bin minderwertig, sozial unbeholfen und unattraktiv."

Abhängige/dependente Persönlichkeitsstörung [F60.7] Betroffene zeigen ein anklammerndes, unterwürfiges Verhalten aus Angst von Bezugspersonen verlassen zu werden. Ihre Grundüberzeugung entspricht der Vorstellung: „Alleine bin ich hilflos."

Narzisstische Persönlichkeitsstörung [F60.80] Gefühle der Großartigkeit und Wunsch nach ständiger Anerkennung bei gleichzeitigem Mangel an Empathie und instabilem Selbstwertgefühl. Ihre Grundüberzeugung entspricht der Vorstellung: „Ich bin großartig, mir steht eine Sonderbehandlung zu."

Schizotype Persönlichkeitsstörung Sie nimmt eine Sonderrolle ein und wird dem schizophrenen Formenkreis zugerechnet [F21]. Betroffene zeigen eigentümliches oder exzentrisches Verhalten und Sprechweisen, magisches Denken, sind misstrauisch und wirken affektiv kühl. Es können ungewöhnliche Wahrnehmungen bis hin zu Halluzinationen oder wahnhafte Episoden auftreten.

Werden die verschiedenen, sich oft überlappenden Persönlichkeitsmerkmale in Gruppen (= Cluster) zusammengefasst, ergibt sich folgende Einteilung (→ Tab. 21.1).

Diese Prototypen stellen ein **kategoriales** System dar. Ein **dimensionaler** Ansatz betrachtet Persönlichkeitsausprägungen dagegen als Kontinuum, d. h., sie können je nach Ausprägung über eine Akzentuierung bis hin zu einer krankheitswertigen Störung reichen. Ein Beispiel dafür ist das Modell der „Big Five" als fünf dimensionale Gegensatzpaare:

- Extraversion – Introversion (Kontaktfreudigkeit ↔ Zurückhaltung)
- Neurotizismus (Entspanntheit ↔ Gereiztheit)
- Soziale Verträglichkeit (Verträglichkeit ↔ Streitsucht)
- Offenheit (gegenüber neuen Situationen ↔ Fantasielosigkeit, mangelnde Anpassungsfähigkeit)
- Gewissenhaftigkeit (Gründlichkeit ↔ Nachlässigkeit)

Tab. 21.1 Cluster-Zuordnung: Klassifikation von Persönlichkeitsstörungen (PS) nach ICD-10 [F60] [W906-001]

ICD-10	Kennzeichen	Cluster-Zuordnung
Paranoide PS [F60.0]	Misstrauen und Argwohn	Cluster A (sonderbar, exzentrisch)
Schizoide PS [F60.1]	Emotionale Kälte, Zurückgezogenheit	
Schizotype Störung [F21]	Merkwürdig in Erscheinung, Denken und Verhalten	
Dissoziale PS [F60.2]	Missachtung und Verletzung von Rechten anderer	Cluster B (dramatisch, emotional, launisch)
Emotional instabile PS [F60.3] • Impulsiver Typ • Borderline-Typ	Impulsivität und Emotionalität/Labilität	
Histrionische PS [F60.4]	Übermäßige Emotionalität und Egozentrik	
Narzisstische PS [F60.8]	Grandiosität und Arroganz	
Anankastische (zwanghafte) PS [F60.5]	Zwanghaftigkeit und Perfektionismus	Cluster C (ängstlich)
Ängstliche (vermeidende) PS [F60.6]	Minderwertigkeitsgefühle und sozialer Rückzug	
Abhängige (dependente) PS [F60.7]	Unterwürfiges und anklammerndes Verhalten	

In der ICD-10 wird sowohl dem kategorialen System wie auch dem dimensionalen System Rechnung getragen, indem Prototypen zur Orientierung dienen, aber nicht alle Kennzeichen zur Diagnosefindung vorhanden sein müssen und der Ausprägungsgrad der Kennzeichen variieren kann.

Epidemiologie

Die Häufigkeit von Persönlichkeitsstörungen schwankt sehr stark in Abhängigkeit von der untersuchten Population. In der deutschen Allgemeinbevölkerung beträgt die Punktprävalenz ca. 10 %, unter stationären Patienten einer psychiatrischen Klinik sind sie bei bis zu 50 % der Patienten zu finden. Patienten einer forensischen Abteilung oder Insassen von Gefängnissen sollen sogar zu ca. 70 % betroffen sein. Männer und Frauen sind in etwa gleich häufig betroffen, jedoch gibt es eine Geschlechtswendigkeit bei einzelnen spezifischen Störungen: Dissoziale und zwanghafte Persönlichkeitsstörungen werden häufiger bei Männern diagnostiziert.

Komorbidität Menschen mit Persönlichkeitsstörungen leiden häufig an folgenden weiteren psychischen Erkrankungen:

- Angststörungen
- Depressive Störungen
- Essstörungen
- PTBS
- Suchterkrankungen
- Weiteren Persönlichkeitsstörungen

Außerdem Cluster-abhängig (s. o.):

- Cluster B → Suchterkrankungen (→ Kap. 10)
- Cluster C → somatoforme Störungen (→ Kap. 17)

Ätiopathogenese

Es spielen ätiologisch verschiedene, interindividuell stark variierende Faktoren eine Rolle. Dabei ist zu beachten, dass in der Regel keine der einzelnen Entwicklungsbedingungen alleine ausreicht, um die Erkrankung zu erklären. Vielmehr ist das Zusammenspiel mehrerer Faktoren für die Entstehung entscheidend.
Diskutiert werden:

- Genetische Faktoren
- Hirnorganische Faktoren (veränderte funktionelle und strukturelle Eigenschaften spez. Hirnareale, z. B. Aktivitätsveränderung der Amygdala)
- Psychosoziale Faktoren: z. B. Bindungsverhalten der Eltern, Gewalterfahrungen (körperlicher/sexueller Missbrauch) in der Kindheit, emotionale Vernachlässigung in der Kindheit, fehlende soziale Integration

Diagnostik

Allgemeingültige, diagnostische Kriterien nach ICD-10 für die Diagnose einer Persönlichkeitsstörung sind:

- Deutliche Unausgeglichenheit in den Einstellungen und im Verhalten in mehreren Funktionsbereichen (Affektivität, Antrieb, Impulskontrolle, Wahrnehmung, Denken und soziale Beziehungen)
- Andauerndes und gleichförmiges Verhaltensmuster
- Verhaltensmuster ist tief greifend und eindeutig unpassend in verschiedenen Situationen.
- Beginn in Kindheit oder Jugend und dauerhafte Manifestation im Erwachsenenalter
- Deutliches subjektives Leiden
- Deutliche Leistungseinschränkungen im beruflichen oder sozialen Bereich

Nicht selten erfüllt eine Person die Kriterien für verschiedene Persönlichkeitsstörungen. Die Definition und Klassifikation von Persönlichkeitsstörungen ist deshalb oft so schwierig, weil der Übergang von gesund zu pathologisch häufig fließend ist.
Neben den allgemeinen Kriterien gelten für die spezifischen Persönlichkeitsstörungen typische Diagnosekriterien. Wegen der klinischen Relevanz wird hier exemplarisch die Diagnose der **Borderline-Persönlichkeitsstörung** vorgestellt:

- **Gestörte Affektregulation** mit sprunghaft wechselnden Emotionen oder Entstehen von Gefühlschaos. Unfähigkeit, differenzierte Emotionen wahrzunehmen, stattdessen empfinden die Betroffenen eine enorme innere Spannung oder „innere Leere", der sie oft nur durch **Selbstverletzung** begegnen können („Ritzen", „sich spüren können").
- **Impulsivität** zeigt sich in aggressivem Verhalten gegenüber anderen oder sich selbst (Selbstverletzung, Suizidversuche), in bulimischen Phasen, Drogen- und Alkoholexzessen, in riskantem sexuellen Verhalten oder gefährlichem Verhalten im Straßenverkehr.
- **Gestörtes Selbstbild** mit Unklarheit über Ziele und innere Präferenzen (d. h. auch sexueller Orientierung)
- **Instabile zwischenmenschliche Beziehungen:** intensive Beziehungen mit einem gestörten Nähe-Distanz-Verhalten, Angst vor Enttäuschungen und Verlassenwerden (oft Suizidversuche bei Trennungen), Überhöhung und Entwertung des Anderen

> Der Begriff „Borderline" geht auf die Überschneidung mit psychotischen Erkrankungen zurück. Bei der Borderline-Persönlichkeitsstörung kann es auch zu einer verzerrten Wahrnehmung kommen. Diese reicht von dissoziativen Symptomen bis zu kurzen Phasen, in denen wahnhaftes Erleben, Illusion oder Halluzinationen auftreten können. Die „quasipsychotischen Zustände" sind meist von kurzer Dauer und es bleibt in der Regel noch ein Teilbezug zur Wirklichkeit erhalten.

Bevor eine Persönlichkeitsstörung diagnostiziert werden kann, muss Folgendes klargestellt bzw. überprüft werden:

- Ausschluss eines organischen Grundleidens, das für eine Persönlichkeitsveränderung bzw. -störung verantwortlich sein könnte: bildgebende Diagnostik und Laborparametern, Fremdanamnese
- Ausschluss eines Substanzmissbrauchs, welcher das vorherrschende Verhalten begründen könnte (Blutbildkontrolle, Leberwerte, Drogenscreening in Urin oder Blut)
- Ausschluss einer anderen psychiatrischen Erkrankung: z. B. Schizophrenie bei paranoider Persönlichkeitsstörung oder Zwangsstörung bei anankastischer Persönlichkeitsstörung
- Dauerhaft von der Norm abweichendes Verhalten im Hinblick auf Kognition, Affekt, Beziehungsfähigkeit, Impulskontrolle und Antrieb, welches Einschränkungen im beruflichen und sozialen Leben nach sich ziehen kann
- Leidensdruck: Der Patient und/oder sein engeres soziales Umfeld leiden unter seinem Verhalten. Besteht bei dem Patienten ein hoher Leidensdruck, sind eine Krankheitseinsicht und damit eine erfolgreiche Therapie wahrscheinlicher.

Eine **(Fremd-)Anamnese** sollte auch folgende Fragen klären:

- Verhalten in der Kindheit (Nervosität; aggressives oder ängstliches Verhalten; wie ist das Kind mit neuen Situationen zurechtgekommen?)
- In welchen Situationen ist das abweichende Verhalten aufgetreten? Vorrangig in für den Patienten unangenehmen Situationen oder zeigt sich das Verhalten situationsunabhängig?

Diagnosewerkzeuge sind:

- Strukturierte Interviews z. B. mithilfe von Checklisten und Fragebögen (z. B. IDCL-Checklisten für ICD-10), SKID-II oder IPDE (International Personality Disorder Examination)

- Testpsychologie mit speziellen Fragebögen zur Selbsteinschätzung wie:
  - Freiburger Persönlichkeitsinventar (FPI)
  - Eysenck-Persönlichkeitsinventar (EPI)
  - Minnesota Multiphasic Personality Inventory (MMPI)

Differenzialdiagnosen

Spezifische Persönlichkeitszüge können differenzialdiagnostisch sowohl Teil einer oder unterschiedlicher Persönlichkeitsstörungen sein, es muss selbstverständlich aber auch erwogen werden, ob dieses Merkmal ein Symptom einer anderen psychischen Erkrankung darstellt.

Therapie

Patienten mit Persönlichkeitsstörungen, die sich zur Therapie vorstellen, leiden zwar an den Folgen ihrer Störung, erleben aber ihr Verhalten als **Ich-synton** und sehen es primär nicht als therapiebedürftig an. Es braucht daher viel Einfühlungsvermögen, Geschick und Erfahrung des Therapeuten, um die Patienten für eine Veränderung ihrer Verhaltensmuster als Ausdruck ihrer Persönlichkeit zu gewinnen. Da sich eine Persönlichkeitsstörung besonders im zwischenmenschlichen Bereich manifestiert, wird auch die Patienten-Therapeuten-Beziehung stark von ihr beeinflusst werden bzw. diese „stören". Die therapeutische Beziehung steht dabei im Fokus der Therapie, weil sich in ihr die krankheitswertigen Interaktionsmuster des Patienten wiederholen (→ Abb. 21.1).

Psychotherapie

In der Psychotherapie ist häufig ein flexibles Vorgehen wichtig, bei dem der Therapeut in der Anfangsphase ein wertschätzendes, akzeptierendes und die Wahrnehmung des Patienten bestätigendes Verhalten zeigt, um in der Folge einengende und beziehungsstörende Verhaltensmuster des Patienten zu thematisieren und mit ihm daran zu arbeiten. Damit kann ein vorzeitiger Beziehungsabbruch des Patienten verhindert werden.
Vor der Therapie mit dem Patienten ist es entscheidend, Notfälle (z. B. selbstverletzendes Verhalten), Krisen oder Regelverstöße zu besprechen und das Vorgehen in einem **Therapievertrag** mit dem Patienten festzulegen. Die Patienten werden sich so auch bewusst, dass die **Verantwortung** für die Umsetzung und der Erfolg der Therapie in hohem Maß bei ihnen selbst liegt. Die **Beständigkeit** des Therapeuten bei der Durchsetzung der Therapie ist dabei von hoher Wichtigkeit.
Zunächst werden in der Therapie die Problembereiche hierarchisiert und ein Fokus auf den Problembereich mit der größten Gefährdung gelegt (z. B. Selbstverletzung). Therapieziele und die Methoden, um sie zu erreichen, werden mit dem Patienten erarbeitet. Die Therapieschritte sollten realistisch sein. Die Patienten müssen sich ihnen verpflichtet fühlen. Über- und auch Unterforderung der Patienten sollte vermieden werden.
Bestandteile der Psychotherapie sind u. a. der Aufbau einer tragfähigen Beziehung, psychoedukative Elemente, die Verbesserung psychosozialer Kompetenzen, die Modifikation dysfunktionaler Verhaltensmuster und Persönlichkeitsstile, die Verbesserung der Wahrnehmung von Gefühlen, Strategien zur Selbstkontrolle und Emotionsregulation, Angstbewältigungstechniken, Entspannungsverfahren und der Transfer der Therapieinhalte in den Alltag.
Klassische Therapieformen:
- **Kognitive Verhaltenstherapie:** lösungsorientierte Ansätze, Veränderung ungünstiger, dysfunktionaler Verhaltensmuster, das Erarbeiten von Bewältigungsstrategien, Training sozialer Kompetenz bzw. Selbstbehauptungstraining
- **Psychodynamische Therapie:** Fokus auf die Unklarheiten in der Selbst- und Objektdifferenzierung, Nachreifung der Beziehungsgestaltung

Es haben sich insbesondere für die Borderline-Persönlichkeitsstörung störungsspezifische, manualisierte Therapiemethoden etabliert, die z. T. schulenübergreifend sind:
- **Dialektisch-behaviorale Therapie** (DBT) nach Linehan: Der Fokus liegt auf kognitiven verhaltenstherapeutischen Interventionen und „Skillstraining" in der Gruppe.
- **Schema-Therapie** nach Young: Der Fokus der Therapie liegt auf der Modifikation der Selbstschemata, die sich durch interpersonelle Erfahrungen des Betroffenen entwickelt haben.
- **Mentalization-based Treatment (MBT)** nach Fonagy und Bateman: Der Fokus liegt auf der Mentalisierungsfähigkeit. Es soll gelernt werden, eigenes Verhalten oder des Gegenübers nach Wünschen, Überzeugungen und Gefühlen zu interpretieren.
- **Transferenced focused Psychotherapy (TFP)** nach Kernberg: Der Fokus liegt auf Übertragungs- und Gegenübertragungsprozessen in der Therapie.

Hilfreich können außerdem sein:
- **Soziotherapie:** Diese beinhaltet die längerfristige Gestaltung des sozialen Umfelds, die Ordnung der Lebensverhältnisse und soll dem Patienten die Rückkehr in ein geregeltes, „normales" Leben ermöglichen. Ziel ist auch die Übernahme von Eigenverantwortung.
- **Selbsthilfegruppen**

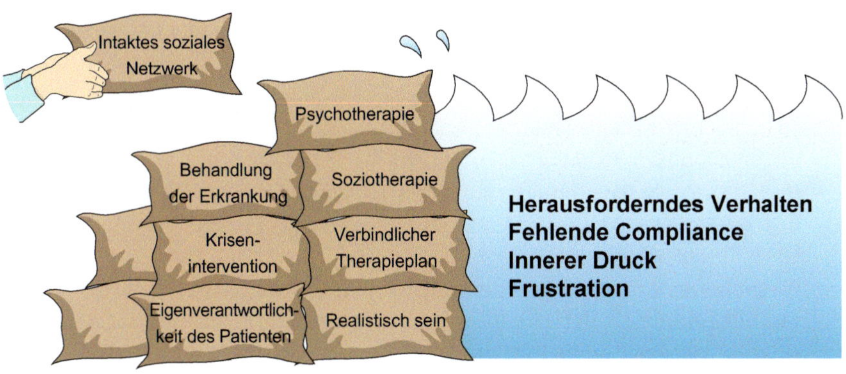

Abb. 21.1 Bausteine der Therapie von Persönlichkeitsstörungen [E905]

Pharmakotherapie

Die Pharmakotherapie erfolgt bei Persönlichkeitsstörungen off-label. Symptomorientiert werden sie mit folgender Zielsetzung eingesetzt:

- SSRI, z. B. bei emotional instabilen Persönlichkeiten zur Verbesserung der Impulskontrolle
- Antipsychotika oder Stimmungsstabilisierer z. B. bei der Borderline-Persönlichkeitsstörung, meist zur Regulierung von Spannungszuständen und Impulsivität und zur Reduktion des Selbstverletzungsdrucks

Sollten komorbid andere psychiatrische Störungen vorhanden sein, werden diese entsprechend den Leitlinien behandelt.

Verlauf

Unbehandelte Persönlichkeitsstörungen verlaufen meist chronisch. Ziel der Therapie von Persönlichkeitsstörungen ist keine „vollständige" Heilung, sondern eine soziale und berufliche Integration, bei der Herausforderungen im Alltag trotz der persönlichen Eigenheiten zufriedenstellend gemeistert werden. Dazu gehört, dass die Betroffenen lernen, auf veränderte äußere Umstände adäquat und flexibel reagieren zu können, ohne dass es zu krisenhaften Zuspitzungen kommt.

Zusammenfassung

- Die Persönlichkeit legt in einem beträchtlichen Maße fest, wie Menschen in bestimmten Situationen denken, fühlen und handeln.
- Die Persönlichkeit entwickelt sich bereits in Kindheit und Jugend, bestimmte Denk- und Verhaltensmuster bleiben bis ins Erwachsenenalter bestehen.
- Verhindern die starren Muster eine erfolgreiche Problembewältigung und führen zu persönlichem Leid, gestörter sozialer Funktionsfähigkeit und/oder zum Leid der Umgebung, spricht man von Persönlichkeitsstörung.
- Nach ICD-10 werden mehrere spezifische Persönlichkeitsstörungen unterschieden, deren Genese multifaktoriell ist und zu denen die Borderline-Persönlichkeitsstörung gehört.
- Psychotherapie ist das Mittel der Wahl bei Persönlichkeitsstörungen. Sie erfordert ein hohes Maß an Flexibilität und Erfahrung vom Therapeuten. Störungsspezifischen Ansätzen sollte bei der Therapie der Vorzug gegeben werden.
- Behandlungspläne für Persönlichkeitsstörungen müssen klar hierarchisch gegliedert werden. Der Umgang mit therapie- und selbstgefährdendem Verhalten wird besprochen und vertraglich geregelt.
- Unbehandelte Persönlichkeitsstörungen verlaufen i. d. R. chronisch. Therapieerfolge ermöglichen dem Betroffenen, auf veränderte äußere Umstände adäquat und flexibel reagieren zu können, ohne dass es zu krisenhaften Zuspitzungen kommt.

In dieser Erkrankungsgruppe werden verschiedene Störungen zusammengefasst. Gemeinsam ist ihnen die Unfähigkeit, Impulse oder Triebe zu kontrollieren, die für den Betroffenen oder für andere schädlich sind. Eine Abgrenzung zu Zwangsstörungen, Persönlichkeitsstörungen oder Abhängigkeitserkrankungen ist oft schwierig.

Einteilung und Symptomatik

Impulskontrollstörungen sind gekennzeichnet durch wiederholte Handlungen, bei denen eine klare Motivation nicht erkennbar ist. Sie können nicht ausreichend kontrolliert werden und richten Schaden beim Patienten oder seinem Umfeld an. Kernkriterium ist die Impulsivität. Typisch ist eine innere Anspannung oder Erregung vor, eine Erleichterung oder Lustempfinden während und ggf. Reue und Schuldvorwürfe nach der Durchführung der impulsiven Handlung.

Zu den Störungen der Impulskontrolle zählen:

Pathologisches Spielen [F63.0] Unkontrollierbares, episodenhaftes Glücksspiel oder Verwetten von Geld, Sachgegenständen oder Gegenleistungen. Als Folge kommt es häufig zu einer hohen Verschuldung und dem schrittweisen sozialen Abstieg des Erkrankten mit dem Verlust von beruflichen, materiellen und familiären Werten.

Pathologische Brandstiftung (Pyromanie) [F63.1] Erkrankte Patienten beschäftigen sich über den Maßen mit dem Thema Feuer oder auch Brandschutz und sie sind häufig in diesem Bereich beruflich tätig. Gleichzeitig werden durch diese Patienten wiederholt und ohne erkennbare Motivation Brände gelegt.

Pathologisches Stehlen (Kleptomanie) [F63.2] Patienten können dem Impuls, beliebige Dinge zu stehlen, nicht widerstehen. Häufig handelt es sich um Objekte, die keinen persönlichen Wert für den Patienten haben.

Trichotillomanie [F63.3] Hierbei handelt es sich um eine Störung, bei welcher dem Impuls, sich Haare auszureißen, nicht nachgegeben werden kann. Es können sämtliche behaarte Köperregionen betroffen sein, häufig jedoch Kopf- und Barthaare. Dies führt zu Haarverlust und teilweise ausgeprägten kosmetischen Problemen (→ Abb. 22.1).

Sonstige abnorme Gewohnheiten und Störungen der Impulskontrolle [F63.8] Hierzu zählen vor allem Verhaltenssüchte (stoffungebundene Süchte) wie Internetsucht, Sexsucht, Kaufsucht, Mediensucht.

> Die Zuordnung der Verhaltenssüchte ist Bestandteil aktueller Diskussionen. Die Störungen der Impulskontrolle werden den suchtspezifischen Aspekten der Verhaltenssüchte, wie Entzugssymptomatik und Toleranzentwicklung, nicht gerecht und sind daher als Kategorie umstritten.

Abnorme Gewohnheit und Störung der Impulskontrolle, nicht näher bezeichnet [F63.9] Dazu gehören Krankheitsbilder wie die Dermatillomanie („Skin-Picking-Disorder") und die intermittierende explosible Störung. Bei der **Dermatillomanie** manipulieren Patienten mit den Fingern oder Hilfsmitteln die Haut, vor allem im Gesichtsbereich. Meistens sind diese Patienten auf Hautunreinheiten fixiert, können aber auch an unauffälligen Bereichen teilweise ausgeprägte Schäden erzeugen. Die **intermittierende explosible Störung** ist gekennzeichnet durch impulsive Wutausbrüche. In der Folge kann es zu aggressiven Angriffen und Vandalismus kommen, die nicht im Verhältnis zur entsprechenden Situation stehen.

Komorbiditäten Die Anzahl psychischer Komorbiditäten ist sehr hoch. Die Lebenszeitprävalenz einer anderen psychischen Erkrankung liegt bei Patienten mit Impulskontrollstörung bei bis zu 94 %. Am häufigsten treten zusätzlich Angsterkrankungen und affektive Störungen auf, aber auch Essstörungen, somatoforme Störungen und Abhängigkeitserkrankungen entwickeln sich häufig.

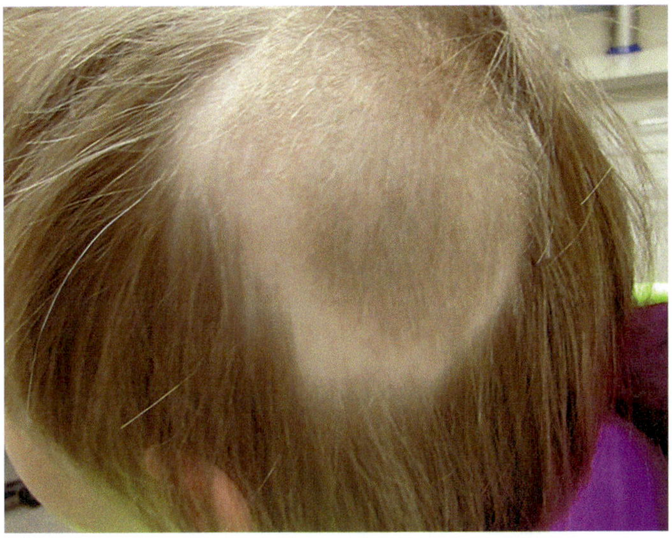

Abb. 22.1 Selbstzugefügter Haarverlust bei Trichotillomanie [E939-1]

Epidemiologie

Generell gibt es wenige und teils sehr unterschiedliche epidemiologische Daten. 31 % der psychiatrischen Patienten leiden komorbid an einer Impulskontrollstörung. Die intermittierende explosible Störung tritt vor dem pathologischen Spielen am häufigsten auf (Lebenszeitprävalenzdaten bis zu 7 %). Bei der intermittierenden explosiblen Störung, dem pathologischen Spielen und der Pyromanie dominiert das männliche Geschlecht, bei Kleptomanie, Dermatillomanie und Trichotillomanie das weibliche Geschlecht.

Ätiopathogenese

Die genauen Ursachen für die Entstehung dieser Störungen ist unklar. Es ist von einem komplexen, multikausalen Geschehen auszugehen, bei dem lerntheoretische (z. B. Fertigkeiten zur Impulskontrolle), psychodynamische, aber auch neurobiochemische Faktoren (verminderte Aktivität des Serotonin- oder Dopamin-Systems) diskutiert werden.

Diagnostik

Impulskontrollstörungen sind Ausschlussdiagnosen: Andere psychiatrische Erkrankungen, die mit einem Verlust der Impulskontrolle einhergehen, müssen zunächst ausgeschlossen werden. Für die Diagnostik ist eine gezielte Erhebung der Eigen- und Fremdanamnese von zentraler Bedeutung. Spezielle testpsychologische Instrumente, z. B. für das pathologische Spielen (South Oaks Gambling Screen), können ebenfalls hilfreich sein.

Therapie

Den höchsten Stellenwert in der Behandlung dieser Erkrankungen hat die Psychotherapie. Hier gibt es vor allem für die kognitive Verhaltenstherapie manualisierte Verfahren (z. B. Habit-Reversal-Training). Neben Selbstkontroll-Techniken wird auch die Funktionalität des Verhaltens thematisiert. Pharmakologisch kommen, allerdings nur unter gründlicher Nutzen-Risiko-Abwägung und im Off-label-Gebrauch, SSRI, Opioidantagonisten (z. B. Naloxon) oder Stimmungsstabilisierer (Lamotrigin, Aripiprazol) zum Einsatz.

Zusammenfassung

- Impulskontrollstörungen sind wiederholte Handlungen ohne erkennbare Motivation, bei denen Impulse oder Triebe nicht unterdrückt werden können.
- Vor Ausführung der Handlung verspüren Patienten eine Anspannung, währenddessen Erleichterung und im Anschluss unter Umständen Reue.
- Zu den Impulskontrollstörungen gehören u. a. pathologisches Spielen, Brandstiften (Pyromanie) und Stehlen (Kleptomanie), Trichotillomanie und Verhaltenssüchte.
- Impulskontrollstörungen sind Ausschlussdiagnosen.
- Impulskontrollstörungen sind selten und es wird von einer multimodalen Genese ausgegangen.
- Therapie der Wahl ist die Verhaltenstherapie.

→ 23 Psychiatrische Notfälle

Zu den psychiatrischen Notfällen – mit denen Ärzte jeder Disziplin konfrontiert werden können – zählen:
- Suizidalität bzw. akute Eigengefährdung
- Akute Fremdgefährdung
- Erregungszustände
- Hypoaktive Zustände
- Schwerwiegende unerwünschte Wirkungen von Psychopharmaka
- Intoxikationen

Allgemeines Vorgehen

Basisverhalten

Grundsätzlich ist bei psychiatrischen Notfällen folgendes Vorgehen zu beachten:
- Den Patienten nicht unbeaufsichtigt lassen.
- Beruhigend auf den Patienten einwirken (Talk-down), ihn von Reizen abschirmen und Bezugspersonen einbeziehen oder ausschließen (je nach Einfluss auf Patienten).
- Auf ausreichenden Eigenschutz achten (z. B. Alarmfunk), eventuell Personalpräsenz im Hintergrund schaffen (bei V. a. auf Fremdgefährdung und fehlender Krankheitseinsicht), Entfernung von gefährlichen Gegenständen und Sichern der Fluchtwege.
- Einen orientierenden psychopathologischen Befund erheben.

Notfalldiagnostik

Folgende Punkte bei der Erstuntersuchung sollten in jedem Fall abgeklärt werden (→ Abb. 23.1):
- Bewusstsein
- Orientierung
- Psychotische Symptome (z. B. Halluzinationen oder Wahn)
- Affekt
- Antrieb und Psychomotorik
- Suizidalität
- Fremdgefährdung
- Krankheitseinsicht

> Ziel der Erstuntersuchung ist es, eine syndromale Verdachtsdiagnose zu stellen, an der sich die nächsten Behandlungsschritte ausrichten.

Wenn die Situation es erlaubt und die Sicherheit des Patienten und des Personals nicht gefährdet ist, folgen weitere Schritte zur Abklärung der Symptomatik:
- Zusätzliche Informationen einholen: Fremdanamnese, Medikamenteneinnahme, Alkohol-/Drogenkonsum (z. B. Foetor alcoholicus, Einstichstellen), somatische und psychiatrische Krankheitsvorgeschichte.
- Neurologisch-internistische Untersuchung, Körpertemperatur, RR, HF, Blutuntersuchung (inkl. Blutzucker, TSH, CK und CRP), Drogenscreening im Urin, Alkohol-Atem-Test
- Ggf. weiterführende Untersuchungen bei Hinweis auf organische Genese: kraniale Bildgebung, Liquordiagnostik, EKG, EEG etc.

Vorrangig sollten die Notfallsyndrome erfasst und Hinweise auf Ätiologie gesammelt werden. Im weiteren Behandlungsverlauf kann die Therapie an die entsprechende Grunderkrankung angepasst werden.

Notfallmaßnahmen

Neben den bereits oben erwähnten allgemeinen Maßnahmen wie Talking-down und Kontaktaufbau zum Patienten sollten im Erstgespräch Geduld und Verständnis signalisiert, Hoffnung vermittelt und eine gemeinsame Basis zur Behandlung geschaffen werden.

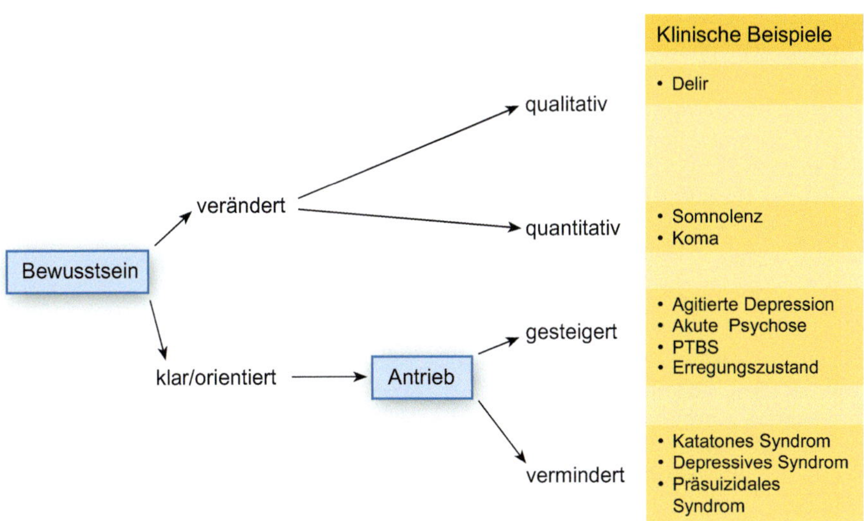

Abb. 23.1 Symptomorientierter Entscheidungsweg bei psychiatrischen Notfällen [L141]

Entlastung im Notfall bringt jedoch häufig eine **zeitnahe Pharmakotherapie,** wozu der Patient im besten Fall freiwillig bereit ist. Ist dies nicht so oder bei selbstgefährdendem und fremdaggressivem Verhalten, können **Zwangsmaßnahmen** unumgänglich werden. Dazu gehören die stationäre **Unterbringung** des Patienten gegen seinen Willen oder eine mechanische **Fixierung.** Da diese Maßnahmen sehr einschneidend und traumatisierend (für Patient und Personal) sein können, muss ihr Einsatz gründlich abgewogen werden. Sie stellen immer eine Ultima Ratio dar und sind gesetzlich genau geregelt (→ Kap. 24). Eine genaue Dokumentation und Begründung ist obligatorisch.

Suizidalität

Weltweit sterben in einem Jahr ca. 800.000 Menschen durch Suizid, in Deutschland ungefähr 9.400. Die Dunkelziffer ist hoch (→ Abb. 23.2). Suizid ist somit eine der häufigsten Todesursachen. Über die letzten Jahrzehnte ist die Gesamtzahl der Suizide jedoch stetig gesunken.
Suizidversuche werden häufiger von Frauen begangen. Der erfolgreiche Suizid findet bei Männern jedoch ungefähr doppelt so häufig statt wie bei Frauen. Der Hauptrisikofaktor für Suizid ist das Lebensalter: je älter, desto höher ist die Wahrscheinlichkeit. Männer wählen eher „harte" Methoden, um sich das Leben zu nehmen, wie Erhängen oder Erschießen. Bei Frauen überwiegen die „weichen" Suizidmethoden, wie Tablettenintoxikationen oder Vergiftung durch Gas. Neben Geschlecht und Alter spielen auch Verfügbarkeit der Methode (z. B. Waffen/Gas) und kulturelle Normen eine Rolle. In Industrienationen ist das Suizidrisiko höher als in Entwicklungsländern.
Jeder suizidale Patient und jeder Patient nach einem Suizidversuch befindet sich in einer tief greifenden Krise und sollte in seinen Nöten ernst genommen werden. Dies ist besonders wichtig, da viele Patienten vergangene Suizidversuche bagatellisieren. Die höchste Gefahr eines Suizids besteht im ersten Jahr nach einem Suizidversuch, unabhängig von der „Ernsthaftigkeit" der Durchführung.

> Auch **selbstverletzende Handlungen,** z. B. bei Persönlichkeitsstörungen, sollten nicht heruntergespielt werden! Diese können als **Parasuizid** bezeichnet werden, wenn sie in der Ausführung einem Suizidversuch ähneln, jedoch nicht der Tod das beabsichtigte Ziel ist.

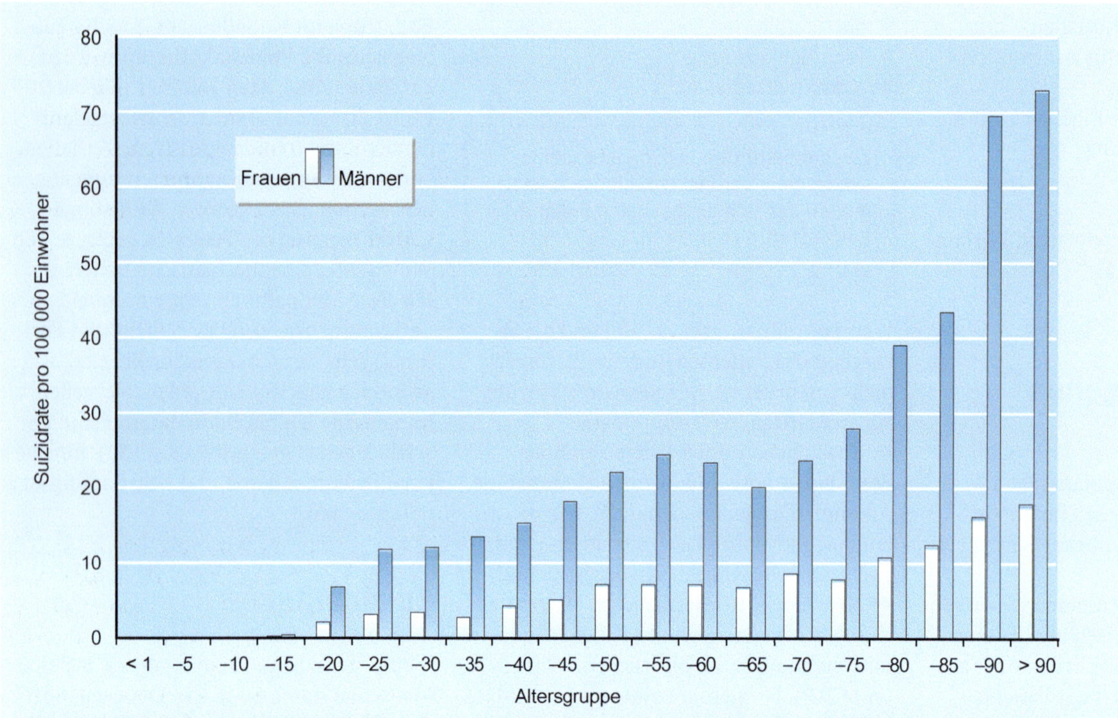

Abb. 23.2 Suizidraten in Abhängigkeit vom Alter [L235]

90 % der Suizide ereignen sich auf dem Boden einer psychischen Erkrankung, dazu gehören:

- **Depressive Erkrankungen**
- **Schizophrene Störungen**
- **Persönlichkeitsstörungen** (v. a. emotional-instabile oder narzisstische Persönlichkeitsstörung)
- **Abhängigkeitserkrankungen**

> Suizidäußerungen von Patienten sind immer ernst zu nehmen!
> Suizidalität immer dokumentieren!

Neben zunehmendem Alter erhöhen schwere, chronische somatische Erkrankungen ebenfalls das Suizidrisiko.
Weitere **psychosoziale Risikofaktoren,** die bei der Abschätzung der Suizidalität beachtet werden sollten, sind:

- Krisenhafte Lebenssituation (z. B. Verlust des Arbeitsplatzes, Trennung oder Tod des Partners, finanzielle Belastungen)
- Soziale Isolation oder Menschen mit Integrationsproblemen
- Suizidversuche im Umfeld oder in der Vorgeschichte des Patienten
- Traumatisierung

Suizidgefährdete Menschen durchleben nach Pöldiger drei Phasen: Zunächst das **Erwägungsstadium,** bei dem erste Suizidideen auftauchen und als Lösungsmöglichkeit für die eigene problematische Situation erwogen werden. An dieses Stadium schließt sich das **Ambivalenzstadium** an, in dem Suizidimpulse vermehrt auftreten, aber gleichzeitig eine Unsicherheit besteht, ob der Suizid das geeignete Mittel zur Problemlösung ist. In dieser Phase suchen die Patienten häufig Allgemeinärzte auf oder teilen sich direkt oder indirekt Vertrauenspersonen mit. In der **Entschlussphase** steht die Entscheidung zum Suizid fest. Die Patienten wirken dann häufig ruhiger und entschlossen („Ruhe vor dem Sturm"), was als Besserung des Befindens fehlinterpretiert werden kann.
Um die Suizidalität einschätzen zu können, ist es entscheidend, den Patienten darauf behutsam, aber **aktiv und offen anzusprechen.** Nur so fühlt er sich in der therapeutischen Beziehung mit seinen Sorgen ernst genommen und kann sich über das Äußern seiner suizidalen Gedanken entlasten.
Fragen zur Einschätzung der Suizidalität:

- Können Sie sich vorstellen, dass es Ihnen wieder besser gehen könnte?
- Haben Sie schon mal daran gedacht, dass es besser wäre, nicht mehr leben zu müssen? Wie häufig müssen Sie daran denken?
- Haben Sie sich schon konkrete Gedanken gemacht, wie Sie sich das Leben nehmen würden? Haben Sie Vorbereitungen getroffen (Tabletten gehortet, Abschiedsbrief geschrieben)?
- Gibt es etwas, was Sie vom Plan sich das Leben zu nehmen abhält?

> Ein **akut eigengefährdeter Patient** ist immer auf eine geschützte bzw. geschlossene psychiatrische Station aufzunehmen, ggf. auch mittels gesetzlicher Unterbringung gegen seinen Willen! Unter Umständen ist eine ununterbrochene Überwachung indiziert.

Im Umgang mit suizidgefährdeten Menschen gelten die bereits oben erwähnten Notfallmaßnahmen. Zur Entlastung sollten **sedierende Psychopharmaka,** vor allem Benzodiazepine (z. B. Lorazepam 2–4 mg/Tag) verabreicht werden. Begleitend wird die Grunderkrankung mit Antipsychotika oder Antidepressiva behandelt. Bei Drogen- oder Alkoholintoxikation erfolgt zunächst die stationäre Entgiftung. Auf einen ausreichenden Nachtschlaf sollte bei allen Suizidgefährdenden geachtet werden. Eine Dokumentation der Suizidalität und die Hinzuziehung eines Oberarztes sind vorgeschrieben. Grundsätzlich sollte zeitnah mit einer adäquaten Therapie der zugrunde liegenden psychischen Störung begonnen werden.
Neben der Pharmakotherapie sollte eine psychotherapeutische Intervention eingeleitet und eine adäquate ambulante Therapie bereits aus der Klinik organisiert werden. Psychosoziale Dienste können einbezogen und der Patient sollte über Anlaufstellen in akuten Krisen (z. B. Arche) und über Selbsthilfegruppen informiert werden.

Erregungszustände

Psychische Erregungszustände sind durch affektive Enthemmung, Unruhe, Angst, Aggressivität, Gereiztheit, Steigerung von Antrieb und Psychomotorik und Kontrollverlust gekennzeichnet. Sie können im Rahmen vieler Störungen auftreten, z. B. organische psychische Störungen, Angststörungen, Manie, Schizophrenie, Persönlichkeitsstörungen. Eine primär organische Genese,

z. B. bei einer Hyperthyreose, muss bei Einleitung einer psychiatrischen Therapie entsprechend ausgeschlossen bzw. vorrangig behandelt werden.
Neben der verbalen Beruhigung und der Reduktion von Aggressivität fördernden Reizen können im akuten Erregungszustand Psychopharmaka verabreicht werden (→ Tab. 23.1). Notfallmedikamente liegen z. T. als Schmelztabletten oder Lösungen bzw. Tropfen vor, sie können aber auch parenteral verabreicht werden, wie bei bestimmten Antipsychotika oder Benzodiazepinen. Bei schwerster Erregung kann eine Fixierung (mechanische Bewegungsbeschränkung) notwendig werden.

Wegen des kardiovaskulären Risikos darf Haloperidol nur unter intensiver (Monitor-)Überwachung intravenös verabreicht werden. Es besteht Gefahr von Atem- und Herz-Kreislauf-Depression bei gleichzeitiger parenteraler Gabe von Benzodiazepinen und Antipsychotika (wie z. B. Olanzapin).

Hypoaktive Zustände

Hypoaktive Zustände, ggf. mit einer verminderten Vigilanz, können Ausdruck organischer Grunderkrankungen, Intoxikationen oder kataton-stuporöse Störungen bei psychiatrischen Erkrankungen sein. Auch ein Delir kann sich vorübergehend in einer apathisch-hypoaktiven Form äußeren, meist folgt darauf jedoch ein rascher Befundwechsel mit Erregungszunahme (→ Kap. 9).

Stupor und Katatonie

Stupor ist ein Zustand fehlender psychomotorischer Aktivität. Trotz wacher Bewusstseinslage bleiben Reaktionen auf Umweltreize aus. Das völlige Versiegen der Sprachproduktion nennt man Mutismus. Nahrung muss hierbei ggf. per Sonde zugeführt werden. Die Ausscheidung sollte medikamentös und mittels Katheter unterstützt werden. Mögliche Ursachen sind schwere Depression, Schizophrenie (katatoner Stupor), Belastungsreaktionen (dissoziativer Stupor), hirnorganische Erkrankungen, insbesondere Enzephalitiden.

Therapie

Die Notfalltherapie bei Stupor unbekannter Genese besteht in der Gabe von Benzodiazepinen (z. B. Lorazepam 1–2,5 mg in Expedit-Formulierung oder 0,5–1 mg i. v.). Häufig löst sich dadurch die Reaktionseinschränkung. Je nach Grunderkrankung sollten dann Antidepressiva (depressiver Stupor) oder Antipsychotika (katatoner Schizophrenie) verordnet oder eine psychotherapeutische Krisenintervention bei dissoziativem Stupor begonnen werden. Entscheidend sind der Ausschluss einer organischen Ursache oder der Entzug von Substanzen, die den Stupor verursacht haben.
Bessert sich der Stupor unter Benzodiazepinen nicht oder liegt eine organische Erkrankung zugrunde, kann auch ein Behandlungsversuch mit Haloperidol 5–10 mg p. o./i. m. unternommen werden.
Bei der katatonen Schizophrenie kann der Stupor in einen Bewegungssturm (Raptus) umschlagen. Es sollte dabei auch an die sehr seltene, aber lebensbedrohliche **perniziöse (febrile) Katatonie** gedacht werden, die durch Fieber, vegetative Entgleisung und Bewusstseinstrübung gekennzeichnet ist. Eine intensivmedizinische Behandlung und ggf. Notfall-EKT sind dann erforderlich (→ Kap. 11). Eine akute Gefährdung entsteht durch Nahrungs-/Flüssigkeitsverweigerung und durch die Immobilität (Thrombosen, Pneumonie, Rhabdomyolyse und Crush-Niere).

Schwerwiegende unerwünschte Wirkungen von Psychopharmaka

Malignes neuroleptisches Syndrom (MNS)

Das maligne neuroleptische Syndrom ist eine sehr seltene, aber schwere Nebenwirkung einer Antipsychotikatherapie, die in bis zu 20 % der Fälle letal enden kann (→ Kap. 7). Das MNS entwickelt sich in den ersten 2 Wochen einer hoch dosierten Antipsychotikatherapie.

Klinik

Trias: Rigor (mit CK-Erhöhung und Rhabdomyolyse), Bewusstseinsstörung, autonome Funktionsstörung (Fieber > 40 °C, Tachykardie, Kreislaufinstabilität).
Differenzialdiagnostisch ist die perniziöse Katatonie auszuschließen.

Therapie

Man setzt das betreffende Antipsychotikum sofort ab. Unter intensivmedizinischer Überwachung erfolgen eine Kühlung und Flüssigkeitszufuhr. Dantrolen kann als Muskelrelaxans i. v. appliziert werden.
Andere extrapyramidalmotorische Nebenwirkungen, die Patienten als sehr bedrohlich wahrnehmen können, wie z. B. Frühdyskinesien, sind in → Kap. 7 beschrieben.

Tab. 23.1 Notfallmedikation nach Ursache der Erregung

Erregungszustand	Notfallmedikation
Ohne psychotische Symptomatik, kein Hinweis auf Delir, Intoxikation oder Entzug	Benzodiazepine (z. B. Lorazepam, Diazepam)
Psychotische Symptome	
Bei somatischen Erkrankungen (z. B. Tumoren)	Haloperidol (< 3 mg) p. o./i. m.
Bei Schizophrenie oder Manie	Atypische Antipsychotika: Risperidon (2 mg) oder Olanzapin (5–10 mg) Typische Antipsychotika: Haloperidol (2–10 mg) p. o./i. m. Ggf. zusätzlich Benzodiazepine
Delir	
Ohne Hinweis auf Intoxikation oder Entzug	Atypische Antipsychotika: Risperidon (2 mg) oder Olanzapin (5–10 mg) Typische Antipsychotika: Haloperidol (< 3 mg) p. o./i. m. Benzodiazepine **vermeiden!**
Bei Entzug von Alkohol oder Benzodiazepinen	Clomethiazol p. o. oder Lorazepam/Diazepam p. o./i. m.
Intoxikation	
Mit zentral stimulierenden Substanzen (z. B. Amphetamine)	Benzodiazepine p. o./i. m./i. v. (langsam)
Mit zentral dämpfenden Substanzen (z. B. Alkohol)	Haloperidol (2–10 mg) p. o./i. m.

Anticholinerges Syndrom

Anticholinerge Psychopharmaka, wie z. B. Clozapin oder trizyklische Antidepressiva, können bei Überdosierung oder Kombination bis hin zum Delir führen.

Klinik

Es treten Verwirrtheit, psychomotorische Unruhe, Hyperthermie, Mydriasis und Akkommodationsstörungen, Mund- und Schleimhauttrockenheit sowie Herzrhythmusstörungen auf. Bei schweren Verläufen kommt es zu Halluzinationen, Krampfanfällen und Koma bis hin zum Atemstillstand.

> Ein Merkspruch für das anticholinerge Syndrom lautet: „Heiß wie ein Hase, blind wie eine Fledermaus, trocken wie ein Knochen, rot wie eine Rübe, total verrückt" (Spöri & Dirks, 2000).

Therapie

Die anticholinergen Substanzen müssen abgesetzt werden und je nach Verlaufsform (agitiert oder sediert) kann Physiostigmin intravenös verabreicht werden. Die symptomatische Therapie erfolgt unter internistischer Kontrolle.

Zentrales Serotoninsyndrom

Das zentrale Serotoninsyndrom ist eine seltene Nebenwirkung von Psychopharmaka mit serotonerger Wirkkomponente (z. B. SSRI, SNRI, MAOH, Lithium). In der Regel tritt es in den ersten Behandlungstagen auf.

Klinik

Trias: Fieber, neuromuskuläre Symptome (Hyperreflexie/-rigidität, Tremor, Myoklonien) und psychopathologische Symptome (z. B. Verwirrtheit, Erregung). Zusätzlich kann es zu gastrointestinalen Beschwerden (Diarrhö), epileptischen Anfällen oder Herzrhythmusstörungen führen, im Extremfall zu Multiorganversagen und Koma.

Therapie

Das sofortige Absetzen der serotonergen Substanzen reicht in über 90 % der Fälle zur Besserung aus, ggf. wird eine symptomatische Therapie (z. B. Sedierung, Flüssigkeitszufuhr oder Kühlung) unter intensivmedizinischer Überwachung nötig.

Intoxikationen

Die Folge der Intoxikationen können Erregungszustände oder auch hypoaktive Zustände mit Bewusstseinsstörungen sein. Suizidale Absichten sind häufig Gründe für eine Intoxikation, aber auch Fehldosierungen oder sich potenzierende Wirkungen bei Kombinationen von psychotropen Substanzen. Ältere Menschen oder Menschen mit einer langsamen Verstoffwechslung von Substanzen („poor-metabolizer") haben ein erhöhtes Risiko für Intoxikationen. Grundsätzlich ist nach internistischen Notfall-Algorithmen zu handeln. Allein der Verdacht auf eine Intoxikation mit psychotropen Substanzen stellt einen Notfall dar und muss mit den entsprechenden Erstmaßnahmen angegangen werden (s. Lehrbücher Innere Medizin/Notfallmedizin).

Dazu gehören:

- Wiederherstellung und Sicherung der Vitalfunktionen
- Detoxifikation in Abhängigkeit von Substanz und Bewusstseinszustand des Patienten
- Symptomatische Behandlung (Sedierung, Kontrolle von Flüssigkeitshaushalt, Kreislaufparameter, Antikonvulsiva etc.)
- Ggf. Gabe eines Antidots

> Der **Verdacht auf eine Intoxikation** sollte zur sofortigen internistischen, eventuell intensivmedizinischen, Behandlung führen!

Für eine genauere Beschreibung der Intoxikation mit bestimmten Stoffen wird auf das Kapitel „Abhängigkeitserkrankungen" verwiesen (→ Kap. 10).

Zusammenfassung

- Psychiatrische Notfälle können sowohl Teil einer psychischen Störung als auch Symptom einer organischen Grunderkrankung sein.
- Jede medizinische Fachrichtung kann mit ihnen konfrontiert werden.
- Je nach Ausprägung stehen bei fehlendem Bewusstsein oder Intoxikationen zunächst die Notfall-Algorithmen im Vordergrund.
- Wichtig ist, nach bestehenden organischen und psychischen Grunderkrankungen zu fahnden bzw. zu fragen (Fremdanamnese!).
- Nach akuter Notfallintervention und Sicherung der Vitalparameter muss ein Spezialist hinzugezogen werden, der eine psychiatrisch-psychotherapeutische Therapie einleiten kann.

Juristische Aspekte in der Psychiatrie

Schweigepflicht

Ärzte sind per Gesetz an die Schweigepflicht gebunden. Verstöße können strafrechtlich geahndet werden. Da in manchen Situationen die Einhaltung dieser Pflicht mit anderen Pflichten kollidieren kann, gibt es den sog. rechtfertigenden Notstand (§34 StGB), der eine geringere Beachtlichkeit der Schweigepflicht beinhaltet. Konkret kann in einer Notfallsituation, in der beispielsweise ein Menschenleben in Gefahr ist, die Schweigepflicht vom Arzt gebrochen werden. Dennoch sollte der Arzt in der Regel eine schriftliche Entbindung von der Schweigepflicht vom betroffenen Patienten einholen. Der Schweigepflicht unterliegen vom Patienten Anvertrautes, Diagnosen, Prognosen, Befunde und die Krankheitsvorgeschichte. Für den Arzt gibt es hier also ein **Recht** auf Offenbarung, aber keine **Pflicht,** falls er dadurch die Schweigepflicht verletzen müsste (z. B. Dilemma Fahrtauglichkeit bei Demenzkranken) (s. unten, „Beurteilung der Fahreignung").

Gutachten

Arbeitet ein Psychiater als Gutachter, dann dient er der zuständigen Institution (v. a. Gerichte, aber auch Versicherungen oder Behörden) als medizinischer Sachverständiger. Dabei können verschiedene Fragestellungen, wie z. B. Schuldfähigkeit, Arbeitsfähigkeit, Prognose einer Erkrankung oder Geschäftsfähigkeit geprüft werden. Der Gutachter erstellt ein schriftliches Gutachten, das laienverständlich, neutral und evidenzbasiert abgefasst ist. Bei der Frage nach der Schuldfähigkeit beurteilt er den Beschuldigten beispielsweise nach folgenden Gesichtspunkten:

- Jetziger psychischer und körperlicher Zustand
- Versuch, aus dieser Beurteilung auf den Zustand des Beschuldigten während der Tatzeit zu schließen
- Einschätzung der Schuldfähigkeit unter Berücksichtigung des §20 StGB (Strafgesetzbuch)

Forensik

Die forensische Psychiatrie beschäftigt sich mit Rechtsfragen, die psychisch Kranke betreffen oder mit der Behandlung von psychisch kranken Straftätern. Die Aufgabe des Arztes ist es, z. B. die Schuldfähigkeit bei Strafdelikten zu untersuchen, Prognosegutachten zu erstellen oder eine Zwangsunterbringung bei Eigen- oder Fremdgefährdung zu veranlassen. In der Forensik tätig sind sowohl klinische Psychiater als auch speziell ausgebildete Gerichtsmediziner.
Die Rechtsstellung variiert je nach Alter des Betroffenen. Eine Übersicht gibt → Tab. 24.1.

Schuldfähigkeit

§20 StGB Schuldunfähigkeit

„Ohne Schuld handelt, wer bei Begehung der Tat wegen einer krankhaften seelischen Störung, wegen einer tief greifenden Bewusstseinsstörung oder wegen Schwachsinns oder einer schweren anderen seelischen Abartigkeit unfähig ist, das Unrecht der Tat einzusehen oder nach dieser Einsicht zu handeln."

Nach ICD-10 sind diese krankhaften Zustände wie folgt definiert:

- **Krankhafte seelische Störung:**
  - Schwere Formen der affektiven Störung, wie z. B. chronisch-rezidivierende depressive oder bipolare Störungen
  - Schizophrene Psychosen und wahnhafte Zustände
  - Suchterkrankungen (Intoxikationen, Delir, Korsakow-Syndrom oder psychotische Störungen)
  - Organisch begründbare psychische Störungen wie demenzielle Syndrome (→ Kap. 9)
- **Tief greifende Bewusstseinsstörung:** Affektstörungen oder im Affekt begangene Straftaten, also in einer akuten Belastungssituation mit einer hochgradigen affektiven Erregung oder in tief greifenden dissoziativen Zuständen
- **Schwachsinn:** Intelligenzminderung
- **Seelische Abartigkeit:**
  - Persönlichkeits- oder Verhaltensstörungen
  - Neurotische, somatoforme oder Belastungsstörungen
  - Abhängigkeit von psychotropen Substanzen
  - Schizotype Störungen
  - Anhaltende affektive Störungen
  - Sexuelle Perversionen

Zunächst muss bei einem Gutachten zur Frage der Schuldfähigkeit geklärt werden, ob der Straftäter unter einer psychischen Störung leidet. Eine klare Diagnosestellung anhand der ICD-10 sollte dabei erfolgen sowie transparent und nachvollziehbar sein. Liegt eine psychische Erkrankung vor, muss die **Einsichtsfähigkeit** des Straftäters beurteilt und anschließend die **Steuerungsfähigkeit** (z. B. wurde die Tat geplant; wurden Spuren wissentlich verwischt, ist der Straftäter geflohen) geklärt werden. War der Straftäter zur Tatzeit nicht einsichtsfähig, dann gilt die **Schuldunfähigkeit** (§20 StGB). War der Straftäter nur bedingt in der Lage, das Unrecht seiner Tat zu erkennen und war seine Steuerungsfähigkeit vermindert, kann eine **verminderte Schuldfähigkeit** nach §21 StGB vor Gericht gelten gemacht werden.

§21 StGB verminderte Schuldfähigkeit

„Ist die Fähigkeit des Täters, das Unrecht der Tat einzusehen oder nach dieser Einsicht zu handeln, aus einem der in §20 bezeichneten Gründe bei Begehung der Tat erheblich vermindert, so kann die Strafe nach §49 Absatz 1 gemildert werden."

Häufige Straftatbestände, bei denen ein Gutachten angefordert wird, sind:

- Alkoholstraftaten
- Diebstähle
- Affektdelikte
- Sexualdelinquenz

Tab. 24.1 Eckdaten der Rechtsstellung nach Lebensalter

Alter	Rechtsstellung
Geburt	Rechtsfähigkeit
6 Jahre	Schulpflicht
7 Jahre	Beschränkte Rechts- und Deliktfähigkeit
14 Jahre	Ende des strafrechtlichen Kinderschutzes, insbesondere Mitbestimmungs- und Anhörungsrechte
15 Jahre	Ende der allgemeinen Schulpflicht, Berufsschulpflicht
16 Jahre	Teilweise Ende des Jugendstrafschutzes, Eidesmündigkeit, Testierfähigkeit*
18 Jahre	Volljährigkeit, Geschäftsfähigkeit, Beurteilung als Heranwachsende
21 Jahre	Ende der Anwendbarkeit des JugendStrR, Ende der Hilfe für junge Volljährige
24 Jahre	Ende des Jugendstrafvollzugs

* Testierfähigkeit bedeutet die Fähigkeit zur Abfassung eines rechtswirksamen Testaments

→

Bei Schuldunfähigkeit kann ein Freispruch erfolgen oder ggf. eine Unterbringung im Maßregelvollzug (forensische Psychiatrie) gemäß §63 StGB vom Gericht angeordnet werden. Dies gilt auch für die verminderte Schuldfähigkeit. Dabei sollten die **soziale Wiedereingliederung** (Besserungsgedanke) des psychisch Kranken und der Grundsatz der **Verhältnismäßigkeit** Beachtung finden. Gegenstände der Therapie sollten dabei sowohl eine Besserung der Symptomatik als auch eine Verhinderung bzw. eine Reduktion des Risikos erneuter Straftaten beinhalten. Eine Unterbringung in eine Entziehungsanstalt gemäß §64 StGB kann vom Gericht ebenfalls angeordnet werden.

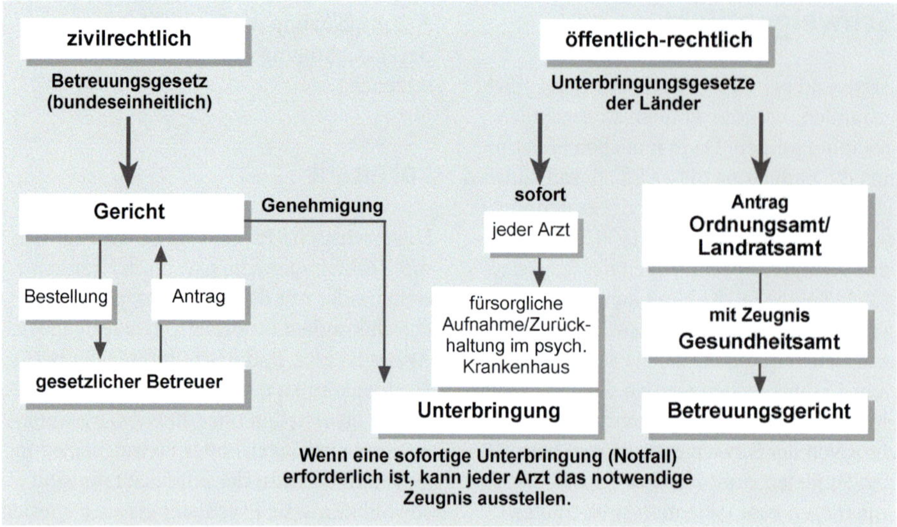

Abb. 24.1 Unterbringung in einem psychiatrischen Krankenhaus gegen den Willen und zum Schutz psychisch Kranker [L235]

Unterbringung gegen den Willen des Betroffenen

Öffentlich-rechtliche Unterbringung

Besteht bei einer psychischen Erkrankung eine Eigen- oder Fremdgefährdung, die nur durch eine stationäre Einweisung in eine psychiatrische Klinik abzuwenden ist, kann der zuständige Arzt eine Unterbringung beantragen, wenn der Patient sich nicht freiwillig in die stationäre Therapie begibt. Rechtlich geht es um die Abwehr von Gefahren für den Patienten und die öffentliche Sicherheit und Ordnung. Die Unterbringung beinhaltet nicht automatisch eine medikamentöse Behandlung, schafft aber die Grundlage, geeignete Maßnahmen (auch Freiheitsbeschränkung) bei akuter Selbst- oder Fremdgefährdung zu ergreifen. Die Unterbringung ist auf Landesebene per Unterbringungsgesetz (UBG) bzw. Psychisch-Kranken-Gesetz (PsychKG) geregelt. Entweder über das Gesundheitsamt oder mithilfe der Polizei wird ein Antrag auf Unterbringung gestellt, dem ein ärztliches Zeugnis beigelegt wird. Der Patient kann auch in der Klinik „fürsorglich" zurückgehalten werden, wenn er sich dort bereits befindet.

Dies geschieht, indem der Arzt ein Unterbringungsantrag mit Zeugnis ausstellt und an das zuständige Amtsgericht sendet. Die Gründe für die Unterbringung müssen verständlich erläutert sein. Der Patient hat das Recht auf eine richterliche Anhörung. Umgehend (ggf. über richterlichen Notdienst) muss eine gerichtliche Entscheidung zur Unterbringung gefällt werden. Verschiedene Wege einer Erwirkung zeigt → Abb. 24.1.

Unterbringung nach dem Betreuungsrecht (§1906 BGB)

Nur bei Selbstgefährdung oder für eine ärztlich notwendige und lebenswichtige Untersuchung oder Behandlung kann ein betreuter Patient auch über das Betreuungsgesetz, das bundeseinheitlich geregelt ist, untergebracht werden (s. unten, „Einrichtung einer Betreuung"). Dafür wird ein Sachverständigengutachten eingeholt. Bei Fremdgefährdung erfolgt die Unterbringung gegen den Willen eines betreuten Patienten über ein öffentlich-rechtliches Verfahren (s. oben).

Maßregelvollzug

Bei Schuldunfähigkeit oder verminderter Schuldfähigkeit (s. oben) können psychisch kranke Straftäter im Maßregelvollzug untergebracht werden. Nach §63 StGB in einer forensischen Psychiatrie oder in einer Entziehungsanstalt nach §64 StGB.

Sicherungsverwahrung

Besteht bei den Straftätern Wiederholungsgefahr, die durch ein ausführliches **Prognosegutachten** beurteilt wird, kann auch eine **Sicherungsverwahrung** §66 StGB verhängt werden. Diese gilt unbefristet, muss aber alle 2 Jahre überprüft werden.

Einrichtung einer Betreuung (§1896 BGB)

Das Betreuungsgesetz löst die früher existierenden Paragrafen für die Entmündigung, die Vormundschaft und Pflegschaft ab. Betreuung bedeutet nicht Entmündigung des Patienten, sondern **„beratender Beistand"**. Sie kann für einen volljährigen psychisch kranken Menschen, der seine Aufgaben nicht mehr oder nur noch teilweise erfüllen kann, eingerichtet werden. Dem Patienten sollen Möglichkeiten der eigenen Gestaltung seiner Angelegenheiten offenbleiben. Beim Vorliegen einer körperlichen, geistigen oder seelischen Behinderung kann ebenfalls eine Betreuung beantragt werden. Zur Einrichtung einer Betreuung muss der Betroffene selbst angehört werden. Eine Betreuung kann entweder angeregt werden oder der Betroffene stellt selbst einen Antrag. Bei einem Antrag reicht ein ärztliches Gutachten aus. Bei der Anregung einer Betreuung muss eine Begutachtung erfolgen, welche die Notwendigkeit einer Betreuung darlegt. Sie kann von jedem (z. B. Angehörigen, Arzt) angeregt werden. Außerdem sollen die Dauer und der Umfang der Betreuung benannt sein. Bereiche, auf die eine Betreuung begrenzt werden kann, sind u. a. Zuführung zur ärztlichen Behandlung, Gesundheitsfürsorge, Aufenthaltsbestimmungsrecht oder Vermögenssorge.

Die **Geschäftsfähigkeit** ist von der Betreuung unabhängig. So kann eine betreute Person durchaus geschäftsfähig sein. Der Betreuer hat natürlich rechtliche Pflichten, wie z. B. die Erledigung der Aufgaben des zu Betreuenden zu dessen Wohl und Berücksichtigung seiner Wünsche und Vorstellungen. Vor Erledigung wichtiger Aufgaben ist immer mit dem Betroffenen Rücksprache zu halten.

Natürliche Einwilligungsfähigkeit

Konsiliarpsychiater werden gerne von anderen Fachrichtungen hinzugezogen, um die Einwilligungsfähigkeit eines Patienten zu prüfen (z. B. demente Patienten vor Operationen). Dabei wird häufig die Geschäftsfähigkeit mit der Einwilligungsfähigkeit verwechselt oder gleichgesetzt.

Die **Geschäftsfähigkeit** (§104 BGB) ist die Voraussetzung um privatrechtliche Geschäfte, z. B. Kaufverträge abzuschließen. Die volle Geschäftsfähigkeit erreicht man mit dem 18. Lebensjahr, wenn man nicht durch eine psychische Erkrankung in der freien Willensbildung dauerhaft eingeschränkt ist. Die Beurteilung bedarf einer ausführlichen Begutachtung.

Die **Einwilligungsfähigkeit** bezieht sich auf einen konkreten Sachverhalt und bezeichnet die Fähigkeit, Art, Tragweite und Bedeutung einer medizinischen Maßnahme zu verstehen und nach dieser Einsicht zu handeln. Es ist also möglich geschäftsunfähig, aber einwilligungsfähig zu sein. Dies heißt auch, sich der Konsequenzen einer nicht ausgeführten ärztlichen Behandlung bewusst zu sein. Besteht keine Einwilligungsfähigkeit, kann eine Betreuung (s. oben) angeregt werden. Im Notfall, wenn die Gesundheit des Patienten ernstlich gefährdet oder dessen Leben bedroht ist, kann der Arzt auch im „rechtfertigenden Notstand" (§36 StGB) handeln.

Beurteilung der Fahreignung

Menschen, die unter einer psychischen Erkrankung leiden oder/und Psychopharmaka einnehmen, müssen von ihrem behandelnden Arzt über ihre Einschränkungen im Straßenverkehr aufgeklärt werden. Diese Aufklärung muss vom Arzt dokumentiert werden. Bestehen Zweifel an der Fahreignung des Patienten und hält er sich nach Aufklärung nicht an die Empfehlungen des Arztes, besteht die Möglichkeit, den Patienten im Sinne des rechtfertigenden Notstands (§34 StGB) der zuständigen Verkehrsbehörde zu melden; d. h., der Arzt muss eine Güterabwägung vornehmen: Schweigepflicht versus Fremd- oder Selbstgefährdung im Straßenverkehr.

Liegt eine psychische Erkrankung vor, muss nicht per se von einer fehlenden Fahrtauglichkeit ausgegangen werden. Vielmehr hängt die Fahrtauglichkeit u. a. von der Art der Erkrankung und den Funktionseinschränkungen, dem Verlauf der Erkrankung und der Compliance des Patienten ab. Die Begutachtung der Fahrtauglichkeit kann von den Fahreignungsbehörden beauftragt werden. Diese Gutachten werden von Fachärzten mit einer verkehrsmedizinischen Zusatzqualifikation, von Betriebs- und Arbeitsmedizinern oder Ärzten des Gesundheitsamts erstellt.

Zusammenfassung

- Das Gebiet der forensischen Psychiatrie beschäftigt sich u. a. mit Straftätern, die eine Straftat im Zustand einer psychischen Erkrankung begangen haben. Der Arzt fungiert als Sachverständiger und vermittelt zwischen Patient und Gericht, indem er die zugrunde liegende Krankheit bei dem Betreffenden exploriert. Der Arzt muss unter Berufung auf die §§20 und 21 StGB entscheiden, ob bei der zu beurteilenden Person eine Schuldunfähigkeit oder eine verminderte Schuldfähigkeit zum Tatzeitpunkt festgestellt werden kann.
- Weitere rechtliche Aspekte in der Psychiatrie sind die Unterbringung eines Menschen in einer psychiatrischen Klinik bei Selbst- oder Fremdgefährdung gegen seinen Willen oder die Bestellung eines gesetzlichen Betreuers. In beiden Fällen ist das Vorgehen gesetzlich genau geregelt und der Patient muss richterlich angehört werden, bevor eine endgültige Entscheidung gefällt wird.
- Psychische Erkrankungen sowie Psychopharmaka können die Fahrtauglichkeit beeinflussen. Es besteht diesbezügliche eine Aufklärungspflicht des Arztes gegenüber dem Patienten.

Fallbeispiele

BASICS

Fall 1: Kraftlosigkeit und Bauchschmerzen

Fallbeschreibung

Eine 62-jährige Frau stellt sich in Begleitung ihres Ehemanns in der psychiatrischen Ambulanz vor. Sie berichtet, dass sie seit mehreren Wochen an Kraftlosigkeit, Konzentrationsschwierigkeiten und Bauchschmerzen leide. Der Hausarzt habe sie zu Ihnen geschickt, weil er glaube, es sei „psychisch". Sie könne sich das gar nicht vorstellen, so schlecht sei es ihr noch nie gegangen, sie habe keinen Appetit mehr, mache sich viele Gedanken über ihren Zustand und komme auch nachts kaum zur Ruhe.

Welche Erkrankungen könnten sich hinter diesen Beschwerden verbergen und wie müssen Sie weiter vorgehen, um die Diagnose einzugrenzen?

Die Beschwerden können natürlich Ausdruck einer **somatischen Erkrankung** sein. Deswegen sollten Sie abklären, ob der Hausarzt die notwendigen Untersuchungen zum Ausschluss einer körperlichen Erkrankung vorgenommen hat. Als psychische Erkrankungen kommen u. a. eine **affektive Störung (Depression)**, eine **Somatisierungsstörung**, eine **hypochondrische Störung**, aber auch eine **demenzielle** oder **wahnhafte Entwicklung** infrage. Sie müssen also eine ausführliche Anamnese, ggf. unter Hinzuziehung des Ehemanns, und einen psychopathologischen Befund erheben, um die Diagnose zu sichern.

Die Patientin berichtet weiter, dass sie „nichts mehr schaffe", sie habe keine Kraft mehr, sie wisse nicht mehr, wie es weitergehen solle. Sie könne sich schlecht konzentrieren, ständig würden ihre Gedanken abschweifen. Sie könne kein Buch mehr lesen oder Filme verfolgen, immer wieder frage sie sich, was sie wohl habe, was das für drückende Schmerzen im Bauch seien. Manchmal merke sie auch, wie der Druck vom Bauch auf den Brustraum hochziehe, sie habe dann das Gefühl, sie werde „zugeschnürt". In den letzten 4 Wochen habe sie kaum noch etwas unternommen, sich zu Hause zurückgezogen. Selbst die Dinge wie Kochen und Putzen fielen ihr enorm schwer. Innerlich fühle sie sich wie „ausgebrannt", nichts mache ihr mehr Freude, selbst an ihren Enkeln könne sie sich nicht mehr richtig erfreuen. Sie habe ein schlechtes Gewissen, weil sie ihrer Tochter und den berufstätigen Schwiegertöchtern nicht mehr unter die Arme greifen könne und auch der Mann fast alles alleine machen müsse.
Der Ehemann bestätigt diese Angaben, sagt, seine Frau sei eigentlich schon seit 3 Monaten eine „andere". Er erkenne sie kaum wieder, habe Sorgen, dass sie eine schwerwiegende Erkrankung habe. Sie sei sonst so aktiv und viel unterwegs, die Enkel seien häufig zu Besuch gewesen. Derzeit sitze sie aber nur rum, raffe sich zu nichts auf und weine häufig. Nachts und in den frühen Morgenstunden stehe sie auf und wandere durch die Wohnung.
Auf Nachfragen räumt sie ein, keinen Appetit und schon einige Kilogramm abgenommen zu haben. Bis auf die Sorge an einer körperlichen Erkrankung zu leiden, zeigt sie keine überwertigen oder wahnhaften Ideen. Auch verneint sie Ich-Störungen oder Halluzinationen. Bisher habe sie nur den Hausarzt aufgesucht, der verschiedene Untersuchungen, auch eine Darmspiegelung, durchgeführt, aber nichts gefunden habe. In der Familienanamnese stellt sich heraus, dass ihr Vater wegen einer Altersdepression behandelt worden war und später dement gewesen sei. Ihre 3 erwachsenen Kinder und weitere Verwandte waren nie in psychiatrischer oder neurologischer Behandlung. Sie nehme keine Tabletten ein, internistische Vorerkrankungen seien nicht bekannt und sie sei nur einmal am Blinddarm und nach einem Schienbeinbruch operiert worden. Eine ähnliche Krankheitsepisode, wie die derzeit erlebten Beschwerden, habe sie bisher noch nie erlitten.

Welche psychopathologischen Phänomene können Sie der Schilderung entnehmen?

Die Patientin berichtet über verminderte Konzentrationsfähigkeit, Kraftlosigkeit, Insuffizienzgefühle (sie schaffe nichts mehr) und Schuldgefühle, Grübelneigung mit einer gedanklichen Einengung auf die körperlichen Beschwerden, Hoffnungslosigkeit (sie wisse nicht mehr weiter), Freudlosigkeit und Antriebslosigkeit (sitze nur rum). Hinzu kommen sozialer Rückzug mit depressiver Verstimmung, Durchschlafstörungen mit morgendlichem Erwachen und Appetitlosigkeit. Das Gefühl, der Brustkorb sei wie zugeschnürt, drückt die Leibnähe der Beschwerden aus. Das „innerliche Ausgebrannt-Sein" kommt dem Gefühl der „Gefühllosigkeit" nahe.

Welche Verdachtsdiagnose erhärtet sich durch den bisher erhobenen Befund?

Die psychopathologischen Phänomene erhärten den Verdacht einer **depressiven Episode.** Gegen eine Somatisierungsstörung spricht, dass die Patientin keine häufig wechselnden, körperlichen Beschwerden beklagt, die schon einige Jahre bestehen. Sie hat auch nicht ergebnislos viele unterschiedliche Ärzte konsultiert oder spezialisierte Einrichtungen besucht, um sich eine körperliche Ursache der Beschwerden bestätigen zu lassen. Zwar äußert sie körperliche Beschwerden, ist sich aber über deren Ursache nicht eindeutig im Klaren und schildert zusätzlich viele depressive Symptome. Bei einer hypochondrischen Störung müsste die Patientin überzeugt sein, an einer fortschreitenden oder schweren körperlichen Erkrankung zu leiden und alle weiteren Missempfindungen als Ausdruck dieser Erkrankung interpretieren. Auch hier hätte sie verschiedene Ärzte aufsuchen müssen und hat sich vermutlich geweigert, eine nicht körperliche Erkrankungsursache anzunehmen.
Zum Ausschluss einer demenziellen Entwicklung sind orientierende Fragen zur Gedächtnisleistung (z. B. Mini-Mental-State-Test), zur Orientierung und zur Alltagskompetenz wichtig. Diese Abklärung ist wesentlich, weil der Beginn einer Demenz häufig mit depressiven Symptomen einhergehen kann.

Was versteht man unter „depressiver Pseudodemenz"?

Depressive Patienten leiden häufig unter vorübergehenden Einschränkungen der kognitiven Leistungsfähigkeit. Dabei schwankt die Denk- und Konzentrationsfähigkeit im Tagesverlauf und die Patienten sind sich der Schwierigkeiten bewusst und klagen darüber. Bei einer Demenz bleibt die kognitive Leistungsfähigkeit im Tagesverlauf meist gleich schlecht. Die Patienten versuchen, die Leistungseinbußen zu überspielen und nehmen sie nicht bewusst wahr.

Wenn sich die Gedächtnisstörung bei der Untersuchung nicht erhärtet, welchen weiteren entscheidenden Aspekt der depressiven Erkrankung müssen Sie unbedingt noch klären?

Die Patientin muss unbedingt auf suizidale Gedanken angesprochen werden. Hinter der geschilderten Verzweiflung und Hoffnungslosigkeit können sich Suizidgedanken verbergen. Dies ist wichtig für die Einschätzung des Schweregrads der Depression, aber vor allem für das weitere Vorgehen und für die Therapie. Auf die Frage, ob sie sich zeitweise so verzweifelt fühle, dass sie am liebsten nicht mehr leben wolle, antwortet die Patientin: „Ich würde mir selbst nichts antun, schon wegen der Enkelkinder nicht, aber manchmal wünsche ich mir schon, nicht mehr aufwachen zu müssen und den neuen Tag als Berg vor mir zu sehen."

Wie schätzen Sie diese Äußerung ein?

Die Äußerung drückt passive Todeswünsche aus. Es besteht keine akute Suizidalität, aber die Behandlung der Depression ist entscheidend, weil passive Todeswünsche bei Fortbestehen der Erkrankung auch in eine akute Selbstgefährdung umschlagen können.

Welche Bedeutung haben Krankheitsvorgeschichte, Verlauf und Familienanamnese der Patientin?

Als **Hauptsymptome** zeigt sie:

- Depressive Stimmung
- Freudlosigkeit und Interessenverlust
- Antriebsmangel

Als **Zusatzsymptome** erlebt sie:

- Konzentrationsstörungen
- Schuldgefühle
- Vermindertes Selbstvertrauen (Insuffizienzgefühle)
- Fehlende Zukunftsperspektive
- Schlafstörungen und Appetitverlust

Diese depressive Symptomatik, die länger als 2 Wochen besteht, erlebt die Patientin zum ersten Mal. Es handelt sich also um eine **depressive Episode,** keine rezidivierende Erkrankung. Die positive Familienanamnese erhärtet den Verdacht der Diagnose.

Was würden Sie der Patientin empfehlen? Muss sie stationär aufgenommen werden?

Sie sollten die Patientin und ihren Ehemann über die Verdachtsdiagnose einer Depression aufklären. Anhand der von ihr geschilderten Beschwerden können sie die Erkrankung verständlich machen und ihr auch Wege aufzeigen, wie sich eine Depression gut behandeln lässt. Dabei sollten sie neben der medikamentösen Therapie auch die weiteren Therapiemöglichkeiten, wie Psychotherapie, Ergotherapie und ergänzende Verfahren (z. B. psychoedukative Gruppen), im Auge haben und der Patientin vermitteln.

Eine stationäre Therapie ist aufgrund der Schwere der Depression anzuraten. Die Pharmakotherapie lässt sich im stationären Rahmen auch besser einstellen, weswegen Sie die Patientin zu einer stationären Therapie unbedingt motivieren sollten. Häufig hilft hier auch das Argument, den Ehemann durch die stationäre „Auszeit" entlasten zu können. Da keine akute Selbstgefährdung vorliegt, ist eine stationäre Einweisung aber nicht zwingend indiziert. Engmaschige ambulante Wiedervorstellungen, eine medikamentöse Therapie und eine Aufklärung des Ehemanns über Erkrankung und Behandlungsmöglichkeiten sind Optionen der zweiten Wahl, wenn die Patientin nicht zur stationären Aufnahme bereit ist. Dann muss allerdings auf die wiederholte Abklärung der Suizidalität Wert gelegt werden.

Welche medikamentöse Therapie schlagen Sie vor und über was müssen Sie die Patientin aufklären?

Da die Patientin keine Vorerfahrungen mit Antidepressiva hat, welche die Therapieplanung beeinflussen könnte, sollten Sie ein nebenwirkungsarmes Medikament aus der Gruppe der SSRI vorschlagen (z. B. Citalopram). Da die Patientin zusätzlich unter Schlafstörungen leidet und SSRIs nicht sedierend wirken, können sie die Therapie mit einem sedierenden Antidepressivum (z. B. Mirtazapin) ergänzen oder ein Schlafmittel empfehlen. Bei einem Schlafmittel mit Abhängigkeitscharakter sollte eine kontinuierliche Einnahme 4 Wochen nicht überschreiten. Prinzipiell sind auch trizyklische Antidepressiva mit sedierenden Eigenschaften, wie Amitriptylin, möglich. Sie zeigen aber in der Regel eine höhere Nebenwirkungsrate. Sie sollten die Patientin über mögliche Nebenwirkungen, insbesondere Kopfschmerzen, Unwohlsein bzw. Übelkeit oder Unruhe in den ersten Behandlungstagen aufklären. Im Behandlungsverlauf sind diese initialen unerwünschten Begleiterscheinungen oft rückläufig.
Grundsätzlich sollten Sie betonen, dass die antidepressive Wirkung der Medikamente erst nach frühestens 1–2 Wochen einsetzt und manchmal sogar erst nach 4 Wochen spürbar ist. Wichtig ist die regelmäßige und mindestens 6 Monate dauernde Einnahme, um einen Behandlungserfolg zu sichern und ein vorzeitiges Rezidiv zu verhindern. Als verordnender Arzt müssen Sie den Therapieverlauf weiter beobachten und bei fehlender Wirksamkeit der Medikation oder bei nicht erträglichen Nebenwirkungen Therapiealternativen entwickeln.

Fallbeschreibung

Ein 22-jähriger Informatikstudent wird von der Mutter in die Nothilfe gebracht. Sie berichtet, dass sich ihr Sohn in den letzten Wochen zunehmend seltsam verhalte und „wirre Ideen“ entwickelt habe. Sein Vater sei Ägypter, sie habe sich von ihm getrennt, als der Sohn 5 Jahre alt gewesen sei. Der Sohn habe zum Vater nur noch sporadisch Kontakt. Im Rahmen der jetzt aufgeflammten revolutionären Ideen in Ägypten, die ihr Sohn am Computer und im Fernsehen intensiv verfolgt habe, bilde er sich ein, er müsse „seinen Landsleuten“ helfen und ihnen die Ideen der deutschen Demokratie näherbringen. Der Student ist auffällig blass und hat dunkle Augenringe, er ist nachlässig gekleidet. Unruhig und misstrauisch sieht er sich im Zimmer um, fragt Sie, „auf welcher Seite“ Sie stehen würden und ob das Zimmer „sicher“ sei. Als Sie nachfragen, was er damit meine, antwortet er: „Tun Sie nicht so, als wüssten Sie nicht, dass sich die Welt verändert.“ Dann bricht er ab, schaut sich im Zimmer um. Im weiteren Gespräch wird deutlich, dass er seine „Bestimmung“ durch geheime Botschaften seines Vaters im Internet erhalten habe. Dieser würde ihm auch einflüstern, dass er „auserwählt“ sei, er solle allen Ägyptern die „Demokratie“ bringen, dorthin solle er sich „aufmachen“. Diese Aufforderungen „empfange“ er nur, wenn er allein in seinem Zimmer sei. Er spüre, dass es Menschen gebe, die mit ihm „sympathisieren“ und solche, die „opponieren“. Wenn er durch die Stadt gehe, merke er die „demokratischen Schwingungen“, er spüre sie körperlich, sie „brennen ihm durch die Hände und Beine“.
Seine Mutter ergänzt, dass er in den letzten Nächten kaum mehr geschlafen habe, sich im Zimmer drei Computer installiert habe, sich zurückziehe. Kontakt zur ihr und Bekannten würde er meiden, nur noch unregelmäßig essen und die Uni nicht mehr besuchen. Auch habe er Flugblätter mit unklaren Ideen zum „ägyptischen Frühling“ in die Briefkästen der Nachbarn geworfen.

Welche Verdachtsdiagnose haben Sie? Welche psychopathologischen Phänomene unterstreichen Ihre Vermutung?

Die Psychopathologie weist auf eine **schizophrene Störung,** vermutlich paranoid-halluzinatorisch, hin. Der Patient berichtet über sensitives Beziehungserleben (geheime Botschaften aus dem Internet), akustische Halluzinationen (Stimme des Vaters), wahnhafte Überzeugtheit „ausgewählt zu sein“, leibliches Beeinflussungserleben (Brennen durch Hände und Beine). Hinzu kommen misstrauisches Verhalten, formale Denkstörungen (Gedankenabreißen), sozialer Rückzug, Schlafstörungen und motorische Unruhe.

Was würden Sie weiter tun, um die Verdachtsdiagnose zu sichern? Welche Erkrankungen müssen Sie differenzialdiagnostisch ausschließen?

Die Exploration muss vervollständigt, die Krankheitsvorgeschichte, Familienanamnese und Suchtanamnese müssen erhoben werden. Dann sollte eine gründliche körperliche Untersuchung mit Blut- und Urinuntersuchung und kranieller Bildgebung erfolgen. Im Vordergrund steht der Ausschluss einer **somatischen Erkrankung** (z. B. Infektion, Neoplasie, endokrinologische Funktionsstörung). Die Urinuntersuchung ist wichtig, um eventuell einen Substanzmissbrauch aufzudecken (z. B. Stimulanzien, Halluzinogene). Aber auch an wahnhafte Symptome im Rahmen einer affektiven Erkrankung muss gedacht werden.

Wie unterscheidet sich der Wahninhalt einer schizophrenen Störung von einer depressiven Störung mit psychotischen Symptomen?

Klassische Wahninhalte einer depressiven Störung sind:

- Verarmungswahn
- Versündigungs-/Schuldwahn
- Nihilistischer Wahn
- Hypochondrischer Wahn

Es handelt sich also um **stimmungskongruente Ideen,** die sich aus negativen, sorgenvollen Gedanken ergeben und dem Affekt entsprechen.
Bei einer schizophrenen Störung ist der Wahn eher **bizarr** und **magisch-mystisch.** Lebensgeschichtliche Prägungen, die Persönlichkeit des Patienten und der soziokulturelle Hintergrund gestalten den Wahn mit. Themen, mit denen sich der Patient beim Ausbruch der Erkrankung intensiv beschäftigt, können häufig das Wahnerleben beeinflussen. Im Fall des Studenten fließen die politischen Veränderungen und seine eigene Abstammung in die Wahninhalte ein. Aber auch religiöse Themen oder andere Überzeugungen können das Wahnerleben prägen.

Was versteht man unter Plus- und Minussymptomatik? Nennen Sie Beispiele aus der Fallgeschichte.

Plus- und Minussymptome sind klinische Begrifflichkeiten. Plussymptome sind die sog. produktiven Symptome, bei denen der Patient „mehr“ erlebt als der Gesunde. Im Fallbeispiel sind dies z. B. akustische Halluzinationen, sensitives Beziehungserleben, Wahn oder die motorische Unruhe. Minussymptome sind ein „Mangel“ an Erleben, also Affektverflachung, Freudlosigkeit oder, wie im Fallbeispiel, sozialer Rückzug mit Kontaktabbruch oder fehlender Schlaf.

Welche Bedeutung haben die Plus- und Minussymptome im Krankheitsverlauf?

Die Plussymptome prägen vor allem im akuten Krankheitsstadium das klinische Bild, häufig überdecken sie auch die Minussymptome und stehen somit im Vordergrund der Behandlung. Nach Abklingen der Plussymptome können die Minussymptome vermehrt zutage treten und eine „postschizophrene Depression“ bedingen. Die medikamentöse Therapie sollte den Symptombildern entsprechend angepasst werden und z. B. sedierende Medikamente in der postschizophrenen Depression so weit möglich reduziert werden.

Warum sind akustische Halluzinationen auch für den Krankheitsverlauf entscheidend?

Akustische Halluzinationen im Sinne des Stimmenhörens schließen „imperative Stimmen“ ein, d. h., der Patient hört Befehle, die ihn zu Handlungen auffordern. Diese Befehle können häufig suizidale und manchmal fremdaggressive Inhalte haben (z. B. „Nimm das Messer und bringe dich um“). Patienten, die unter imperativen Stimmen leiden, haben also ein erhöhtes Suizid- und Fremdgefährdungsrisiko sollten besonders beschützt und entsprechend behandelt werden.

Wie kann sich die Psychomotorik in der akuten Krankheitsphase einer Schizophrenie verändern?

Der Patient kann entweder „Bewegungsstürme“ mit motorischer Erregung (z. B. Hin- und Herrennen, Haareraufen, Schreien, Schlagen) erleben oder in eine Bewegungsstarre verfallen. Bestimmen die psychomotorischen Phänomene das klinische Bild, spricht man von **Katatonie.** Seit Einführung der antipsychotischen Medikation ist diese Unterform der Schizophrenie jedoch selten geworden.

Eine **Hebephrenie** kann sich in einer gekünstelten Pose mit auffälligem Verhalten, wie Nachahmen anderer Personen und Faxen, und einer gestelzten, unnatürlich wirkenden Sprache äußeren. Dabei ist der Patient läppisch-heiter gestimmt und fällt durch formale Denkstörungen und Desorganisiertheit auf.

Welche Aussagen können Sie zum Langzeitverlauf der schizophrenen Erkrankung treffen? Welche Bedeutung kommt den sog. Frühwarnzeichen zu?

Jeder Krankheitsverlauf ist natürlich individuell. Grob betrachtet, kann man aber von einer **Drittelregel** ausgehen, d. h., ein Drittel der Erkrankten erlebt nach der ersten Krankheitsphase eine vollständige Gesundung und keine oder nur wenige Rezidive, ein weiteres Drittel erlebt wiederkehrende Krankheitsepisoden mit unterschiedlich stark ausgeprägter Residualsymptomatik (d. h., es bleiben einzelne Krankheitssymptome auch nach Abklingen der akuten Phase bestehen). Ein Drittel erlebt einen ungünstigen Krankheitsverlauf mit fehlender Gesundung und dauerhaftem Residuum. Allerdings ist auch beim letzten Drittel noch eine Abflachung und Besserung der Symptomatik nach Jahren möglich.
Die **Frühwarnsymptome** sind ebenfalls individuell und umfassen z. B. Schlafstörungen, Konzentrationsstörungen, depressive Verstimmung, Geräusch- und Lichtempfindlichkeit oder sozialen Rückzug. Es sind unspezifische Symptome, die sich häufig im Vorfeld einer akuten Krankheitsphase einstellen und vom Patienten mit psychoedukativer Schulung erkannt werden können. Mit dem Patienten können dementsprechend Strategien (Krisenplan) entwickelt werden, wie er sich beim Auftreten der Frühwarnzeichen verhalten soll (z. B. Aufsuchen des Arztes, Erhöhung der Medikation, Stressreduktion). Dadurch kann versucht werden, einen erneuten Ausbruch der Erkrankung zu verhindern oder zumindest ambulant abzufangen.

Welche Therapie würden Sie empfehlen, wenn der Student im Fallbeispiel zum ersten Mal erkrankt ist und keine somatischen Einschränkungen bestehen?

Zunächst sollten Sie den Patienten zur stationären Aufnahme motivieren und ihm als Akuttherapie ein atypisches Antipsychotikum (z. B. Aripiprazol oder Risperidon) empfehlen. Dabei muss begleitend auf Therapieerfolg und Nebenwirkungen geachtet werden. Für die Rückfallprophylaxe sollten Sie bei erfolgreicher Therapie das Antipsychotikum für 1–2 Jahre weiter verordnen. Zur Therapie gehört aber auch die Aufklärung über die Erkrankung und Hilfen bei der Verarbeitung und im Umgang mit der Erkrankung. Hier haben sich psychoedukative Gruppen oder eine Verhaltenstherapie bewährt. Die Mutter des Patienten sollte in das Behandlungskonzept mit einbezogen werden, soweit es der Patient zulässt. Gemeinsam sollten private und berufliche Perspektiven, ggf. mit dem Sozialdienst, besprochen werden.

Warum empfehlen Sie ein atypisches Antipsychotikum?

Die antipsychotische Wirksamkeit der Substanzen ist bewiesen, sie zeigen aber weniger motorische Nebenwirkungen und erhöhen über die bessere Verträglichkeit die Compliance des Patienten. Außerdem wird ihnen eine Wirkung auf die Minussymptomatik zugeschrieben. Da der Patient bisher keine Vorerfahrung mit Antipsychotika hat, würde man zunächst ein Atypikum wählen. Bei fehlendem Therapieerfolg oder Zunahme der produktiven Symptomatik kann natürlich ein klassisches Antipsychotikum, ggf. mit sedierenden Eigenschaften (z. B. Haloperidol), erwogen werden.

Welche Nebenwirkungen müssen Sie unter Haloperidol-Gabe erwarten?

Extrapyramidal-motorische Nebenwirkungen wie Frühdyskinesien, Parkinsoid oder Spätdyskinesien. Anticholinerge Nebenwirkungen wie Mundtrockenheit, Tachykardie, Delir. Weitere Nebenwirkungen sind Müdigkeit, orthostatische Beschwerden, Gesichtsödeme und Hyponatriämie.

Würden Sie dem Patienten von der Fortführung des Studiums abraten?

Grundsätzlich gibt es keinen Grund, warum ein Patient mit einer schizophrenen Störung nicht studieren sollte. Wichtig ist aber die Einzelfallbetrachtung. Zunächst muss der Therapieverlauf entscheiden, wie gut sich der Student erholt, wie seine Konzentrationsfähigkeit und seine Belastungsfähigkeit nach Abklingen der akuten Phase sind. Stress ist ein großer Risikofaktor für das Wiederauftreten der schizophrenen Erkrankung, deswegen sollte gut abgewogen werden, welchen Stellenwert hierbei die Fortführung des Studiums hat. Eine regelmäßige Medikamenteneinnahme und Wiedervorstellung beim Psychiater tragen natürlich entscheidend zum guten Krankheitsverlauf bei. Diese Zusammenhänge sollten auf jeden Fall mit dem Patienten besprochen werden und ggf. auf Wunsch Alternativen zum Studium gesucht werden.

Welche Option haben Sie, wenn schizophrene Patienten wenig motiviert sind, regelmäßig Medikamente einzunehmen?

Sie können versuchen, den Patienten für eine andere Applikationsform, z. B. ein Depot-Präparat zu gewinnen. Das Antipsychotikum (z. B. Risperidon) wird dabei in gewissen Abständen (2–4 Wochen) gluteal i. m. injiziert. Der Patient muss daher nicht täglich an die Tabletteneinnahme denken, hat aber einen ausreichenden Rückfallschutz.

Fall 3: Nur noch Rohkost

Fallbeschreibung

In die Ambulanz kommt eine 17-jährige junge Frau, Selina, mit ihrer Mutter, die Ihnen eine Überweisung vom Hausarzt überreicht. Die Mutter berichtet, es könne so nicht mehr weitergehen, ihre Tochter würde ja bald vom Fleisch fallen, sie esse kaum noch etwas, nehme nicht mehr an den Familienmahlzeiten teil und ernähre sich ausschließlich von Rohkost. Deshalb habe sie Selina zum Besuch beim Hausarzt gezwungen, der sie dann zu Ihnen überwiesen habe. Das Mädchen rollt während des Gesprächs sichtlich genervt mehrmals mit den Augen, bis ein Streit zwischen den beiden entflammt. Die Tochter wirft der Mutter Einmischung in ihre persönlichen Angelegenheiten vor, und sie neige doch sehr zur Übertreibung. Um die Situation zu entschärfen, bitten Sie die Mutter, vor der Türe zu warten, und versuchen zunächst ein Gespräch mit der Patientin unter vier Augen.

Wie gestalten Sie das Gespräch mit der jungen Frau weiter?

Da Ihre Patientin ganz offensichtlich nicht aus eigenem Antrieb zu Ihnen kommt, sollten Sie die Gesprächsatmosphäre so gestalten, dass Sie einen Zugang zur Patientin bekommen. Sie sollten der Patientin Raum geben, ihre Sicht der Situation darzustellen, bevor sie weitere diagnostische oder gar therapeutische Schritte einleiten. Sie können Selina beispielsweise fragen, was denn ihrer Meinung nach zur Gewichtsabnahme geführt habe. Oder Sie fragen nach Gründen für die Auseinandersetzungen mit der Mutter, ob es aus ihrer Sicht andere Probleme geben würde, die ein Zusammenleben mit der Mutter erschweren.
Dabei behalten Sie die Gewichtsproblematik der Patientin natürlich im Auge, gehen darauf aber erst später ein.

Die äußere Erscheinung des Mädchens ist für diagnostische Überlegungen wichtig. Sie sehen ein sehr schlankes Mädchen mit etwas eingefallenen Wangenknochen, tief liegenden Augen. Allerdings ist eine genauere Aussage zum Gewicht wegen der sehr locker fallenden Kleidung nicht möglich.

Welche Ursachen können für einen Gewichtsverlust einer 17-jährigen Patientin verantwortlich sein?

Grundsätzlich können **somatische Erkrankungen** wie Tumoren, Infektionskrankheiten, Stoffwechselstörungen (Hyperthyreose) oder entzündliche Darmerkrankungen (Morbus Crohn, Colitis ulcerosa) zu Gewichtsverlust führen. Deswegen sollten körperliche Faktoren für ein Untergewicht zunächst ausgeschlossen werden. Aber auch **psychische Störungen** können für den Gewichtsverlust verantwortlich sein. Neben Essstörungen muss auch an depressive Störungen, Abhängigkeitserkrankungen (z. B. Drogen, Medikamente), schizophrene Störungen, Angst- oder Zwangsstörungen gedacht werden. Appetitverlust und Antriebslosigkeit sind typische Symptome einer Depression. Auch Jugendliche in Selinas Alter können an dieser Symptomatik leiden. Oft fällt es den Erwachsenen/Eltern schwer, diese Zeichen bei ihrem Kind zu erkennen, da man eine Depression eher in fortgeschrittenem Alter vermutet. Es ist also entscheidend, einen ausführlichen psychopathologischen Befund zu erheben, bei dem Sie gezielt nach Konzentrations- und Gedächtnisleistung (schulische Leistungen? Verschlechterung der Noten?), Grübelneigung, Stimmung (auch evtl. Tagesschwankungen), Empfinden von Freude, Interesse (z. B. Pflegen von Freundschaften, Ausgehen, Lebenspartner), Schlafstörungen fragen. Weiterhin sollten Sie Angst-/Zwangssymptome und ggf. psychotische Symptome eruieren.

Selina berichtet, dass es ihr einfach gut gehe, wenn sie „kontrolliert" esse und sich viel bewege. Sie gehe jeden Tag joggen und mehrfach in der Woche ins Fitnessstudio. Ihre Mutter mache sich da unnötige Gedanken. Sie fühle sich „fit" und genieße es, sich ihren eigenen Essensplan zusammenzustellen und nicht immer die „fetten und ungesunden" Sachen der Familie essen zu müssen. Ihre Freundin sei viel dünner als sie selbst, sie habe noch gar keine „Traumfigur". Es sei doch ihre Sache, wann sie sich wohlfühle und die Mutter müsse sich da nicht immer einmischen.
Auf vorsichtiges Nachfragen, wann sie denn ihre „Traumfigur" erreicht habe, sagt sie, dazu fehlten ihr sicher noch mindestens 2 kg. Derzeit wiege sie um die 43 kg bei 1,70 m.

Wie errechnen Sie den Body-Mass-Index (BMI)? Was sagt er aus?

Der BMI errechnet sich nach der Formel:

$$\text{BMI (kg/m}^2) = \frac{\text{Körpergewicht (kg)}}{[\text{Körpergröße (m)}]^2}$$

Ihre Patientin wiegt bei einer Größe von 1,70 m 43 kg, was einem BMI von etwa 15 entspricht. Also einem deutlichen Untergewicht (→ Tab. 27.1).

Tab. 27.1 Klassifikation des Gewichts (BMI in kg/m²), abhängig vom Geschlecht [W203]

Klassifikation	W	M
Untergewicht	‹ 19	‹ 20
Normalgewicht	19–24	20–25
Übergewicht	24–30	25–30

Welche Essstörung vermuten Sie hinter dem Verhalten von Selina? Welche weiteren Anzeichen würde Ihre Verdachtsdiagnose erhärten?

Vermutlich leidet Selina unter einer **Anorexia nervosa.** Sie empfindet sich trotz des Untergewichts noch als zu dick und sorgt sich um ihre Figur. Außerdem betreibt sie intensiv Sport. Weitere Anzeichen, die auf eine Anorexie hinweisen könnten, sind die gedankliche Einengung auf das Essen, ständige Beschäftigung mit Kalorienangaben und Einteilung der Nahrungsmittel in „erlaubte" (z. B. Rohkost, Obst) und „nicht-erlaubte" (z. B. Süßes, Pommes frites) sowie das Verleugnen eines Hungergefühls. Häufig nehmen die Patienten nur sehr kleine Portionen und kauen sehr lange, sie verzichten auf Leibspeisen und nehmen an Familienmahlzeiten nicht mehr teil. Begleitend können depressive Symptome oder eine Selbstwertproblematik auffällig sein. Bei länger bestehender Magersucht können endokrine Störungen, wie das Ausbleiben der monatlichen Regelblutung hinzukommen.
Die Gewichtsregulation kann bei der Anorexie ausschließlich über die Nahrungsrestriktion erfolgen, aber auch durch induziertes Erbrechen, Laxanzien-/Diuretikaeinnahme aktiv beeinflusst werden. Die Abgrenzung zur Bulimia nervosa erfolgt über die Essattacken und den BMI, der bei der Bulimie normal bis erhöht ist.

Welche körperlichen Folgeschäden erwarten Sie bei einer Anorexie?

Es können fast alle Organsysteme von der chronischen Mangelernährung betroffen sein. Typisch sind Herz-Kreislauf-Probleme, Amenorrhö, Magen-Darm-Störungen und Osteoporose.

Welche Ursachen der Anorexie werden diskutiert? Wer ist besonders von der Anorexie betroffen?

Essstörungen betreffen überwiegend **Frauen.** Es werden unterschiedliche Faktoren für die Genese verantwortlich gemacht. Die westliche Kultur hat als **Schönheitsideal** extrem schlanke Frauen erkoren, die durch Werbung, Modeschauen, Fernsehformate wie „Germany's next Topmodel" etc. bereits bei jungen Mädchen das Gefühl auslösen, zu dick zu sein. Social Media mit den häufig bearbeiteten Fotos schaffen eine Flut von „Idealbildern". Attribute der Schlankheit sind Willensstärke und Erfolg. Junge Mädchen werden bei dem Nahrungsangebot, das in der westlichen Welt herrscht, in wiederholten Diäten Zuflucht suchen, um ihrem Körperideal näherzukommen. Dies kann Ausgangssituation für eine Anorexie sein. Aber auch die **Familienstruktur,** der Umgang mit Essen in der Familie und versteckte Konflikte zwischen den Eltern werden als Ursache der Störung gesehen. Dabei spielt eine strenge, leistungsorientierte Erziehung mit Liebesbezeugungen über das Essen eine Rolle, aber auch Trennungswünsche der Eltern oder dominante Eltern, welche die Kinder überfordern und mit einem pathologischen Verhalten (Essstörung) kompensiert werden.
Die Essstörung wird psychoanalytisch aber auch als Ablehnung der Weiblichkeit und eines „Nicht-Erwachsen-Werden-Wollens" gesehen. Außerdem gibt es Hinweise auf genetische Komponenten.

Welche weitere Essstörung kennen Sie? Wie ist sie charakterisiert?

Die Bulimia nervosa ist eine Essstörung, die durch Heißhungerattacken und Essanfälle gekennzeichnet ist. Die Patienten schlingen große Mengen in kurzer Zeit in sich hinein und versuchen in der Folge, durch selbstinduziertes Erbrechen eine Gewichtskontrolle zu erreichen. Die Patienten sind meist norm- oder leicht übergewichtig, leiden aber unter dem Gefühl, zu dick zu sein und beschäftigen sich intensiv mit der Nahrungsaufnahme und Essensbeschaffung. Viele Betroffene erleben die maßlosen Essanfälle als beschämend und leiden an depressiven Symptomen, mit denen sie sich erstmalig beim Arzt vorstellen.

> Nach einer ausführlichen Exploration und nach Rücksprache mit dem überweisenden Hausarzt wird Selina über die Verdachtsdiagnose aufgeklärt. Die Patientin streitet jedoch alles ab und bezichtigt Sie, mit der Mutter unter einer Decke zu stecken. Sie verlässt aufgebracht das Untersuchungszimmer. Der ebenso aufgebrachten Mutter müssen Sie erklären, dass Ihnen juristisch die Hände gebunden seien und eine stationäre oder andere Behandlung nicht erzwungen werden könne. Sollte sich der Zustand der Tochter verschlechtern, kann ggf. eine stationäre Unterbringung gegen den Willen der Tochter erwirkt werden. Sie geben der Mutter jedoch Adressen von Spezialeinrichtungen und Jugendtherapeuten mit und empfehlen dringend eine Wiedervorstellung, wenn sich Selinas Meinung ändern sollte.
> Die Patientin kommt ca. 6 Monate später in die Ambulanz mit einem Gewicht von jetzt noch 38 kg. Sie muss nun stationär behandelt und per Magensonde ernährt werden. Sie selbst fühlt sich schwach und müde. Sie gesteht ein, die Kontrolle über das Abnehmen verloren zu haben und sie möchte ihr Essverhalten ändern.

Was wissen Sie über die Therapie der Anorexia nervosa?

Da die Ursachen der Anorexie vielfältig sind, sollte auch das Behandlungsprogramm verschiedene Aspekte umfassen. Zunächst geht es um die Motivation zum Gewichtsaufbau und eine Normalisierung der Ernährungsgewohnheiten. Spezialisierte Einrichtungen bieten stationär/teilstationär oder ambulant Programme an, die verhaltenstherapeutische Verfahren entwickelt haben, um über Gewichtsverträge, Ernährungsberatung und unter Einbeziehung der Familien ein normales Essverhalten einzuüben und dauerhaft ein bestimmtes Gewicht zu halten. Begleitend können weitere psychotherapeutische Verfahren zum Einsatz kommen, die verschiedene Aspekte der Anorexie im Fokus haben, z. B. psychoanalytische Therapie (Autonomie-Abhängigkeits-Konflikt) oder soziales Kompetenztraining (Selbstwertstärkung). Medikamente kommen nur symptomatisch, z. B. bei zusätzlichen depressiven Symptomen (Antidepressiva), zum Einsatz. Eine stationäre Therapie ist ab einem BMI von weniger als 14,5 dringend indiziert, da dann eine vitale Gefährdung besteht. Andererseits ist eine kontrollierte Gewichtszunahme auch schon bei einem BMI von z. B. 17 im Rahmen eines **stationären** Aufenthalts angezeigt.

> Die Anorexie kann ohne adäquate Behandlung in **einen lebensbedrohlichen Zustand** münden, der einen intensivmedizinischen Aufenthalt mit Zwangsernährung erforderlich macht!

Wie ist die Prognose der Anorexia nervosa?

Der Verlauf ist in über 10 % der Fälle chronisch und mit einer Mortalitätsrate von bis 20 % prognostisch ungünstig. 50 % der Patienten profitieren aber von Behandlungsangeboten und können ihre Symptomatik zumindest bessern. Wenn sie ein ständiges Körpergewicht von über 85 % des Normalgewichts halten können, ist dies ein guter Therapieerfolg.

Fall 4: Unerklärliche Herzattacken

Fallbeschreibung

Eine 34-jährige schlanke und modisch gekleidete Frau stellt sich gemeinsam mit ihrem Lebensgefährten in der internistischen Nothilfe vor. Sie berichtet von „Herzattacken", die sie seit etwa 4 Wochen plagen würden. Aus dem Nichts heraus werde ihr plötzlich ganz heiß, dann schwindelig und ihr Herz würde zu rasen anfangen. Sie habe das Gefühl, gleich umzukippen, es sei wirklich schrecklich.
Sie habe einen solchen Anfall zum ersten Mal während einer Konferenz in ihrer Arbeit erlebt, sie habe plötzlich dieses Hitzegefühl wahrgenommen, alles sei ihr so unwirklich vorgekommen, dann das Herzrasen und die schreckliche Angst. Sie habe fluchtartig den Raum verlassen müssen und mithilfe einer befreundeten Kollegin sei es ihr nach wenigen Minuten besser gegangen, allerdings habe sie zunächst noch am ganzen Körper gezittert. Die Kollegin habe sie zu einer Vorstellung beim Hausarzt gedrängt. Der Hausarzt habe leicht erhöhte Schilddrüsenwerte festgestellt, wegen denen sie jetzt L-Thyroxin einnehme. Ihr EKG und die restlichen Untersuchungen waren unauffällig. Wenige Tage später habe sie beim Einkaufen, als sie in einer Schlange an der Kasse anstand, eine ähnliche Situation erlebt. Sie sei sehr erschrocken, habe fürchterliche Angst gehabt, dass ihr etwas passieren, dass sie „tot umfallen" könne. Sie habe den Einkaufswagen an den Rand gestellt und sei aus dem Geschäft herausgelaufen und habe ihren Freund mit dem Handy verständigt. Als er ankam, sei es ihr wieder besser gegangen. Seitdem traue sie sich kaum noch alleine aus dem Haus. Sie habe Angst, dass die Anfälle wiederkommen könnten. Schon der Gedanke an ihren Arbeitsplatz, sie sei leitende Angestellte in einer internationalen Versicherung, mache ihr Angst.
Der Hausarzt habe sie krankgeschrieben und ihr geraten, den Psychiater aufzusuchen. Sie glaube aber nicht, dass sie sich die Anfälle „einbilde", die Zustände seien wirklich unerträglich. Heute Morgen habe sie einen erneuten Anfall erlitten, als sie zu Hause am Computer gearbeitet habe. Deswegen habe sie sich in der internistischen Nothilfe eingefunden, um eine zweite Meinung einzuholen.

Wenn keine somatischen Ursachen für die Beschwerden gefunden werden können und die Schilddrüsenwerte unter Substitution normalisiert sind, welche psychiatrische Verdachtsdiagnose haben Sie? Durch welche Kennzeichen ist sie charakterisiert?

Sie vermuten eine **Agoraphobie mit Panikstörung** hinter den panikartigen Beschwerden. Diese Erkrankung ist durch Angstattacken in agoraphobischen Situationen, also wenn ein vermeintlicher Fluchtweg fehlt, gekennzeichnet. Bei der Frau im Beispiel ist es der Konferenzraum, aber auch die Menschenschlange an der Kasse erlebt sie als bedrohlich. Die Panikattacken beginnen mit körperlichen Symptomen, wie Herzklopfen, Schweißausbrüche, Zittern, Beklemmungsgefühl oder Atembeschwerden. Sie werden von dem Gefühl der Derealisation, der Angst vor Kontrollverlust oder der Angst zu sterben begleitet. Im Anschluss an solche Angstattacken kann sich eine **Erwartungsangst** und somit die **Angst vor der Angst** ausbilden. Bei der Patientin stellt sich die Angst bereits bei dem Gedanken an die Arbeit, einem Ort, an dem der erste Angstanfall aufgetreten ist, ein. Sie traut sich nur noch mit Begleitung aus dem Haus und meidet die Arbeitssituation durch die Krankschreibung (Vermeidungsverhalten). Allerdings treten die Panikattacken bereits in einem „sicheren Ort", zu Hause vor dem Computer auf, was als eine Generalisierung, also eine Ausweitung der Angst auf zunächst nicht angstauslösende Situationen, zu werten ist.

Welche differenzialdiagnostischen Überlegungen müssen Sie anstellen?

Zunächst sollten **somatische Ursachen,** wie endokrine (z. B. Hyperthyreosen, Phäochromozytom), metabolische (z. B. Hypoglykämien), kardiale (z. B. koronare Herzinsuffizienz, Herzrhythmusstörungen), pulmonale (z. B. Asthma bronchiale) oder zerebrale Störungen (Multiple Sklerose, zerebrale Vaskulitiden) ausgeschlossen werden. Angstattacken können aber auch bei anderen psychischen Erkrankungen auftreten. Dabei spielt die Abgrenzung gegenüber der **Depression** eine wichtige Rolle. Sind depressive Symptome vor dem Auftreten von Angstattacken eruierbar oder klingen die Angstsymptome nach Besserung der Depression ab, dann sind sie eher als Symptom der Depression zu werten. Weitere psychische Störungen, bei denen Angstzustände auftreten können, sind:

- Somatoforme Störungen
- Schizophrene Störungen
- Zwangsstörungen
- PTBS
- Essstörungen
- Abhängigkeitserkrankungen (Alkohol, Drogen oder Medikamente)

Wie würden Sie im Fallbeispiel weiter vorgehen?

Im Vordergrund steht zunächst die körperliche Abklärung, d. h., die Vorbefunde vom Hausarzt müssen eingeholt und ggf. ergänzende Untersuchungen durchgeführt werden. Durch dieses Vorgehen wird sich die Patientin auch in ihrer Sorge um körperliche Ursachen der Beschwerden ernst genommen und entlastet fühlen. Sie sollten weiter den psychopathologischen Befund bzw. die Anamnese vervollständigen, um andere psychische Ursachen auszuschließen. Sollte sich die Verdachtsdiagnose der Agoraphobie mit Panikstörung bestätigen, ist es wichtig, der Patientin zu verdeutlichen, dass sie die Angst tatsächlich erlebt und sie sich nicht „einbildet". Gleichzeitig sollte ihr aber auch erklärt werden, dass es sich um eine „fehlgeleitete Angst" handelt, die zwar körperliche Symptome (wie Schwitzen, Herzrasen etc.) triggern kann, aber der keine gefährliche Krankheit zugrunde liegt.

Der erhobene psychopathologische Befund zeigt neben einer Einschlafstörung mit vermehrter Grübelneigung, einer leichten Nervosität und einer verantwortungsvollen, perfektionistischen Grundpersönlichkeit der Patientin keine weiteren Auffälligkeiten.
In der Arbeit habe sie derzeit viel Stress, es sei aber eher „positiver Stress". Man habe ihr eine Stelle in Amerika angeboten, bei der sie weiter Karriere machen könne. Ihr Freund überlege derzeit, ob er sie dorthin begleiten und sich beruflich verändern wolle. Sie habe bisher keine Kinder, habe ihren Kinderwunsch immer hinter ihre beruflichen Wünsche gestellt, wollte sich erst beruflich ein „Standbein aufbauen", habe sich noch zu jung für Kinder gefühlt. Allerdings gründen viele ihre Freundinnen derzeit Familien und hätten schon Kinder, das gebe ihr zu denken.
Sie berichtet, vor 6 Jahren nach Trennung von ihrem damaligen Freund Ängste und eine „leichte Depression" gehabt zu haben, die nach einer Psychotherapie (20 Sitzungen) abgeklungen seien.

Können Sie psychologische Erklärungsmodelle der Angst anhand der Anamnese ableiten?

Lerntheoretisch kann die Entstehung der Angst durch **klassische** und **operante Konditionierung** erklärt werden. Ein neutraler Reiz (Besprechung im Konferenzraum) wird nach Erleben der vermeintlich lebensbedrohlichen Angstattacke im Konferenzraum zum konditionierten Reiz (klassische Konditionierung). Das fluchtartige Verlassen des Konferenzraums lässt die Angstattacke abklingen. Der Wegfall der Angst (negative Konsequenz) verstärkt so das „Flucht-" bzw. das Vermeidungsverhalten und hält die Angst darüber aufrecht (operante Konditionierung).
Psychodynamische Konzepte sehen die Angst als Ausdruck ungelöster Konflikte. Widersprüchlich wirken bei der Patientin die Bestrebungen nach Autonomie und Abhängigkeit. Die von ihr geforderte berufliche Entscheidung könnte ihre Beziehung in Gefahr bringen und ihr bei Wegzug in die USA eventuell den Kinderwunsch verwehren. Der Wunsch nach Selbstständigkeit steht hier der Aufgabe von anderen Lebensmodellen gegenüber.

Welche Therapie würden Sie der Patientin im Fallbeispiel empfehlen?

Anknüpfend an ihre bisherigen positiven Erfahrungen mit Psychotherapie sollten Sie ihr zur Wiederaufnahme der Therapie raten. Da die Wirksamkeit kognitiv verhaltenstherapeutischer Konzepte wissenschaftlich nachgewiesen ist, können Sie diese bevorzugt empfehlen. Dabei sollten auch die Konsequenzen der erfolgreichen Therapie in der Verhaltenstherapie aufgegriffen werden: „Was tun Sie mit Ihrem Leben, wenn Sie durch die Agoraphobie nicht mehr eingeschränkt sind? Wo wollen Sie hingehen? Wie soll Ihr Leben dann aussehen?"
Begleitend kann in enger Absprache mit dem Psychotherapeuten auch eine medikamentöse Therapie mit SSRI als Mittel der ersten Wahl erwogen werden. Allerdings können Antidepressiva zu Beginn der Behandlung Nebenwirkungen entfalten, die die Angstsymptomatik verstärken (Herzklopfen, Schlafstörungen etc.). Darüber muss die Patientin aufgeklärt werden. Sollten für den Notfall Benzodiazepine angeboten werden, muss auch das Suchtpotenzial der Benzodiazepine sorgfältig abgewogen werden.

Welche weiteren Angststörungen kennen Sie und wie unterscheiden sie sich?

Panikstörungen können auch isoliert auftreten, d. h., sie sind nicht situations- oder objektgebunden. Wiederkehrende Angstattacken mit vegetativen Symptomen treten dabei ohne erkennbare äußere Ursache auf. Bestehen große Ängste in sozialen Situationen, die Aufmerksamkeit auf sich zu ziehen, prüfend betrachtet zu werden und sich zu blamieren, spricht man von **sozialer Phobie.** Typische Situationen sind z. B. das Halten von Vorträgen, aber auch das Essen in kleinen Gruppen oder der Besuch einer Party. Das Vermeidungsverhalten ist bei dieser Störung stark ausgeprägt und kann zur sozialen Isolation führen. Soziale und spezifische Phobien sind die häufigsten Angststörungen. **Spezifische Phobien** sind durch objekt- bzw. situationsgebundene Ängste gekennzeichnet (z. B. Hunde- oder Spinnenphobie, Höhenangst). Die Phobien sind klinisch meist nicht so relevant, weil die Betroffenen selten einen Leidensdruck verspüren, weil sie die Angst besetzten Situationen meiden.
Treten übertriebene Sorgen und Ängste fast täglich über mehrere Wochen auf und sind diese von starken körperlichen Symptomen begleitet (z. B. vegetative Symptome und muskuläre Anspannung), kann es sich um eine **generalisierte Angststörung** handeln.

Was wissen Sie über den Verlauf von Angststörungen?

Angststörungen neigen zur Chronifizierung, deswegen können ein frühzeitiges Erkennen der Erkrankung und eine adäquate Therapie entscheidend für den Verlauf sein. Das Vermeidungsverhalten und die Abhängigkeit gegenüber Angehörigen verstärkt die Hilfebedürftigkeit der Patienten. Die „unrealistischen" und „übertriebenen" Ängste sind für die Umgebung in der Regel schwer nachvollziehbar und führen häufig zu Unverständnis. Zusätzlich werden häufig Ärzte und medizinische Einrichtungen wegen der körperlichen Symptome bemüht, Krankschreibungen und vorzeitige Berentungen sind häufig und belasten die Gesundheitskosten. Soziale Phobien enden nicht selten in einer sozialen Isolation der Patienten.

Anhang

BASICS

Glossar

A

Agitiertheit: motorische Unruhe, erhöhte innere Erregbarkeit
Agnosie: Störung des Erkennens, z. B. Seelenblindheit oder -taubheit
Agranulozytose: gefährliche Granulozytopenie mit Abwehrschwäche und körperlichen Symptomen wie Fieber, Schüttelfrost, Schleimhautnekrosen, Lymphknotenschwellung
Akinese: Bewegungslosigkeit
Amenorrhö: Ausbleiben der Menstruation, Unterscheidung in primär (Regel war noch nie da) und sekundär (Regel bleibt plötzlich aus)
Amimie: Fehlen der Mimik
Amnesie: Form der Gedächtnisstörung, meist mit inhaltlicher oder zeitlich begrenzter Erinnerungslücke
Analgesie: aufgehobene Schmerzempfindung
Anankasmus: ängstliches, sehr gewissenhaftes Verhalten mit Zwanghaftigkeit im Denken und Handeln
Angina pectoris: Folge einer koronaren Minderdurchblutung → es entstehen ischämische Bereiche im Herzmuskel → Schmerzen im Brustkorb
Anosmie: Unfähigkeit, zu Riechen
Anurie: keine Urinproduktion (< 100 ml in 24 h), normal: bis 1,5 l in 24 h
Anxiolyse: Distanzierung von bestehenden Ängsten, z. B. durch Gabe von Benzodiazepinen
Aphasie: zentrale Sprachstörung, z. B. nach Hirnschlag
Ataxie: allg.: Störung von Bewegungsabläufen, **zerebelläre A.** durch Erkrankung/Schädigung des Kleinhirns. Zeichen einer Ataxie sind Dysarthrie, Dysdiadochokinese, Störungen der Okulomotorik und des Gangbilds
Autismus: Kontaktstörung mit Rückzug

B

Basalganglien: bestehen aus folgenden zerebralen Strukturen: Nucleus caudatus, Putamen, Claustrum, Corpus amygdaloideum; Koordination von Muskeltonus, Körperhaltung und gezielten Bewegungen

C

Cholestase: Gallestau
Compliance: Bereitschaft des Patienten, mit dem Arzt zusammenzuarbeiten, eine Therapie durchzuziehen oder Medikamente einzunehmen
Coping: Bewältigungsstrategien

D

Delinquenz: Straffälligkeit
Diadochokinese: Begriff für die Koordination, schnelle antagonistische Bewegungen, z. B. Supination/Pronation mit dem Unterarm
Dyspnoe: Atemnot mit verstärkter Atemarbeit
Dysthymia: Verstimmung
Dysurie: Schmerzen beim Wasserlassen

E

Empathie: Einfühlungsvermögen

F

Fugue: Flucht, plötzliches Verlassen der gewohnten Umgebung, eventuell wird eine neue Identität angenommen (dissoziative Fugue); bei schizophrenen Störungen

G

Galaktorrhö: spontane Milchabsonderung aus der Mamma
Grübeln: unablässiges Beschäftigen mit den immer gleichen und wiederkehrenden Gedanken, die meist unangenehmen Inhalts sind

H

Hebephrenie: Form der Schizophrenie, die in der Jugend beginnt und vorrangig durch affektive Symptome gekennzeichnet ist
Hypalgesie: vermindertes Schmerzempfinden
Hypästhesie: verminderte Empfindlichkeit für Sinnesreize
Hyperhidrosis: verstärktes Schwitzen
Hypo-/Hypersomnie: Es wird zu wenig bzw. zu viel geschlafen.
Hypomanie: gehobene Stimmung, jedoch nicht so stark ausgeprägt wie bei der Manie
Hypoxie: verminderte Sauerstoffkonzentration

I

Iatrogen: durch den Arzt/Therapeuten verursacht
Insomnie: Schlaflosigkeit
Introspektionsfähigkeit: Fähigkeit, in sich selbst hineinzuschauen und selbstkritisch Verhaltensweisen oder Charaktereigenschaften wahrzunehmen

K

Katatonie: Störung der Psychomotorik; Formen: katatoner Stupor (Zustand der absoluten Reglosigkeit), katatoner Erregungszustand. Die Formen können ineinander übergehen
KHK: koronare Herzkrankheit (Arteriosklerose der Herzkranzgefäße)
Kognition: Wahrnehmungs-, Denk- und Erinnerungsprozesse. Kognitive Störungen beinhalten Gedächtnis-, Denk- und Konzentrationsstörungen.
Komorbidität: gleichzeitiges Auftreten von mehreren Krankheiten bei einem Patienten

L

Laxanzien: Abführmittel
Libido: sexuelles Verlangen
Limbisches System: funktionelles System, dem verschiedene Hirnstrukturen angehören und das eine Rolle bei der Gedächtnis- und Lernfunktion des Gehirns spielt, außerdem ist es für Emotionalität im Verhalten verantwortlich und steuert Triebimpulse.
Logopädie: beschäftigt sich mit Stimm-, Sprech- oder Sprachstörungen

M

MCV: mittleres korpuskuläres Volumen der Erythrozyten; vermindert z. B. bei Eisenmangelanämie → Hypochromie, vermehrt z. B. bei Vitamin-B_{12}-Mangel → Hyperchromie
Miosis: Engstellung der Pupillen (z. B. im Hellen oder nach Opioidgabe)
Mutismus: Versiegen der Sprachproduktion bei intaktem Sprechorgan
Mydriasis: Weitung der Pupillen (z. B. im Dunkeln)

N

Negativsymptomatik (auch Minussymptomatik): gehemmter Antrieb, gedrückter Affekt, Freudlosigkeit, Apathie, Verlangsamung
Neuroleptanalgesie: Anästhesieform, bei der ein hochpotentes, kurz wirksames Opiat in Kombination mit einem Antipsychotikum i. v. verabreicht wird; vor allem bei kleineren operativen Eingriffen

O

Obstipation: Verstopfung
Oligophrenie: Intelligenzminderung
Oligurie: verminderte Harnausscheidung (< 500 ml in 24 h); vgl. Anurie
Orthostase: aufrechtes Stehen
Orthostatische Dysregulation: Beim Übergang vom Liegen zum Stehen kommt es infolge Hypotonie und zerebraler Minderdurchblutung zu Schwindel, Schwarzwerden vor den Augen, Ohrensausen.

P

Palpitationen: subjektiv empfundenes Herzklopfen oder Herzrasen
Parästhesie: Sensibilitätsstörung: kribbelnde oder brennende Missempfindungen
Parathymie: Affekte, die einer Situation nicht angemessen sind, z. B. lautes Lachen bei einer Beerdigung
Parkinsonoid: dem Parkinson-Syndrom ähnliches Zustandsbild, das allerdings andere Ursachen hat (z. B. Antipsychotika-Nebenwirkung)
Perseveration: Wiederholen bestimmter Handlungen oder Gedanken, Haftenbleiben
Phytotherapeutika: Medikamente auf pflanzlicher Basis
Pleozytose: erhöhte Zellzahl im Liquor
Polyurie: erhöhte Harnausscheidung, > 2 l in 24 h, vgl. Oligurie
Postiktal/postikterisch: nach einem (epileptischen) Krampfanfall (oft postiktaler Schlaf und/oder Verwirrtheitszustand)
Prion (proteinaceous infectious particle): infektiöses, fehlgefaltetes Protein („Erreger“ von BSE)
Promiskuität: durch häufig wechselnde Partner gekennzeichnetes Sexualleben
Psychose: durch verändertes Erleben gekennzeichnete Störung. Man unterscheidet organische (Delir, frühkindlicher Hirnschaden, Trauma) von den körperlich nicht begründbaren Psychosen (z. B. Schizophrenie, affektive Psychosen wie Depression, Manie).

R

Rebound-Phänomen: der Wirkung entgegengesetzte Reaktion nach plötzlichem Absetzen z. B. von Medikamenten
Retrobulbärneuritis: Entzündung des N. opticus, häufiges Erstsymptom bei multipler Sklerose
Rhabdomyolyse: Untergang von Muskelgewebe entweder medikamentös bedingt, traumatisch (Verkehrsunfall) oder nach exzessivem Sport
Rigor: Steifigkeit der Muskulatur durch eine Erhöhung des Muskeltonus, typisch z. B. bei Parkinson-Syndrom

S

Schizoid: der Schizophrenie ähnlich, mit den Eigenschaften Ungeselligkeit, Introvertiertheit, emotionale Kälte
Seborrhö: vermehrte Talgproduktion
Sedation/Sedierung: Beruhigung, dämpfende Wirkung auf das ZNS
Stupor: Zustand der psychischen und motorischen Reglosigkeit

T

Tachypnoe: schnelle Atmung
Tetanie: neuromuskuläre Übererregbarkeit, eventuell Ausbildung von Muskelkrämpfen, Pfötchenstellung der Hände, Einteilung in normo- und hypokalzämische T., auch durch Hyperventilation auslösbar
Torticollis: muskulärer Schiefhals

V

Vigilanz: Wachheit

Z

Zerebellum: Kleinhirn. Funktionen: Aufrechterhaltung des Muskeltonus, der Koordination, des Gleichgewichts, Koordination von Bewegungsabläufen
Zyklothymia: instabile Stimmung mit ständigen Wechseln zwischen „himmelhoch jauchzend“ und „zu Tode betrübt“

PSYCHIATRISCHE UNTERSUCHUNG

Name: Untersuchungsdatum:
Geburtsdatum:
Art der Einweisung:
Hausarzt/Nervenarzt:
Station:
Untersucher:

Aktuelle Beschwerden (Eigenanamnese)

Psychiatrische Vorgeschichte

Medikamentenanamnese

Soziobiografische Daten

Geburt	Partnerschaften/Familienstand
Eltern	Soziale Situation
Geschwister	Lebensereignisse
Kindheit	Primärpersönlichkeit
Schule	Zukunftsperspektive
Beruf	

PSYCHIATRISCHE UNTERSUCHUNG

Suchtanamnese	**Ressourcen**
Suizidanamnese	**Familienanamnese**

Fremdanamnese

Psychopathologischer Befund

Äußeres Erscheinungsbild	Sinnestäuschungen
Kontaktverhalten	Ich-Störungen
Bewusstsein	Zirkadiane Rhythmik
Orientierung	Schlafstörungen
Auffassung/Aufmerksamkeit/ Konzentration	Appetenz
Gedächtnis	Gewicht
Formales Denken	Vegetative Störungen
Affekt	Psychomotorik
Antrieb	Suizidalität/Fremdgefährdung
Interessen	Krankheitseinsicht/ Kritikfähigkeit
Inhaltliches Denken	Therapiemotivation
Befürchtungen	
Ängste	
Zwänge	
Wahn	

Abb. 30.1 Psychopathologischer Befund [L231]

Mini Mental State Test: von der Mini Mental State Examination von Marshal Folstein und Susan Folstein, Copyright 1975, 1998, 2001 von der Mini Mental LLC, Inc. Veröffentlicht 2001 durch Psychological Assessment Resources, Inc. 6204 North Florida Avenue, Lutz, Florida 33549. Die MMSE kann bei PAR, Inc. unter der Telefonnummer 001-813-968-3003 bestellt und käuflich erworben werden.

Quellenverzeichnis

Der Verweis auf die jeweilige Abbildungsquelle befindet sich bei allen Abbildungen im Werk am Ende des Legendentextes in eckigen Klammern.

[E604] Bäuml J. Psychosen aus dem schizophrenen Formenkreis. Berlin: Springer, 2. Aufl. 2008.

[E905] Stevens L, Rodin I. Psychiatry. Churchill Livingstone, 2001.

[E939-1] Habif T et al. Skin Disease: Diagnosis and Treatment. Elsevier Saunders, 4. Aufl. 2011.

[F778-001] Shulman KI et al. Clock-drawing and dementia in the community: A longitudinal study. International Journal of Geriatric Psychiatry 1993; 8: 487–496.

[G356] Huber G. Klinische Psychopathologie. Springer, 2007.

[L231] Stefan Dangl, München.

[L217] Esther Schenk-Panic, München.

[L235] Willi Schittek.

[L190] Gerda Raichle †.

[L106] Henriette Rintelen, Velbert.

[L141] Stefan Elsberger, Planegg.

[M515] Prof. Klaus Lieb, Mainz.

[V492] abavo GmbH, Buchloe.

[W906-001] DIMDI Deutsches Institut für Medizinische Dokumentation und Information, BMG. ICD-10-GM Version 2014.

[W203-004] WHO. Obesity: preventing and managing the global epidemic. Report of a WHO consultation. WHO Technical Report Series, 894. Genf: World Health Organization, 2000.